Aktiv leben – Bewegung ist die beste Medizin

Jürgen Weineck
Michael Weineck

Anschrift des Autors:
Prof. emerit. Dr. med. Dr. phil. Dr.hc. Jürgen Weineck
Institut für Sportwissenschaft der Universität Erlangen-Nürnberg
Gebbertstrasse 123 • D-91058 Erlangen

Aktiv leben! – Bewegung ist die beste Medizin

Jürgen Weineck, Michael Weineck

ISBN: 978-3-00-036941-4

Fotoproduktion und Grafiken: Michael Weineck

Weitere Fotos:
S. 18, 60, 83, 90, 96, 97, 105, 107, 131: Mag. Schagerl
S. 110: Sebastian Lauerbach
S. 139: Artöm Khassanov

Layout und Satz: Michael Weineck

Vertrieb:
Südost Verlags Service GmbH
Am Steinfeld 4
D-94065 Waldkirchen
Tel.: 08581-9605-0
Fax: 0 8581-754
e-mail: service@suedost-verlags-service.de

ISBN: 978-3-00-036941-4

1. Auflage 2012

Inhalt

VI

KAPITEL VI

Vorwort

Wir leben in einer Bewegungsmangelgesellschaft und halten es für normal, dass die meisten von uns durchschnittlich 12 Stunden am Tag im Sitzen verbringen. Anschließend wundern wir uns, dass wir so schlapp und zu nichts zu gebrauchen sind. Vergessen haben wir dabei, dass unser Organismus auf Bewegung angelegt ist und täglich Bewegungsreize zur Entwicklung – dies gilt vor allem im Wachstumsalter – zum Erhalt oder zum Wiederaufbau – z.B. nach Krankheit oder Verletzung – unserer körperlichen Leistungsfähigkeit benötigt.

Dass wir im Alter kaum mehr laufen können bzw. im wahrsten Sinne des Wortes »am Stock gehen«, liegt in den meisten Fällen weniger am Alter, als an unserem zunehmend verschlechterten muskulären Trainingszustand. Es gibt kein Alter, in dem der Organismus nicht trainierbar und damit in seiner Leistungsfähigkeit beeinflussbar wäre. Es sind die Jahre bzw. Jahrzehnte des wenig, kaum oder gar nichts Tuns, die uns in den meisten Fällen in diesen Zustand versetzen und uns meinen lassen, dass dieses Ergebnis unausweichlich und schicksalhaft mit dem Altern verbunden sei. Dieses Buch möchte zeigen, dass dies im Allgemeinen nicht der Fall ist und dass wir außergewöhnlich viel erreichen können, wenn wir unser Leben »bewegter« gestalten und alle Gelegenheiten nutzen, vor, während oder nach der Arbeit oder wann immer es sich anbietet, etwas für unsere Fitness und damit auch für unsere Gesundheit zu tun. Fitness ist dabei nicht nur auf die rein körperliche Leistungsfähigkeit bezogen, sondern umfasst die Gesamtheit aller psychophysischen, kognitiven, sozialen und affektiv-emotionalen Faktoren unserer Persönlichkeit, die wir durch Übung bzw. Training auf einem Niveau halten können, das uns im Moment gar nicht vorstellbar erscheint.

Es bedarf nur weniger, aber regelmäßiger und gezielter Übungs- bzw. Trainingsreize, um bis ins hohe Alter ein zufriedenstellendes Niveau an körperlich-geistiger Fitness zu erhalten, das es uns erlaubt, ein erfülltes und selbständiges Leben zu führen.

Um dies zu erreichen, bedarf es einer Verhaltensänderung. Ein wahrlich schwieriges Unterfangen. Aber wenn erst einmal der erste Schritt zu einem aktiveren Leben getan ist, dann läuft es in der Folge wie von selbst. Das Leben beginnt immer heute und jetzt. Zu jedem Zeitpunkt, also auch jetzt, können Sie Ihrem Leben einen neuen Impuls, eine neue Richtung geben, zu neuen Horizonten aufbrechen unter dem Motto »Höre nie auf anzufangen, fange nie an aufzuhören« (altes chinesisches Sprichwort). Und vergessen Sie nicht: eine durch etwas mehr Bewegung bzw. sinnvollen Sport verbesserte körperliche Fitness beeinflusst nicht nur global Ihre Vitalität, sondern hat auch noch einen nicht unerheblichen Einfluss auf Ihre Psyche und Ihren Geist!

Es lohnt sich also, ein bisschen mehr über das sprichwörtliche »Sich regen bringt Segen« zu erfahren bzw. das Gewusste und Gewollte in die Tat umzusetzen! Sie werden schon in Kürze feststellen, dass es sich gelohnt hat

90 Prozent unserer Landsleute sind der Ansicht, dass sie mehr Sport treiben sollten, aber nur 10 Prozent tun es tatsächlich regelmäßig.

Gehören Sie zu denjenigen, die ihr Wollen auch in die Tat umsetzen!

Um mit Elan eine neue Lebensetappe oder eine neue Lebensrichtung zu beginnen, bedarf es einer ausreichenden Überzeugung. Wer weiß, warum er etwas macht, wer den Sinn bzw. die Notwendigkeit seines Tuns einsieht, geht mit mehr Motivation »zur Sache«.

Das Buch wendet sich in diesem Sinne an all diejenigen, die lebensbegleitend – von Jugend an bis ins hohe Lebensalter – ihr Spektrum an sinnvoller, Spaß bereitender Freizeitgestaltung erweitern und zusätzlich eigenverantwortlich etwas für ihre Gesundheit bzw. ihr Wohlbefinden tun wollen.

Kunreuth 2012

Jürgen und Michael Weineck

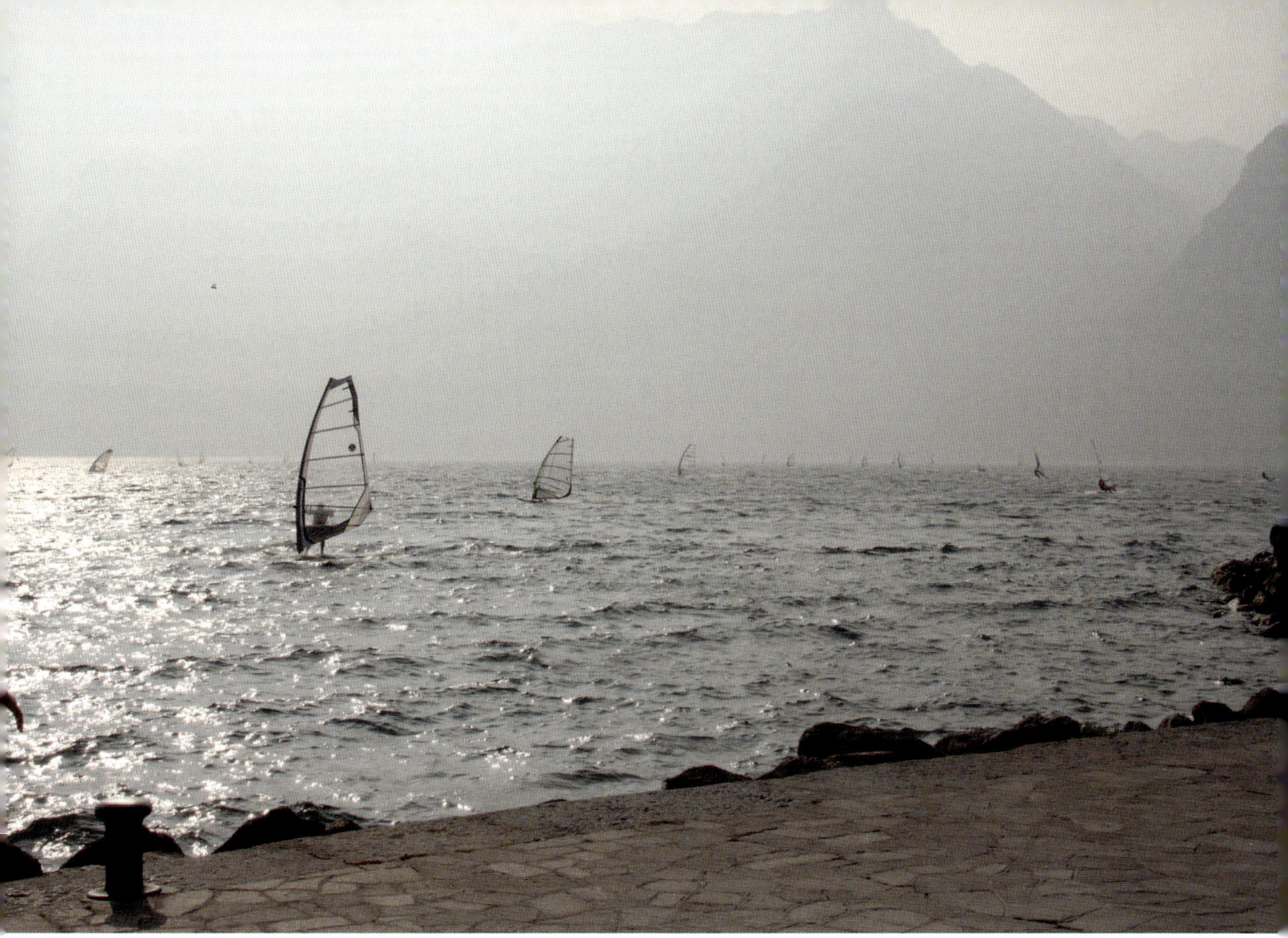

KAPITEL I

GESUNDHEIT, FITNESS, BEWEGUNG UND SPORT – WAS IST DARUNTER ZU VERSTEHEN?

Gesundheit und Fitness

Zum besseren Verständnis der nachfolgenden Ausführungen soll zuerst geklärt werden, was unter Gesundheit und Fitness zu verstehen ist.

Gesundheit

Wie die nachfolgenden Definitionsansätze verdeutlichen, gibt es keine allgemein gültige Definition des Begriffes Gesundheit:

- **Gesundheit als Ideal (WHO = World Health Organization): »Ein Zustand des umfassenden körperlichen, geistigen und sozialen Wohlbefindens und nicht lediglich ein Freisein von Krankheit und Schwäche«.**

- **Gesundheit als der Gegensatz zur Krankheit (»klassischer« Gesundheitsbegriff) mit dem Problem, dass die Übergänge zwischen Gesundheit und Krankheit fließend und unscharf sind.**

- **Gesundheit als die auf einer Skala darstellbare Größe besserer oder schlechterer Funktionstüchtigkeit der Organsysteme, die in verschiedenen Tests erfasst werden kann.**

- **Gesundheit als »Normalzustand«, wie er aufgrund statistischer Verfahren zu ermitteln ist.**

- **Gesundheit ist nicht alles, aber alles ist nichts ohne Gesundheit (Schopenhauer).**

Neben diesen statischen Gesundheitsdefinitionen gibt es auch eine Vielzahl von Begriffsbestimmungen, die Gesundheit als einen dynamischen Zustand beschreiben. Diesen kann man nicht ohne weiteres für ein ganzes Leben als stabilen Besitz einfordern, sondern er unterliegt einer raschen Veränderung und ist durch eigenes Zutun stark beeinflussbar.

- **Gesundheit ist ein provisorischer Zustand, der nichts Gutes verspricht (Bamm).**

- **Gesundheit ist kein Besitz, sondern eine stete seelisch-körperliche Aufgabe (Reindell/Rosskamm).**

- **Gesundheit ist eine individuell psychophysische Leistung in der Lebenswirklichkeit (Francke).**

- **Gesundheit ist nichts, was man sich passiv auf einem Krankenkassenrezept in der Apotheke besorgen kann, sondern etwas, das man sich aktiv erwerben und erhalten muss (Rost).**

Wie die Begrifflichkeiten »individuell-psychophysisch«, »seelisch-körperlich«, »Zustand des umfassenden körperlichen, geistigen und sozialen Wohlbefindens« bereits andeuten, kann Gesundheit nicht nur als ein rein objektiver körperlicher Zustand mit intakter Funktion der Organe beschrieben werden. Gesundheit hat auch eine subjektive, individuelle, psychisch-geistige und soziale Dimension. Es ist bekannt, dass Stressfaktoren wie z.B. Lärm, Arbeitsdruck, Arbeitslosigkeit oder Einsamkeit individuell sehr unterschiedlich verarbeitet werden können. Was für den einen durchaus zu verkraften ist, stellt für den anderen eine chronische Überforderung dar: es macht krank.

Die unterschiedliche individuelle Verarbeitung von Stressoren bzw. gesundheitlichen Risikofaktoren lässt sich durch das so genannte *Salutogenese-Modell* erklären. Es zeigt auf, dass die Gesundheit gleichermaßen von Risiko- wie Schutzfaktoren beeinflusst wird (vgl. Abb. 1 und 2).

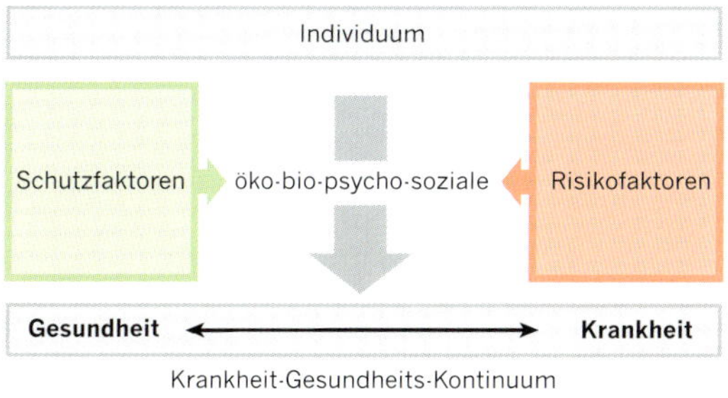

Abb. 1: Das Salutogenese-Modell als dynamische Balance von Risiko- und Schutzfaktoren (modifiziert nach Antonovsky in Weineck 2010, 696)

Abb. 2 zeigt im Detail die verschiedenen öko-bio-psycho-sozialen Schutz- bzw. Risikofaktoren, die für die Gesundheit bzw. das Entstehen von Krankheit verantwortlich sind.

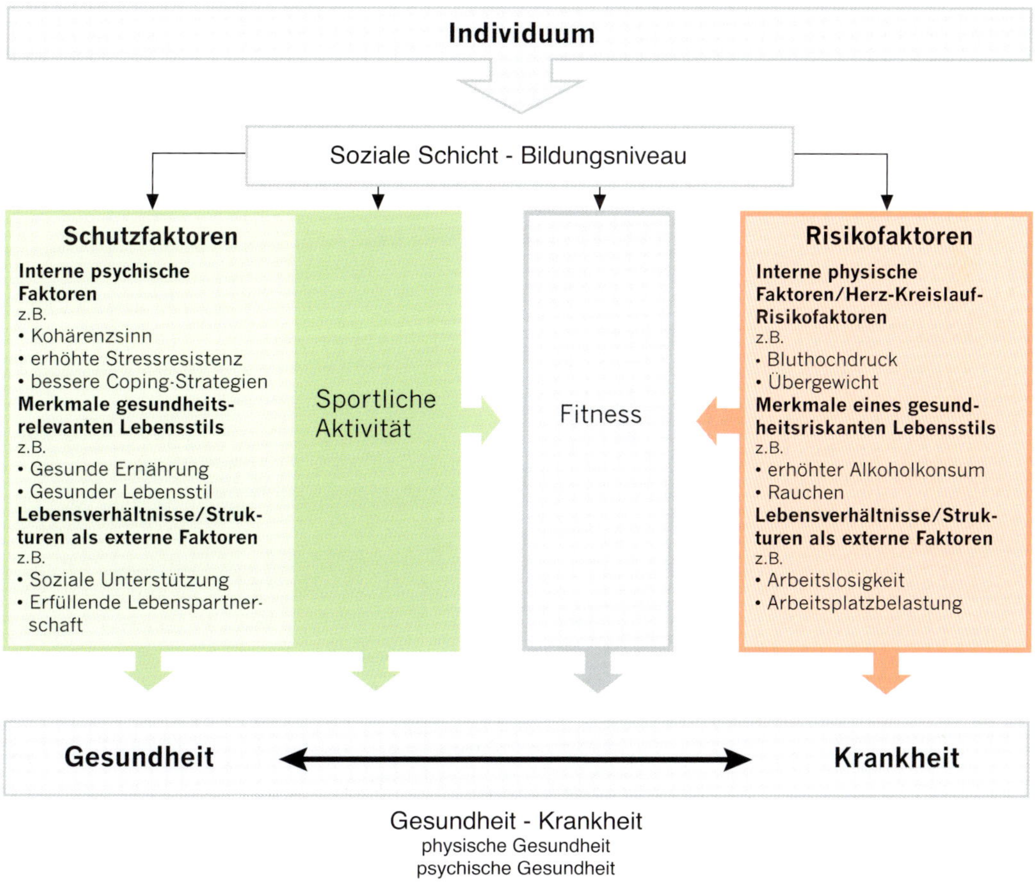

Abb. 2: Das Salutogenese-Modell im labilen Gleichgewicht von Schutz- und Risikofaktoren

Fitness

Fitness bezeichnet allgemein eine überdurchschnittliche körperliche bzw. sportliche Leistungsfähigkeit. Entsprechend wird jemand als »fit« bezeichnet, der im Vergleich zu untrainierten Personen erhöhte konditionelle Eigenschaften insbesondere in den Bereichen Ausdauer, Kraft und Beweglichkeit aufweist. Zwischen körperlicher Fitness und Gesundheit besteht eine enge Beziehung.

Welche Bedeutung einer guten allgemeinen körperlichen Fitness bzw. einer erhöhten körperlichen bzw. sportlichen Aktivität in Bezug auf Gesundheit und Wohlbefinden zukommt, soll in der Folge dargestellt werden.

Bewegung und Sport

Bewegung und Sport lassen sich im Grunde nicht trennen, denn Sport ist Bewegung in sportartspezifischer und damit unendlich vielgestaltiger Form: Jede Sportart hat ihr typisches Bewegungsrepertoire und ihr charakteristisches Anforderungsprofil und damit ihre spezielle Wirkung. Bewegung allein ist demnach nur die allgemeine »Grundform« des sich Bewegens – z.B. im Rahmen der Alltagsaktivitäten – Sport hingegen die speziellere Art.

In beiden Fällen kommt es zu einer Beanspruchung der verschiedenen Organsysteme, insbesondere der Muskulatur, die in unserer heutigen bewegungsarmen Zeit so sträflich vernachlässigt wird und aufgrund ihrer chronischen Unterforderung die Ursache vielfältiger Bewegungsmangelkrankheiten darstellt.

Den Sport für ein effektives Gesundheitstraining – und dies ist für das Verständnis der Wirkungen sportlicher Aktivität von höchster Bedeutung – gibt es nicht.

Es gibt nur eine Vielzahl unterschiedlicher Sportarten mit z.T. völlig unterschiedlichen Wirkungen und Zielrichtungen. Wenn demnach jemand sagt: »Treiben Sie Sport/mehr Sport« – vielfach sind es nicht nur Bekannte, sondern auch Ärzte –, dann ist mit einer derartigen Aussage im Grunde kaum etwas anzufangen, denn in der unendlichen Zahl verschiedener Sportarten – denken Sie nur an reine Ausdauer-, Kraft-, Schnelligkeits-, Beweglichkeitssportarten – hat jede Sportart eine spezifische, z.T. völlig andere oder gar unerwünschte Wirkung in Bezug auf Ihr persönliches Bedürfnis bzw. bezüglich Ihrer individuellen aktuellen Notwendigkeiten.

Allein schon ein Blick auf die Liste der deutschen Sportverbände macht dies deutlich. Es ist klar, dass Yoga oder Boccia in völlig anderer Weise auf unseren Organismus einwirken als z.B. Joggen, Krafttraining im Fitnessstudio oder Fußball.

Es kommt deshalb nicht von ungefähr, dass die Meinungen über die gesundheitliche Relevanz von Sport äußerst gegensätzlich sind. So pauschale Aussagen wie »Sport ist gesund!« oder »Treibe Sport und Du bleibst gesund!« auf der einen Seite und »Sport ist Mord« und »Treibe Sport oder bleibe gesund« auf der anderen Seite kann man nur deshalb treffen, weil unter dem Sportbegriff alles Mögliche verstanden werden kann. Sowohl in der Umgangssprache als auch in der sportwissenschaftlichen Analyse gibt es die allgemeingültige Definition für den Sport nicht. Sport wird unter gänzlich unterschiedlichen Zielsetzungen betrieben.

Auf der einen Seite haben wir den von den Sportverbänden organisierten leistungsorientierten Wettkampfsport, der sich in die verschiedenen

Kategorien des Amateur-Leistungssports und den professionellen Spitzensport unterteilen lässt.

Auf der anderen Seite gibt es den unter vorwiegend gesundheitlichen Aspekten vollzogenen Ausgleichs-, Erholungs-, Fitness- bzw. Gesundheitssport, der in verschiedenen Formen wie z.B. Breiten-, Freizeit- oder Lifetimesport organisiert sein kann.

Aus gesundheitlicher Sicht ist eine freizeitsportliche Aktivität von der Belastung her anders einzuschätzen als die Ausübung eines hochleistungsorientierten Trainings. Man denke in diesem Zusammenhang nur an den absoluten Spitzensport mit seiner oft zitierten Maxime »Siegen um jeden Preis«, der wenig Raum lässt für Gedanken, die sich mit einem sinnvollen und der Gesundheit dienenden Sporttreiben befassen. Im Gegenteil, der Spitzensport überschreitet oft die Grenzen der Belastbarkeit und kann dadurch eher zu einer gesundheitlichen Beeinträchtigung oder gar Schädigung im Sinne des oben zitierten »Sport ist Mord« führen.

»Der große Sport fängt da an, wo er längst aufgehört hat, gesund zu sein« (Bertolt Brecht)

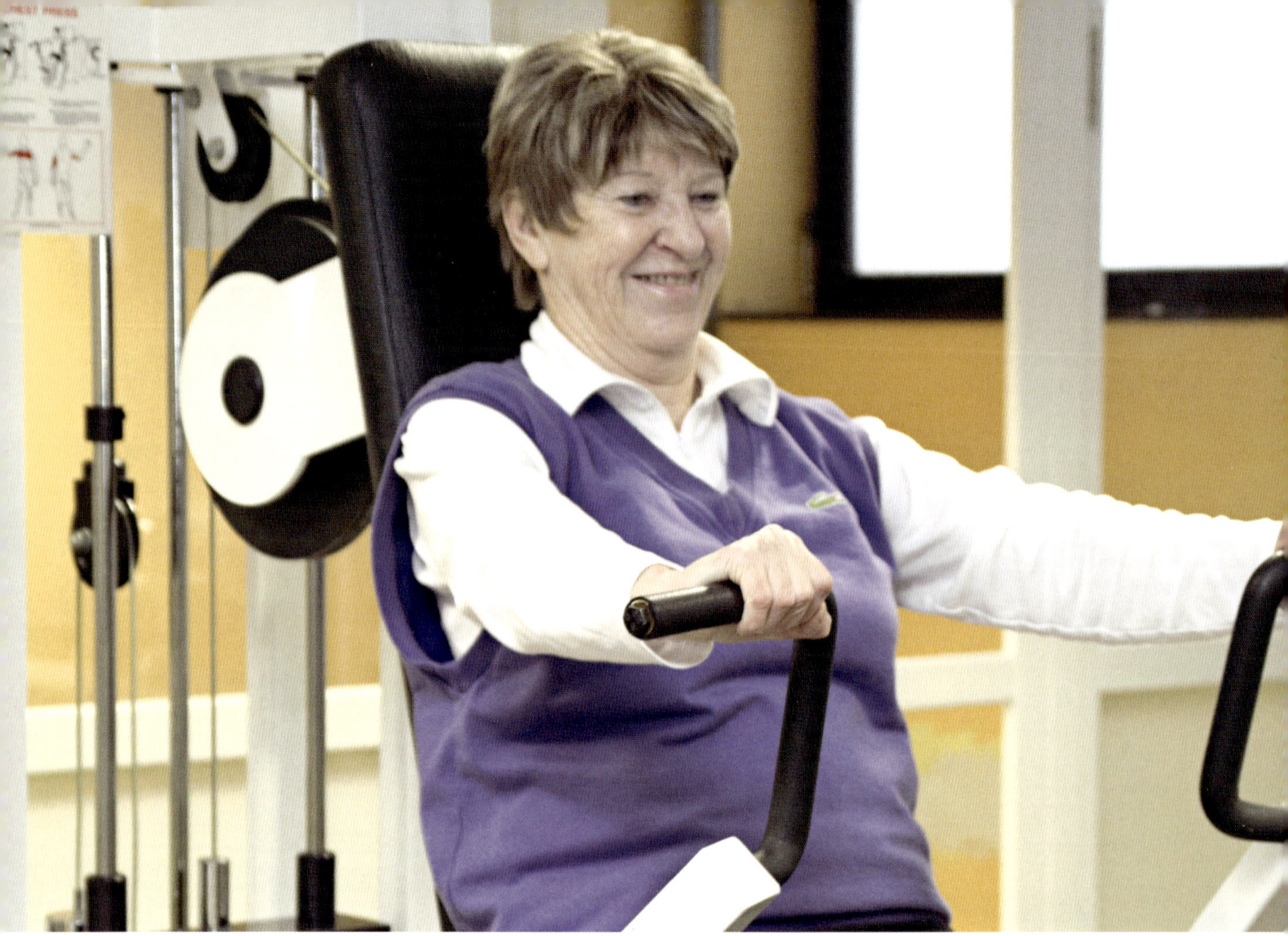

KAPITEL II

BEDEUTUNG VON BEWEGUNG UND SPORT FÜR GESUNDHEIT UND WOHLBEFINDEN

Beziehung zwischen Sport und Gesundheit

Bewegung ist nicht alles, aber alles ist nichts ohne Bewegung

Prinzipiell gilt: Sport ist nicht an sich gesund, sondern immer nur so gesund, wie man ihn betreibt (Rost). Jeder auch noch so gesunde Sport kann – auf exzessive Art und Weise betrieben – in seiner gesundheitlichen Wirkung ins Gegenteil umschlagen und zu einer Gesundheitsschädigung führen.

Weiterhin gilt: So gesund Sport oder bestimmte Sportarten zu einem gegebenen Zeitpunkt im Leben des einzelnen auch sein mögen, so ungesund können sie unversehens werden.

Hierzu ein Beispiel: Die meisten Ballspiele erfreuen sich in der Jugendzeit sehr großer Beliebtheit. Sie schulen nicht nur die koordinativen Fähigkeiten und damit Geschicklichkeit und Gewandtheit der Kinder, sondern fördern darüber hinaus den Aufbau von Muskeln und Knochen. Auch die Ausdauerleistungsfähigkeit und die allgemeine Belastbarkeit werden durch Ballspiele erhöht. Im mittleren und höheren Alter können die verschiedenen Ballsportarten aber aufgrund ihrer Dynamik eine Gefahr für Muskeln, Herz und Kreislauf darstellen, und zwar sowohl für den »Neubeginner« als auch für den »Lifetimespieler«, der die Sportart sein ganzes Leben lang betrieben hat. Allmählich sich entwickelnde degenerative Veränderungen im Bereich des Bewegungsapparates oder des Gefäßsystems können dazu führen, dass maximale Schnelligkeits-, Schnellkraft- oder Kraftleistungen nicht mehr vertragen werden – im Extremfall sind schwere Verletzungen bzw. gar tödliche Sportunfälle die Folge.

Beachten Sie: Die Fähigkeit schnell zu laufen ist aus gesundheitlicher Sicht irrelevant und stellt aufgrund der hohen Herz-Kreislauf-Belastung und Verletzungsgefährdung für ältere Sporttreibende sogar eine Kontraindikation dar. Dies ist der Grund warum der Faktor ‚»Schnelligkeit« in diesem Buch nicht im Katalog der konditionellen Faktoren, sondern nur im Bereich der koordinativen Fähigkeiten – hier bei der Reaktionsschnelligkeit – dargestellt wird.

Ein weiteres Beispiel: Das Geräteturnen stellt eine herausragende Sportart zur allgemeinen Muskelkräftigung und Koordinationsschulung dar. Mit zunehmendem Lebensalter können jedoch die hohen Blutdruckspitzen, die bei den verschiedenen Halte- und Kraftübungen an den unterschiedlichen Geräten auftreten, zu einer starken Gefahr für Herz und Kreislauf werden. Deshalb sollte ab einem bestimmten Alter vom eigentlichen Geräteturnen mehr zu gymnastischen Übungen übergegangen werden.

Jedes Alter hat seine bevorzugten Sportarten. Die Altersstufe – und natürlich der jeweilige Gesundheits- und Fitnesszustand – ist das Maß aller Dinge. Die betriebenen Sportarten sollten stets den sich ändernden psychophysischen Gegebenheiten angepasst werden.

Jeder sollte im Laufe seines Lebens zu jedem Zeitpunkt die richtigen Sportarten betreiben, und zwar in der richtigen Art und Weise.

Es ist unzweckmäßig und sinnlos, von Zeit zu Zeit außergewöhnlich viel »gesunden« Sport zu betreiben und dann wieder wochenlang wenig oder gar nichts zu tun. »Eine Schwalbe macht noch keinen Sommer«. Ähnliches gilt für das

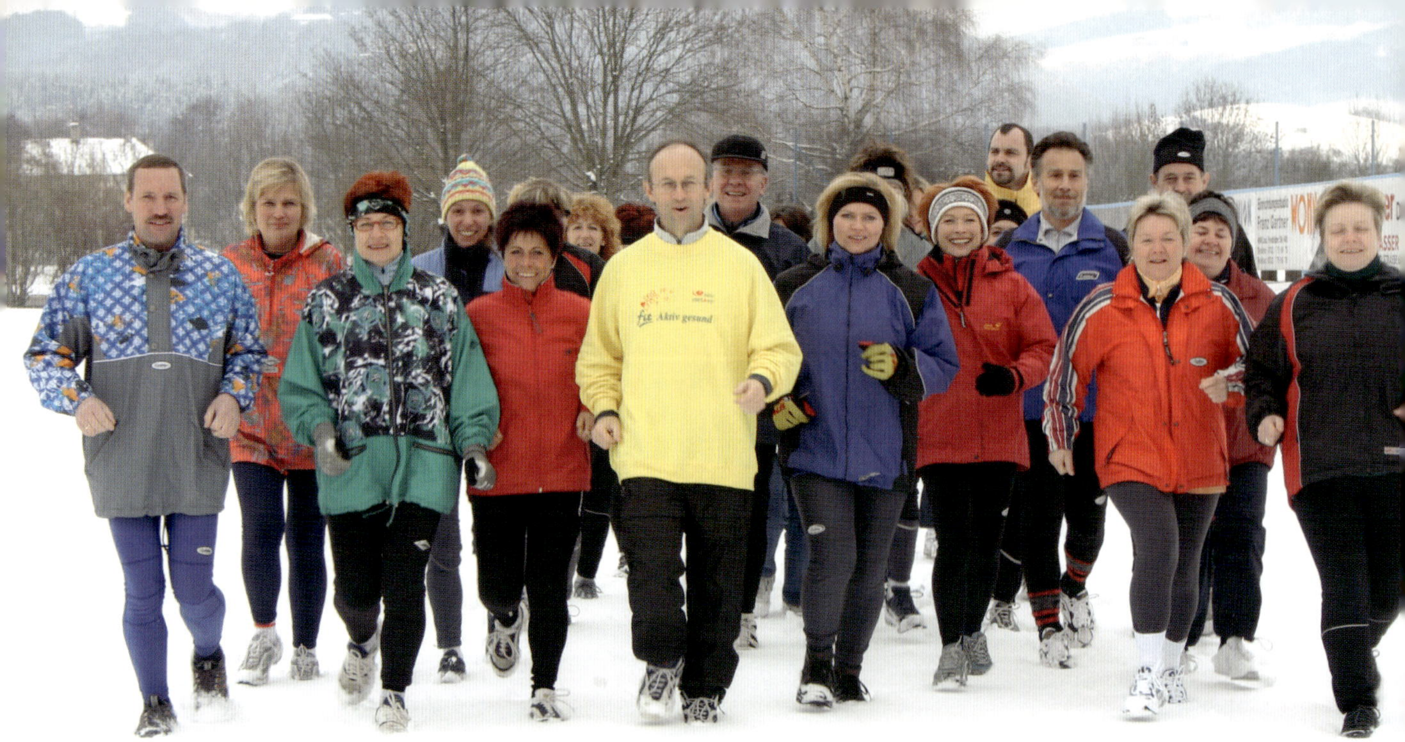

Sporttreiben: Wichtig ist die *Kontinuität* der sportlichen Betätigung, die, jeweils angepasst an die individuelle Belastbarkeit, zu keinen Überlastungsschäden führen kann.

Beachten Sie: Kein Medikament, auch der Sport nicht, ist frei von Nebenwirkungen!

Beispiel: Das Ausdauertraining entfaltet seine gesundheitsstiftende Wirkung vor allem dann, wenn es lang und langsam erfolgt. Gerade diese erwünschten längeren Belastungszeiträume mit geringen oder mittleren Intensitäten können sich jedoch ungünstig auf einen vorgeschädigten Bewegungsapparat auswirken, z.B. eine bereits bestehende Arthrose in ihrer Entwicklung beschleunigen. Was also einerseits dem Herz-Kreislauf-System gut tut, geht andererseits zu Lasten der Gelenke.

Weiter gilt: Sport – und sei er auch noch so gesund – ist kein Allheilmittel und kann nicht all das kompensieren, was sonst im Leben so alles falsch gemacht wird bezüglich Suchtgewohnheiten und Ernährung.

Hollmann fasst die gesundheitliche Bedeutung von Bewegung und Sport in einem Satz zusammen:

»Gäbe es ein Medikament auf der Welt, das so viele positive Wirkungen erzielte bei gleichzeitig so geringen Nebenwirkungen wie der Sport, so wäre jeder Arzt gehalten, es permanent zu verordnen.«

Aber: Das Gesundheits-Interesse an sich reicht allein nicht aus, um gesund zu bleiben oder zu werden. Man muss auch etwas dafür tun!

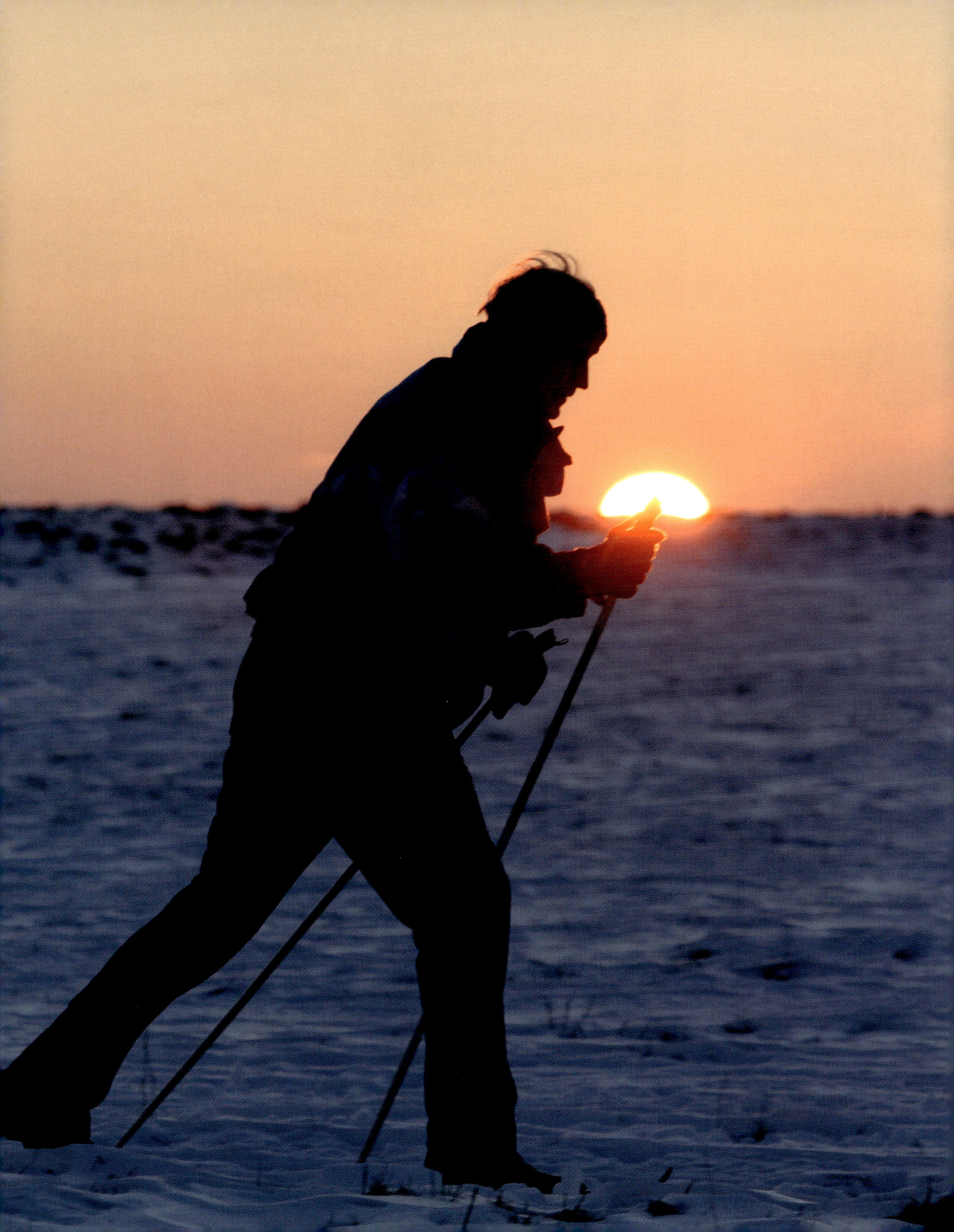

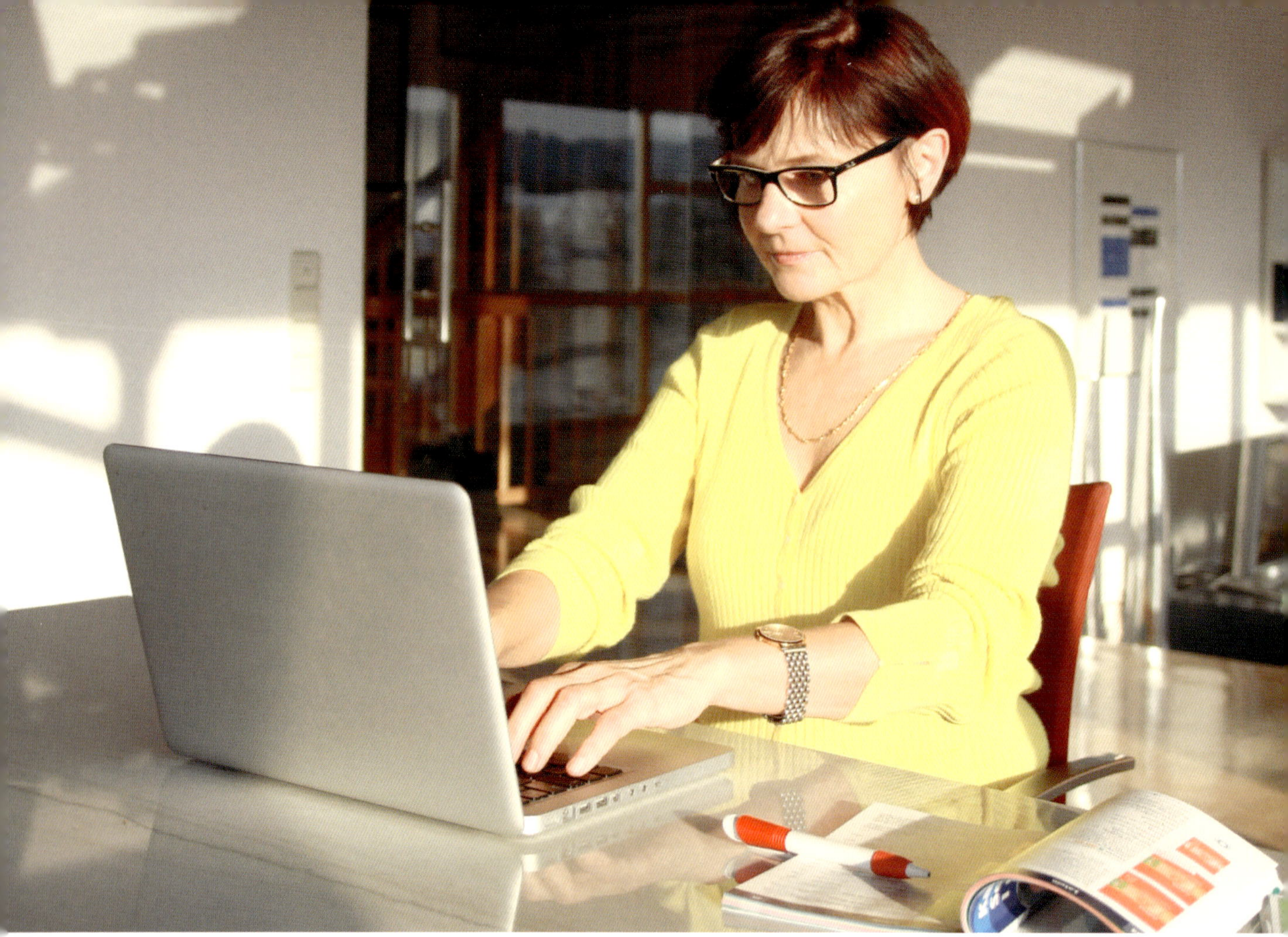

KAPITEL III

BEWEGUNGSMANGEL – KRANKHEITSURSACHE NR. 1

Bewegungsmangel – Was ist darunter zu verstehen?

Unter Bewegungsmangel versteht man allgemein eine Beanspruchung der Muskeln, die chronisch unterhalb einer bestimmten Reizschwelle liegt – die Muskeln sind unterfordert. Das Überschreiten dieser Schwelle ist zum Erhalt oder zur Steigerung der individuellen Leistungsfähigkeit notwendig. Diese Reizschwelle liegt für eine untrainierte Person im Kraftbereich bei circa 30 Prozent der individuellen Maximalkraft, im Herz-Kreislauf-Bereich (s. S. 49) bei circa 50 Prozent der maximalen Ausdauerleistungsfähigkeit (z.B. geruhsames Joggen).

Laut WHO spricht man von Bewegungsmangel wenn die körperliche Betätigung bei weniger als 150 Minuten moderater Belastung pro Woche, entsprechend 30 Minuten an 5 Tagen der Woche, liegt.

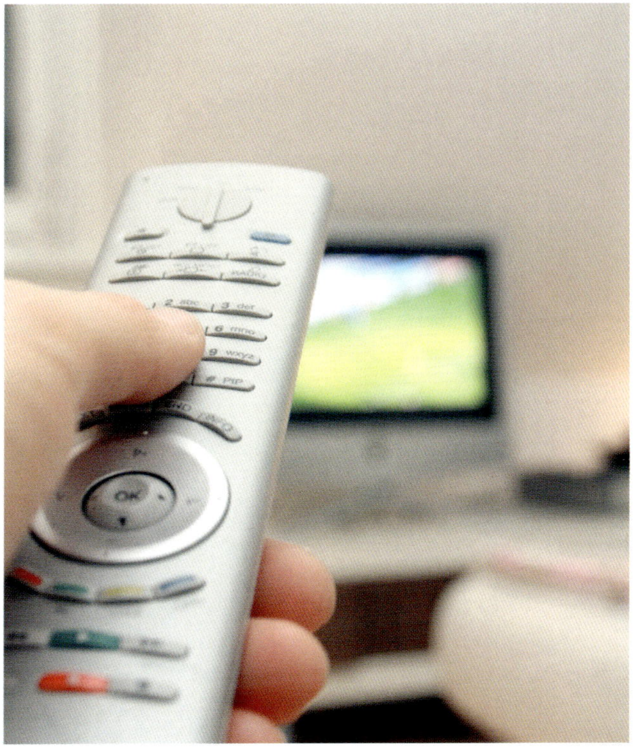

Abb. 3: Fernsehen · des Deutschen liebstes Kind

Bewegungsmangel ist vor allem für die Industrienationen ein charakteristisches Phänomen. Über die ständig fortschreitende Technisierung der Umwelt kommt es zu einer immer weiter zunehmenden Bewegungsarmut.

Vom genetisch programmierten »Lauftier« wurde der Mensch zum chronischen »Sitzer« und überwiegenden »Kopfarbeiter«. Legte er noch in der Steinzeit als Jäger und Sammler etwa 20-40 km an täglicher Laufleistung zurück, so ist er heute bei etwa 4 km angelangt, entsprechend einer Schrittzahl von circa 6000 Schritte/Tag. In der Geschichte des Menschen ist diese völlige Änderung des Bewegungsverhaltens in so kurzer Zeit einmalig.

Innerhalb von nur 100 Jahren nahm durch die »technische Revolution« der Anteil der durch körperliche Aktivität bereitgestellten Energie von 90 Prozent auf unter ein Prozent ab. Dieser rasante Abfall an physischer Tätigkeit konnte nicht ohne Folgen für den menschlichen Organismus bleiben. Eine Vielzahl so genannter *Bewegungsmangelerkrankungen* sind der typische Ausdruck einer zunehmend bewegungsärmeren und einseitigeren Lebensweise sowie eines passiven Freizeitverhaltens (Fernsehen, Computerspiele etc.). Negativ verstärkend wirken dabei Fehlernährung, der Gesundheit wenig zuträgliches Suchtverhalten (z.B. Rauchen, Alkoholkonsum) und der tägliche psychische Stress einer mehr und mehr kopforientierten Arbeit (in den westlichen Industrienationen sind etwa 80 Prozent »Kopfarbeiter«).

Im Gegensatz zu den meisten Kindern, die noch von ihrem Bewegungsdrang dominiert werden und damit ausreichende körperliche Aktivitäten im Tagesverlauf absolvieren, reduziert der Erwachsene zunehmend sein Bewegungsaufkommen und unterschreitet damit mehr und mehr das tägliche »Erhaltungsminimum«, was letztendlich krankmachende Wirkungen in Gang setzt. Dem statistischen Bundesamt zufolge erreichen nur etwa 13 Prozent der erwachsenen Deutschen das von der WHO festgelegte Minimum.

Unsere moderne Welt hat den Menschen in eine völlig veränderte Umgebung gestellt. Die Erfindung immer neuer Arbeitshilfen nimmt ihm fast jede körperliche Arbeit ab. Der Mensch braucht nicht mehr zu laufen, da es Autos und Fahrstühle gibt. Er braucht kein Holz mehr zu hacken, denn die Zentralheizung wärmt sein Zimmer.

Gesundheitspolitische Bedeutung des Bewegungsmangels

Bewegungsmangel ist der Risikofaktor Nummer 1 für unsere Gesundheit. Nach Schätzungen der WHO (World Health Organisation) sterben jährlich etwa 3,2 Millionen Menschen an seinen Folgen, entsprechend einem Menschen alle 6 Sekunden. Statistisch gesehen steigt das allgemeine Mortalitätsrisiko durch ungenügende Bewegung um etwa 20 - 30% im Vergleich zu dem Teil der Bevölkerung, der das geforderte Bewegungsminimum von 150 Minuten pro Woche erfüllt.

Wegen den enormen sozioökonomischen Konsequenzen von Bewegungsmangel liegt dessen Beseitigung heute nicht mehr nur im Interesse jedes Einzelnen; sie ist gewissermaßen eine soziale Verpflichtung geworden. Die Kosten im Gesundheitswesen, die direkt oder indirekt durch Bewegungsmangel entstehen, haben die Grenzen des Bezahlbaren erreicht bzw. überschritten. Bereits vor mehr als 30 Jahren wurde von Sportmedizinern festgestellt, dass Bewegungsmangelerkrankungen, insbesondere des Herz-Kreislauf-Systems, ungefähr 30 bis 40 Prozent aller Krankheitskosten ausmachen. Damals waren es in Deutschland etwa 45-60 Milliarden € (von den etwa 150 Milliarden € Gesamtkosten), heute sind es mindestens 84 bis 110 Milliarden € (von den etwa 278 Milliarden € aus dem Jahr 2009).

In jedem Lebensalter steht die Anzahl der Arztbesuche in einem statistischen Zusammenhang mit der sportlichen Aktivität (Israel 1992).

Dieser immense Anstieg der Gesundheitskosten ist vor dem Hintergrund der sich in allen westlichen Industrienationen abzeichnenden demografischen Entwicklung und der damit verbundenen Überalterung der Bevölkerung von besonderer Wichtigkeit. Wie Abb. 4 erkennen lässt, nehmen die Bewegungsmangelkrankheiten mit zunehmendem Alter zu.

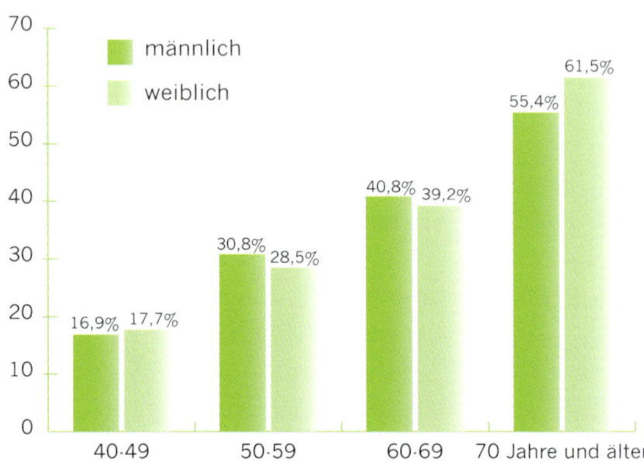

Abb. 4: Krankheiten allgemein durch Bewegungsarmut im Altersgang (Statistisches Bundesamt Wiesbaden 1998)

Parallel zum Ansteigen der Lebenserwartung – sie liegt bei im Jahre 2010 Neugeborenen bei der Frau bei 82,59 Jahren, beim Mann bei 77,51 Jahren (vgl. Tab. 1) – und der damit verbundenen *Überalterung der Bevölkerung* wird es somit zu einem zunehmend drastischeren Anstieg der Bewegungsmangelkrankheiten kommen, gepaart mit Multimorbidität (Mehrfacherkrankung), erhöhter Pflegebedürftigkeit und damit einhergehendem Verlust der Eigenständigkeit, Faktoren also, die von entscheidender Bedeutung für die Lebensqualität insgesamt sind.

Alter (Jahre)	Geschlecht (Mann/Frau)	Lebenserwartung (Jahre)
0	Mann	77,51
0	Frau	82,59
20	Mann	58,05
20	Frau	63,03
40	Mann	38,73
40	Frau	43,37
60	Mann	21,16
60	Frau	24,85
65	Mann	17,33
65	Frau	20,56
80	Mann	77,1
80	Frau	9,06

Tab. 1: Lebenserwartung bei Neugeborenen (0) und ausgewählten Altersstufen (Statistisches Bundesamt Wiesbaden 2008/2010)

Die Verbesserung der Gesundheit aufgrund erhöhter Bewegung manifestiert sich in einem niedrigen Krankenstand, der bei Sporttreibenden etwa 50 Prozent des landesweiten Durchschnitts beträgt.

Mit zunehmendem Alter und abnehmender Fitness bzw. verschlechterter Gesundheit steigt also nicht nur der Anteil derer, die bei elementaren Verrichtungen (Gehen, Toilette, Anziehen, Essen usw.) und bei der Bewältigung des Haushalts Unterstützung benötigen, sondern auch der Medikamentenverbrauch erhöht sich in ausgeprägtem Maße (s. Abb. 5).

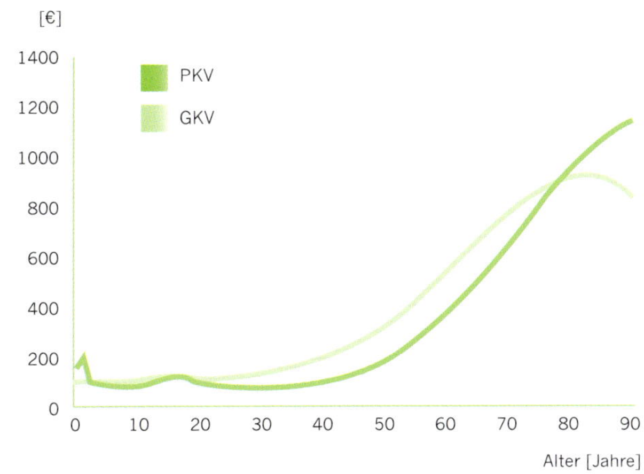

Abb. 5: Arzneimittelausgaben im Jahr pro Kopf bei Privatversicherten (PKV) und gesetzlich Versicherten (GKV) (nach Wild 2009, S. 161)

Lebensbegleitende, dem Alter und den individuellen Bedürfnissen angepasste körperliche Aktivitäten verbunden mit gesunder Ernährung können hier eine wichtige vorbeugende Maßnahme darstellen; sie tragen damit neben einem gesteigerten Wohlbefinden entscheidend zu einer Kostensenkung im Gesundheitswesen bei.

Die Bedeutung ausreichender körperlicher Betätigung mag auch aus folgenden Zitaten deutlich werden:

- »Wer demnach nichts tut, als nur älter zu werden, und glaubt, dass sich im Alter Wohlbefinden und Spaß ohne eigenes Zutun einstellen, der irrt sich gewaltig und darf sich nicht wundern, wenn dann mit zunehmendem Alter ein Tag so öde wie der andere ist und er dabei immer mehr verschimmelt. Mein guter Freund im Alter ist der Sport« (Wischmann).

- »Beim älteren und alten Menschen stellen Übung, Training und Sport die einzigen Möglichkeiten dar, um altersbedingten körperlichen Leistungseinbußen entgegenzuwirken« (Hollmann).

- »Es ist fragwürdig, ob das Absinken der körperlichen Leistungsfähigkeit im mittleren und höheren Lebensalter gesetzmäßig in einem Ausmaß erfolgen muss, wie es sich gegenwärtig bei der Mehrheit der Bevölkerung in einem industriell hochentwickelten Land darstellt« (Israel).

- »Durch ein geeignetes körperliches Training gelingt es, 20 Jahre lang 40 Jahre alt zu bleiben« (Hollmann).

- »Ältere Menschen bedürfen unter dem Aspekt der Gesundheitsstabilität angemessener Bewegungsaktivitäten noch dringlicher als jüngere Menschen« (Israel).

- »Als es mit dem Gehen nicht mehr ging, ging es bergab« (Lehr).

- »Menschen, die auf schwachen Füssen stehen, sind besonders stolpergefährdet. Zuverlässige Füße werden damit zu einem Faktor der Prävention von typischen Unfällen« (Israel).

Abb. 6 und 7 lassen erkennen, welche Höhe die Gesundheitskosten in Bezug auf das Bruttoinlandsprodukt (BIP = GPD) bzw. auf das pro Kopf-Aufkommen (per capita) in den OECD Ländern im Vergleich erreichen.

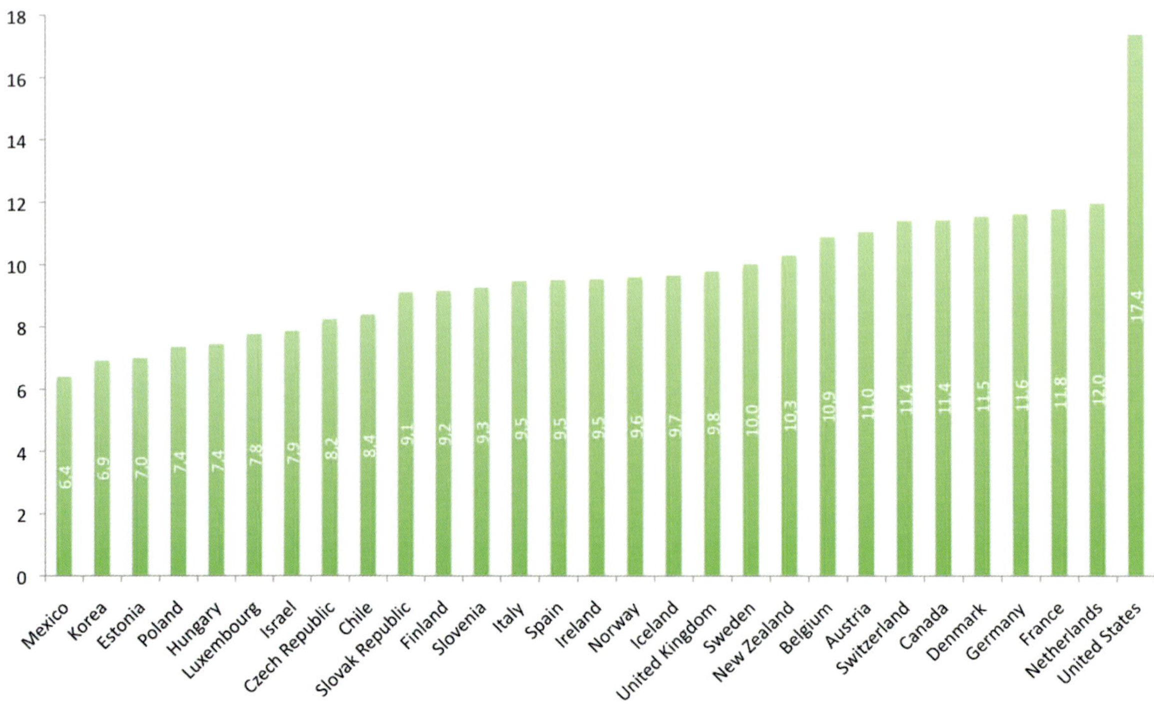

Abb. 6: Gesundheitskosten 2009 in Bezug auf das Bruttoinlandsprodukte in den verschiedenen OECD-Länder (Ursprünglich durch die OECD in Englisch veröffentlicht unter dem Titel: »Health expenditure and Financing, OECD Countries, total expenditure, % gross domestic product, /capita, national currency units«, stats.oecd.org http://stats.oecd.org/Index.aspx, 2009 OECD)

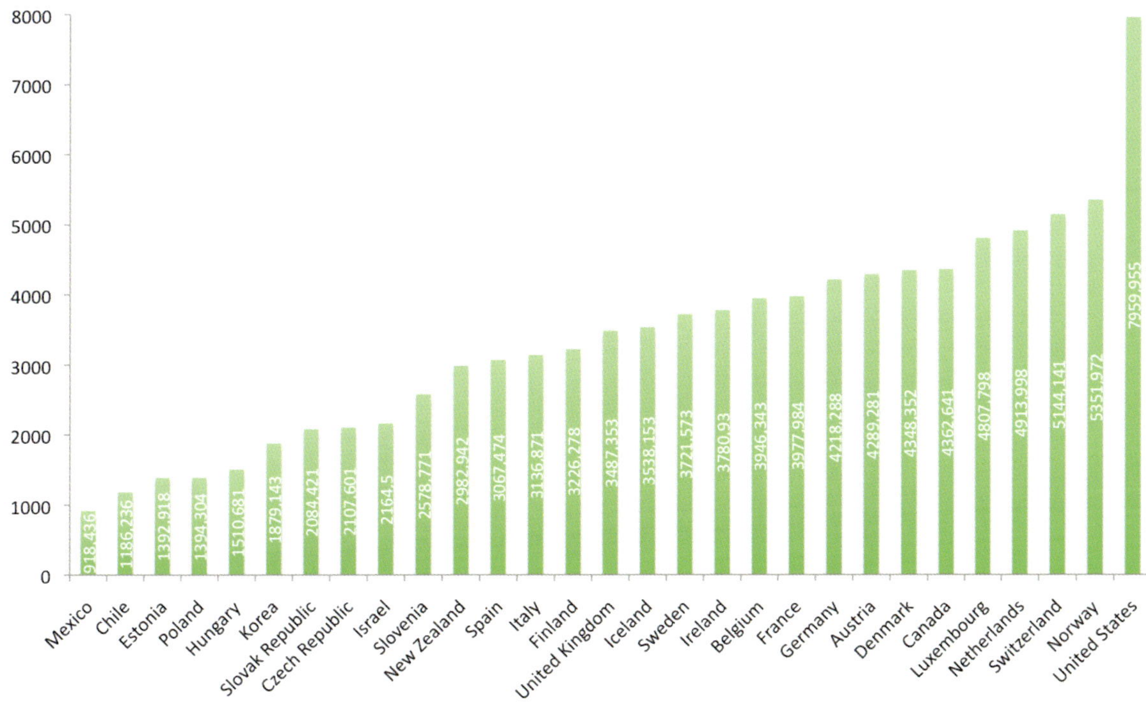

Abb. 7: Gesundheitskosten 2009 pro Kopf (per capita) in den verschiedenen OECD-Ländern (OECD 2009, s. Abb. 8)

Folgen des Bewegungsmangels

Körperliche Aktivität und sportliches Training haben einen entscheidenden Einfluss auf Form und Funktion des Körpers und zwar in größerem Ausmaß als das Alter.

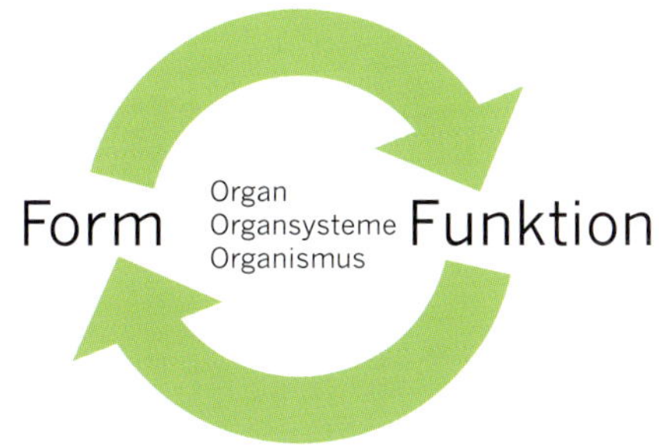

Abb. 8: Wechselbeziehungen von organischer Form und Funktion

Wie Abb. 8 zeigt, stehen organische Form und Funktion, das heißt psychophysische Aktivität, in einer engen Wechselbeziehung.

Kommt es zu Funktions- oder Aktivitätsänderungen, dann passen sich der Organismus und die einzelnen Organe diesen Veränderungen an: mangelnde oder fehlende Belastungen und Trainingsreize lassen sie verkümmern. Dabei wirkt sich ein Belastungs- bzw. Funktionsverlust eines Organs stets gleichzeitig auf den gesamten Organismus aus.

Für die Entwicklung von bewegungsmangelbedingten Krankheiten – man spricht von so genannten »Zivilisations- bzw. Wohlstandskrankheiten« – ist in diesem Zusammenhang von besonderer Bedeutung, dass gleichzeitig mit dem Sinken der körperlichen Belastbarkeit auch die psychische Belastbarkeit sinkt. Damit vergrößert sich die allgemeine Stressempfindlichkeit, ausgelöst durch berufliche Überlastung, belastendes soziales Umfeld, Lärm, familiäre Spannungen und andere Stressfaktoren.

Durch diese ungünstige Verbindung von Bewegungsmangel und psychischem Stress wird das vegetative Nervensystem in besonderer Weise in Anspruch genommen. Es kommt zu hormonellen und biochemischen Veränderungen, die sich ungünstig auf die Gesundheit auswirken: Es entsteht eine ständige Abwehr- bzw. Kampfbereitschaft, die in unserer heutigen Zeit weder durch Flucht noch Kampf gelöst werden kann; die bereitgestellten Leistungs- und Stresshormone werden nicht benötigt und somit nicht abgebaut. Dies führt langfristig unter Anderem zu ungünstigen Gefäßveränderungen, zur so genannten Arteriosklerose (s.S. 38) und damit verbunden zum frühzeitigen Herzinfarkt und Schlaganfall.
Es ist demnach nicht zufällig, dass in den durch Bewegungsmangel, Stress und Überernährung geplagten Industrienationen die degenerativen Erkrankungen – und hier vor allem die des Herz-Kreislauf-Systems – dominieren (vgl. Tab. 2).

Krankheiten	Entwicklungsländer	Industrieländer
Infektionskrankheiten	39 %	6 %
Krebs	4 %	25 %
Herz- und Gefäßerkrankungen	4 %	Über 40 %

Tab. 2: Charakteristische Erkrankungen in Industrie- und Entwicklungsländern

Während diese in den Entwicklungsländern der »Dritten Welt« eine untergeordnete Rolle im Krankheitsgeschehen und als Todesursache spielen, stellen sie für die »Erste Welt« ein kaum mehr beherrschbares Problem dar. Fast jeder zweite Bundesbürger stirbt daran!

Wie ein Blick auf die Schlagzeilen der Zeitungen erkennen lässt (s. Abb. 9), weist ein Mangel an Bewegung ein außergewöhnlich vielfältiges Wirkungsspektrum auf, das bereits in jungen Jahren seinen Anfang nimmt und entscheidend die mittleren und fortgeschrittenen Lebensjahre in Mitleidenschaft zieht.

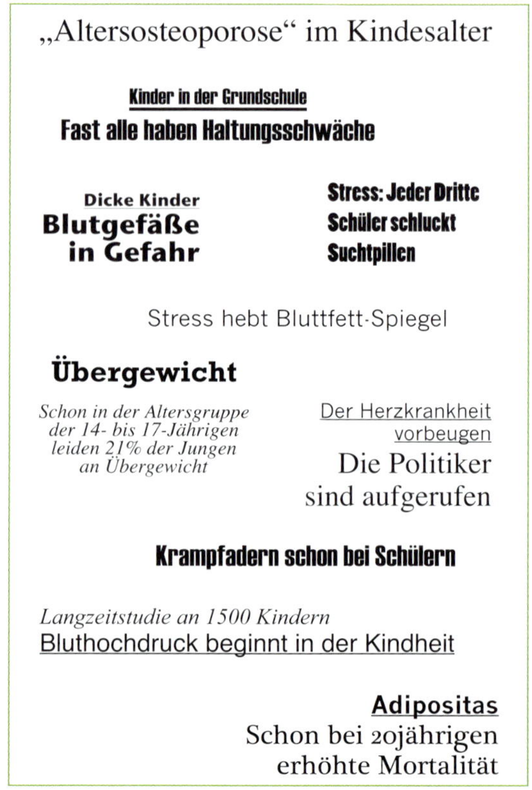
„Altersosteoporose“ im Kindesalter
Kinder in der Grundschule
Fast alle haben Haltungsschwäche
Dicke Kinder
Blutgefäße in Gefahr
Stress: Jeder Dritte Schüler schluckt Suchtpillen
Stress hebt Bluttfett-Spiegel
Übergewicht
Schon in der Altersgruppe der 14- bis 17-Jährigen leiden 21% der Jungen an Übergewicht
Der Herzkrankheit vorbeugen
Die Politiker sind aufgerufen
Krampfadern schon bei Schülern
Langzeitstudie an 1500 Kindern
Bluthochdruck beginnt in der Kindheit
Adipositas
Schon bei 20jährigen erhöhte Mortalität

Abb. 9: Bewegungsmangel in den Schlagzeilen verschiedener Zeitungen

Abb. 9 verdeutlicht, dass sich Bewegungsmangelkrankheiten in vielfältiger Weise manifestieren können; sie betreffen ganz unterschiedliche Organe bzw. Organsysteme, insbesondere:

- das Herz-Kreislauf-System
- den aktiven (Muskulatur) und passiven (Knochen, Knorpel etc.) Bewegungsapparat

- das Stoffwechselsystem
- das Hormonsystem
- das vegetative Nervensystem
- das Zentralnervensystem (koordinative Schwächen)
- das Immunsystem

Aktivierung der Muskulatur – unabdingbare Voraussetzung für die Gesundheitsprophylaxe

Bei Bewegung ganz allgemein, und beim Sport im Speziellen, wird die Muskulatur – je nach Bewegungsausmaß, Intensität und Dauer - mehr oder weniger aktiviert.

Die Muskulatur stellt das größte Organsystem des Menschen überhaupt dar: Beim untrainierten Mann macht sie etwa 45 Prozent, bei der untrainierten Frau etwa 36 Prozent des Gesamtkörpergewichts aus.

Der Gebrauch oder Nicht-Gebrauch der Muskulatur ist sowohl für die seelisch-geistig-körperliche Leistungsfähigkeit, als auch für die mit ihr eng gekoppelte allgemeine Befindlichkeit von entscheidender Bedeutung. Darüber hinaus hat sie maßgeblichen Einfluss auf die Möglichkeiten der Lebensgestaltung, die Alltagskompetenz und damit verbunden auf die Lebenszufriedenheit und Sinnhaftigkeit des Lebens.

Eine umfassend und vielseitig aktivierte Muskulatur ist demnach – wie wir in der Folge sehen werden – die Grundvoraussetzung für den Erhalt bzw. die Steigerung der Leistungsfähigkeit aller Sinne und Organsysteme des Menschen im Sinne einer allgemein gesteigerten psychophysischen Belastbarkeit und Erholungsfähigkeit sowie einer stabilen Gesundheit und einer damit meist verbundenen positiven Lebenseinstellung.

Da die Entstehungsursache der so genannten Bewegungsmangelkrankheiten aus einer einzigen »Quelle«, nämlich fehlender Bewegung, gespeist wird, kann als geeignetes Gegenmittel nur mehr Bewegung empfohlen werden, sei es im Alltagsleben, im Beruf, in der Freizeit oder im Urlaub.

Folgende Aktivitäten eignen sich in besonderem Maße zur Vorbeugung, Abschwächung oder Beseitigung von Bewegungsmangelkrankheiten:

1. **Ausdauersportarten** zum Erhalt bzw. zur Verbesserung der Leistungsfähigkeit des Herz-Kreislauf-Systems sowie zur Bekämpfung der Risikofaktoren degenerativer Herz-Kreislauf-Erkrankungen.

2. **Kraftorientierte Sportarten** zum Erhalt bzw. zur Steigerung der Muskelmasse, zur Kräftigung der Knochen bzw. zur Osteoporosevorbeugung sowie zur Haltungs- und Sturzprophylaxe.

3. **Schnelligkeitsorientierte Sportarten** zum Erhalt bzw. zur Verbesserung der kognitiven bzw. psychomotorischen Schnelligkeitsfaktoren (Wahrnehmungs-, Antizipations-, Entscheidungs- und Reaktionsschnelligkeit).

4. **Beweglichkeitstraining** zum Erhalt bzw. zur Steigerung der Alltagskompetenz, der Haltungs- und Verletzungsprophylaxe.

5. Gewandtheits- und geschicklichkeitsorientierte Sportarten insbesondere zur Unfall- und Verletzungsprophylaxe, zur Optimierung der Freizeitgestaltung sowie zum Gehirntraining .

Beachten Sie jedoch: Wählen Sie vor allem Sportarten aus, die Sie gerne betreiben und die keinen zusätzlichen Stress zu Ihrem eh schon genug belastenden Berufs- und Alltagsleben darstellen! Treiben Sie Sportarten, die Ihren Wünschen nach körperlicher Fitness, Spaß und sozialen Kontakten am nächsten kommen und Sie in den Zustand versetzen, der für Sie am meisten von Bedeutung ist!

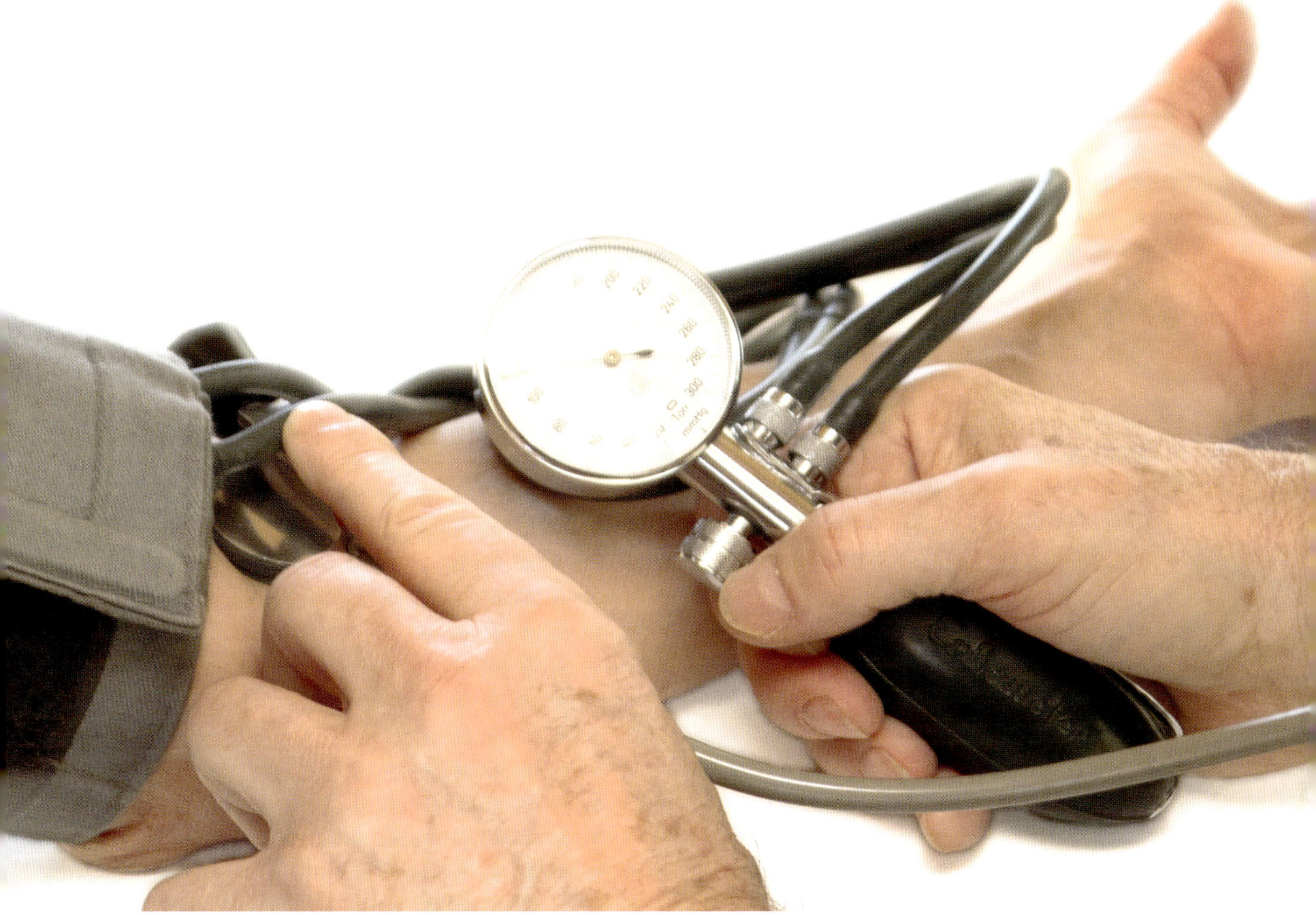

KAPITEL IV

GRUNDSÄTZLICHES ZUM GESUNDHEITS- BZW. FITNESSTRAINING

Prinzipiell kann jeder Gesunde ohne besondere Vorkehrungen ein Gesundheits- bzw. Fitnesstraining aufnehmen. Wer seit seiner Jugend kontinuierlich Sport betrieben hat, kennt im Allgemeinen seine persönliche Leistungsfähigkeit und Belastbarkeit recht gut und weiß, was und wie viel er sich zumuten kann. Wird die sportliche Aktivität jedoch in jungen Jahren abgebrochen oder über mehrere Jahre unterbrochen, treten Veränderungen in der Leistungsfähigkeit und Belastbarkeit ein, die unter Umständen zu einer ausgeprägten subjektiven Fehleinschätzung führen können. Deshalb sollte bei Trainingsanfängern bzw. Wiederbeginnern, die jahrelang keinen sportlichen Betätigungen nachgingen und etwa 40 Jahre oder älter sind, eine sportärztliche Eingangsuntersuchung vor der Aufnahme eines derartigen Trainings durchgeführt werden.

Sportmedizinische Eingangsuntersuchung für ältere Neu- und Wiederbeginner

Im Allgemeinen muss davon ausgegangen werden, dass bei etwa der Hälfte aller 50- bis 70jährigen Frauen und Männer bereits Veränderungen am Herzen vorliegen, welche die Belastbarkeit deutlich einschränken.

Die sportärztliche Vorsorgeuntersuchung darf sich aber keinesfalls auf den Ausschluss von Kontraindikationen des Herz-Kreislauf-Systems beschränken, sondern muss auch die orthopädische Situation der Person erfassen und entsprechende Empfehlungen vorgeben.

Die sportärztliche Eingangsuntersuchung sollte demnach sowohl eine internistische als auch eine orthopädische Anamnese und Befundung beinhalten.

Internistischer Untersuchungsgang

1. *Großes Blutbild*

Zielstellung: Ausschluss von Infektionen, Feststellung von erhöhten Fett- und Zuckerwerten.

3. *Thorax Röntgen/Ultraschalluntersuchung*

Zielstellung: Erhebung der Herzgröße und des Lungenbefundes.

4. *Spirographie*

Zielstellung: Feststellung bzw. Ausschluss von Ventilationsstörungen

5. *Ruhe-Blutdruck-Messung / Ruhe-EKG*

Zielstellung: Erfassung von Bluthochdruck, Feststellung von Herzrhythmusstörungen

6. *Belastungs-EKG/Feststellung der kardiopulmonalen Leistungsfähigkeit auf dem Fahrrad- bzw. Laufbandergometer*

Zielstellung: Provokation von Herzrhythmusstörungen, Feststellung einer Koronarinsuffizienz, Erfassung der Blutdruckregulation, Feststellung der individuellen Herz-Kreislauf-Leistungsfähigkeit (absolute und relative Watt-Leistung, Erstellung einer Laktat- und Herzfrequenzkurve, Feststellung der Leistung im Bereich der anaeroben Schwelle, s.S. 51).

Orthopädischer Untersuchungsgang

1. *Beweglichkeitsstatus*

Zielstellung: Erhebung der Beweglichkeit in den Hauptgelenken (Schulter- und Hüftgelenk, Wirbelsäule)

2. *Muskelstatus*

Zielstellung: Beurteilung der Kraft der Hauptmuskelgruppen

3. *Knochen- bzw. Gelenkstatus*

Zielstellung: Messung der Knochendichte insbesondere der Wirbelsäule und der Extremitäten, Ausschluss einer Osteoporose; Feststellung bzw. Ausschluss von Gelenkarthrosen.

In Abhängigkeit von den Ergebnissen der sportärztlichen Untersuchung wird die aktuelle Leistungssituation ermittelt. Eine darauf basierende Beratung zeigt dem potentiellen Sportler seine persönlichen Belastungsmöglichkeiten und -grenzen auf. In der Folge können nun geeignete Sportarten sowie adäquate Belastungsmodalitäten empfohlen werden.

Methodische Grundsätze zur Belastungsgestaltung eines Gesundheits- bzw. Fitnesstrainings

Um langfristig ein effizientes und motivierendes Gesundheits- bzw. Fitnesstraining durchführen zu können, sollten neben einer optimalen Eingangsbelastung auch trainingsbegleitend verschiedene Grundsätze beachtet werden.

- **Akute Infekte mit erhöhten Temperaturen** stellen eine prinzipielle **Kontraindikation** für ein belastendes Training dar, da es dabei zu gravierenden Gesundheitsschäden im Herz-Kreislauf-System (z.B. Herzschäden, Herzmuskelentzündung) mit unter Umständen sogar tödlichem Ausgang kommen kann.

- Behutsame Steigerung der Belastungsparameter Umfang und Intensität.

- Die progressive Umfangssteigerung geht der Intensitätssteigerung voraus.

- Intensiv sollte nur bei entsprechender sportlicher Kontinuität oder Vorbereitung trainiert werden.

- Es sollte nur soweit belastet werden, wie es ohne Beschwerdesymptomatik möglich ist.

- Das Training sollte Spaß machen und keinen zusätzlichen Stress zum Berufsleben darstellen.

- Das Training sollte regelmäßig und lebensbegleitend ohne längere Unterbrechungen betrieben werden.

- Eine langfristig durch Training erworbene erhöhte körperliche Leistungsfähigkeit ist bei Unterbrechungen stabiler als eine kurzfristig erworbene.

- Ist die individuelle Leistungsgrenze erreicht oder ist der Trainierende nicht mehr bereit, höhere Anforderungen zu bewältigen, dann gilt es, das erreichte Trainingsniveau zu erhalten. Auch eine solche Stabilisierung ist als Trainingseffekt im Sinne der Gesunderhaltung zu bewerten.

- Um der Entstehung orthopädischer Beschwerdebilder z.B. beim Ausdauertraining vorzubeugen, sollte mit einer adäquaten Ausrüstung (geeignetes Schuhmaterial) und auf geeignetem Gelände (keine harten Teerböden o.ä.) trainiert werden.

- Regelmäßige medizinische Wiederholungsuntersuchungen (halb- bzw. jährlich) sollten die trainingsbedingten Anpassungsprozesse objektivieren und dazu beitragen, eventuell auftretende gesundheitliche Probleme frühzeitig zu erkennen.

Wie bereits dargestellt, sollte ein effizientes Gesundheitstraining abwechslungsreich gestaltet werden und die Bereiche Ausdauer, Kraft, Beweglichkeit und Koordination in angemessener Form beinhalten.

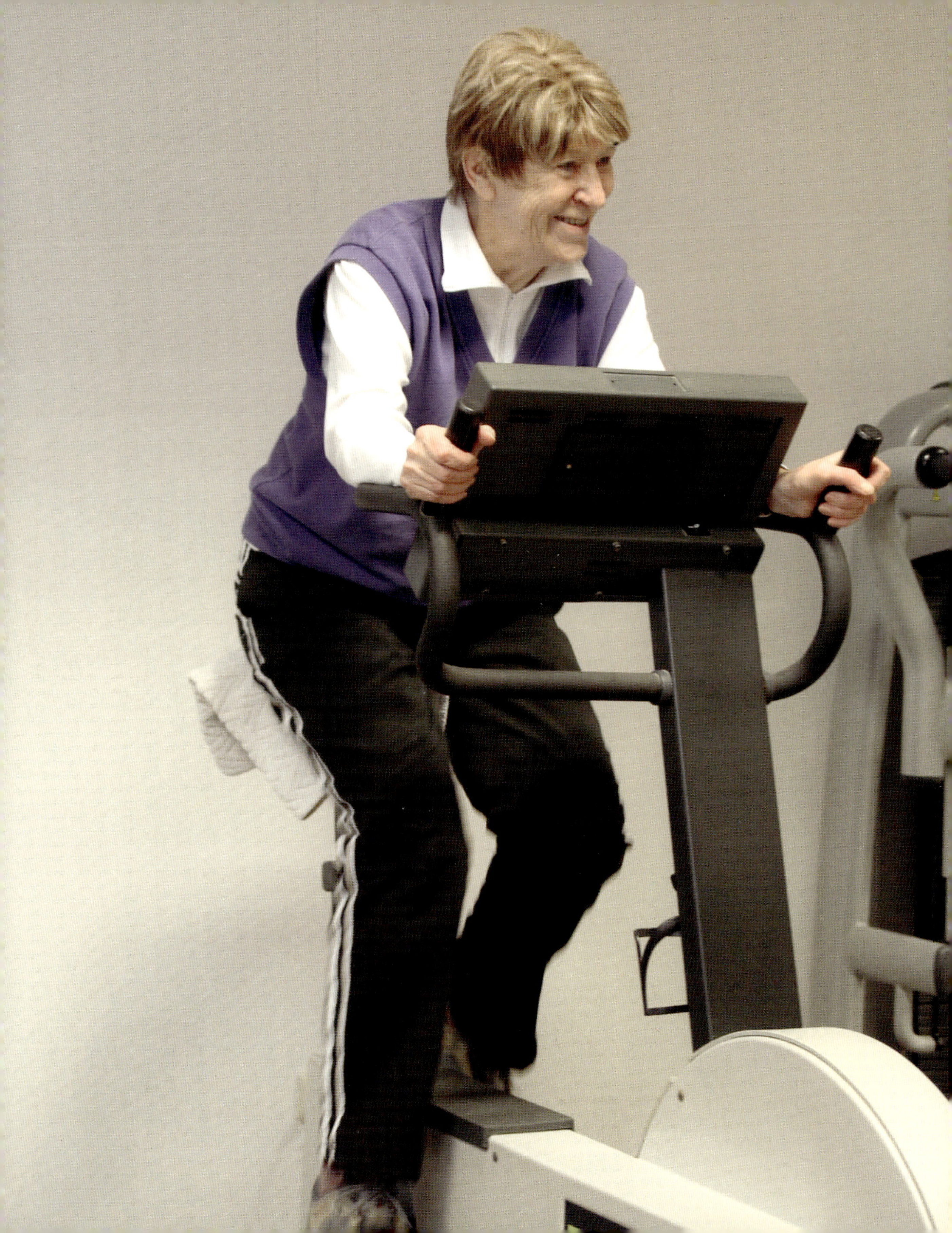

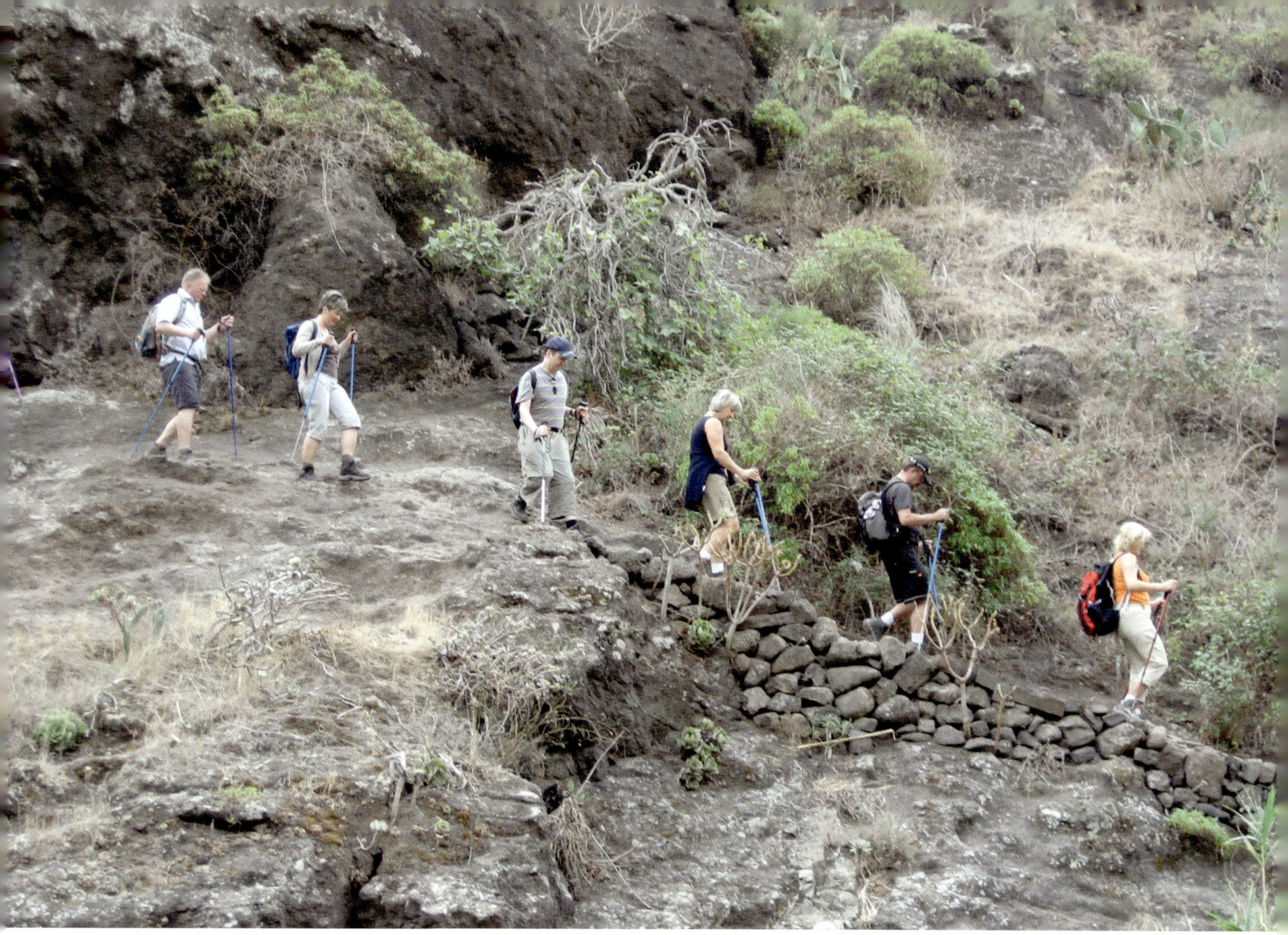

KAPITEL V

DIE BEDEUTUNG EINES AUSDAUERTRAININGS FÜR GESUNDHEIT UND FITNESS

Zielsetzungen eines Ausdauertrainings

In der Folge soll die außergewöhnliche Wertigkeit eines regelmäßigen Ausdauertrainings beschrieben werden. Eine Übersicht über wesentliche Zielsetzungen gibt Übersicht 1.

Übersicht 1: Zielsetzungen eines Ausdauertrainings

- Erhalt bzw. Steigerung der allgemeinen Fitness
- Kräftigung des Herz-Kreislauf-Systems
- Vorbeugung degenerativer Herz-Kreislauf-Erkrankungen (Vermeidung von Gefäßverkalkung, Herzinfarkt und Schlaganfall)
- Stoffwechselanregung zur Gewichtsreduzierung
- Stärkung des Immunsystems
- Steigerung der psychophysischen Belastbarkeit
- Optimierung der Erholungsfähigkeit
- Stress- und Angstabbau, Verringerung depressiver Verstimmungen
- Regulierung von Schlafstörungen
- Verbesserung der Gehirndurchblutung, Erhöhung der Konzentrationsfähigkeit, Steigerung der Gedächtnisleistung
- Vorbeugung von Venenleiden
- Verringerung des Risikos von Gallensteinen
- Erhalt des sozialen Netzwerkes
- Erhalt der Alltagskompetenz

Ausdauertraining zum Erhalt bzw. zur Steigerung der allgemeinen Fitness

Ein schwaches Herz-Kreislaufsystem ist in vielen Fällen der Grund für eine unterentwickelte allgemeine Leistungsfähigkeit und Belastbarkeit.

Wer schon bei geringen Belastungen überfordert und zu keinerlei Anstrengungen in der Lage ist, sollte wissen, dass es gegen diese »Krankheit« ein hochwirksames Heilmittel gibt, nämlich ein Ausdauertraining. Dabei gilt: Je mehr Muskulatur in der jeweiligen Ausdauersportart einbezogen ist, desto wirksamer ist sie und in umso kürzerer Zeit werden gesundheitsfördernde Effekte erzielt. Nordic Walking, Bergwandern, Joggen oder Skilanglauf sind aus dieser Sicht mit die »gesündesten« Sportarten.

Stärkung des Herz-Kreislauf-Systems

- *Steigerung der Herzleistung*

Wenn Sie regelmäßig Ausdauertraining betreiben, dann merken Sie bald, dass Sie weniger schnell außer Atem kommen und dass Ihr Herz sowohl bei vergleichbaren Belastungen langsamer schlägt als auch nach Belastung schneller auf seine Vorbelastungswerte zurückkehrt. Ihre Belastbarkeit ebenso wie Ihre Erholungsfähigkeit hat sich damit bereits verbessert.

Zu Beginn des Trainings lernt das Herz – als Motor des Kreislaufsystems – ökonomischer zu arbeiten. Statt mit der unökonomischen Herzfrequenz wird die Herzleistung zunehmend durch ein gesteigertes Schlagvolumen (SV) erhöht. Unter SV versteht man diejenige Menge an Blut, die pro Herzaktion (Kontraktion der Herzmuskulatur = Systole) in den Gefäßkreislauf gepumpt wird.

Ein untrainierter Erwachsener hat in Ruhe im Mittel eine Herzfrequenz von 70 (Mann) oder 80 (Frau). Kinder haben höhere Herz-

frequenzen als Erwachsene. Durch Ausdauertraining verringern sich sowohl bei Erwachsenen als auch bei Kindern die so genannten »Ruhe-Herz-Frequenzen«.

Die Ruhe-Herz-Frequenz sollte am Morgen, vor dem Aufstehen, ermittelt werden. Zählen Sie die Schläge während einer Minute, indem Sie entweder den Puls der Speichenarterie des Unterarmes (s. Abb. 8) oder der Halsschlagader fühlen.

Eine der ersten Trainingswirkungen durch Ausdauertraining ist die Abnahme der Herzfrequenz. Sie beruht auf der Umstellung des vegetativen Nervensystems vom sympathikotonen (auf Leistung ausgerichteten) zum vagotonen (auf Erholung ausgerichteten) Typ.

Die individuelle *maximale* Herzfrequenz wird jedoch nicht durch Training verändert, sie sinkt nur im Laufe des Lebens nach der Faustregel: 220 minus Alter. Eine dreißigjährige Person hat demnach eine maximale Herzfrequenz von 220 minus 30 = 190 Schlägen/Minute.

Je niedriger die Herzfrequenz in Ruhe und bei nicht maximalen Belastungen ist, desto besser ist der Trainingszustand des Herz-Kreislauf-Systems.

Ruhe-Herzfrequenzwerte um bzw. unter 50 Schlägen pro Minute sind beim jungen Erwachsenen stets ein Zeichen eines sehr guten Trainingszustandes. Bei extremen Ausdauersportlern finden sich im Einzelfall Ruheherzfrequenzen von unter 40 Schlägen pro Minute!

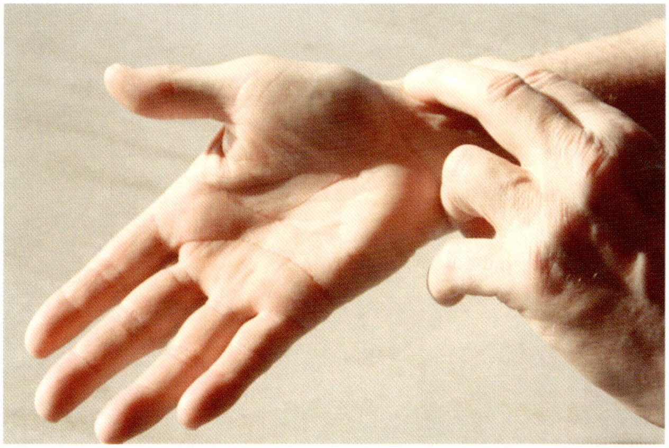

Abb. 8:Herzfrequenzmessung an der Speichenarterie des Unterarms

Rein statistisch gesehen stellt eine erniedrigte Herzfrequenz auch einen Indikator für eine geringere Gefährdung für Erkrankungen der Herzkranzgefäße dar. Damit verringert sich das Mortalitätsrisiko (= Sterberisiko), z.B. infolge eines Herzinfarktes, in Abhängigkeit von der Höhe der jeweiligen Herzfrequenz (vgl. Abb. 9).

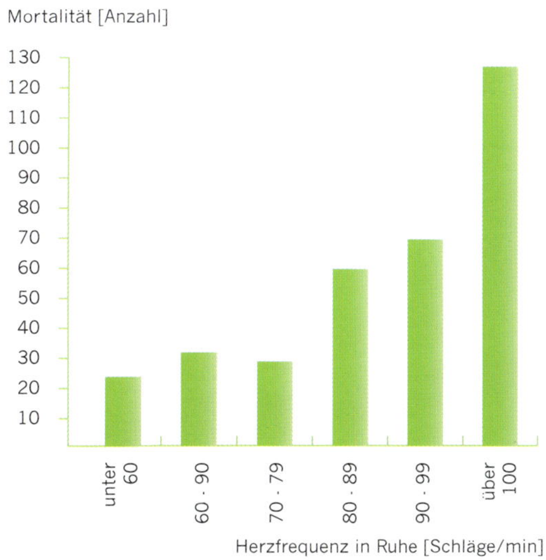

Abb. 9: Beziehung zwischen Herzfrequenzhöhe (in Ruhe) und 10-Jahres-Mortalität an Herzkranzgefäßerkrankungen (verändert nach Schwandt in Weineck 2010, 715)

Bereits nach wenigen Wochen Ausdauertraining verringert sich der Katecholamingehalt – es handelt sich hierbei um die Leistungs- und Stresshormone Adrenalin und Noradrenalin – des Herzens um 30 Prozent. Damit wird die Empfindlichkeit des Herzens gegenüber frequenzsteigernden Stressreizen erheblich gesenkt und Sie geraten nicht mehr so schnell »aus dem Häuschen«. Außerdem verringert sich damit der Sauerstoffverbrauch im Herzmuskel und die Herzarbeit wird verbessert und ökonomisiert.

Eine Herzfrequenzabnahme um 10 Schläge pro Minute bewirkt eine Sauerstoffeinsparung des Herzens von nahezu 15 Prozent! Durch diese Senkung der Herzfrequenz kommt es zu einer beträchtlichen Reduzierung der täglichen Herzarbeit.

Bei einem hochintensiven Ausdauertraining (Leistungssport) kommt es neben den genannten funktionellen Veränderungen wie der Herzfrequenzsenkung und der Schlagvolumensteigerung auch zu so genannten morphologischen (die äußere Form betreffenden) Anpassungen.

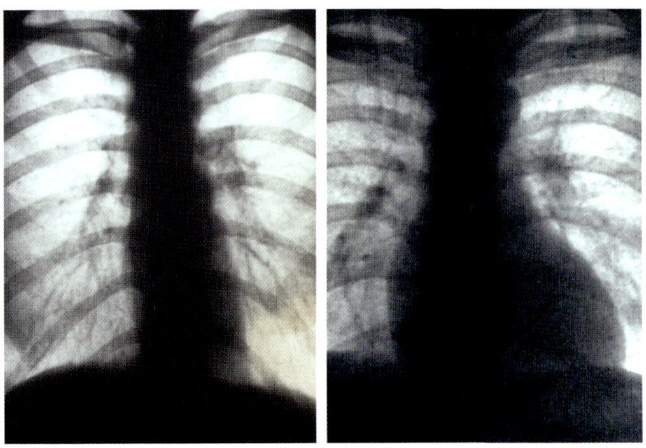

Abb. 10: Die Ausbildung eines »Sportherzens« durch ein jahrelanges intensives Ausdauertraining

Abb. 10 lässt erkennen, dass durch ein intensives und jahrelanges Ausdauertraining das Herzvolumen vergrößert wird. Dies wird zum einen durch eine Kräftigung der Herzmuskulatur – man spricht von *Herzmuskelhypertrophie* –, zum anderen durch eine Erweiterung der Binnenräume des Herzens – man spricht von *Herzdilatation* – bewirkt. Beide Mechanismen steigern die Herzleistungsfähigkeit entscheidend und führen zu einer effektiveren, ökonomischeren Herzarbeit.

Je nach Umfang und Intensität des Ausdauertrainings erzielen Kinder ähnliche Anpassungserscheinungen wie Erwachsene, allerdings in geringerem Ausmaß, entsprechend ihrer geringeren Trainingsleistungen.

Das so genannte »Sportherz« – es handelt sich hier um ein harmonisch vergrößertes, leistungsfähiges Herz – ist dem Ausdauerleistungssportler vorbehalten und in der Regel nicht durch ein gesundheitsorientiertes Ausdauertraining zu erreichen.

- *Steigerung der Blutmenge*

Durch Ausdauertraining wird nicht nur das Herz gestärkt und in seiner Arbeit ökonomisiert, sondern auch das Blut als »Lebenssaft« quantitativ und qualitativ optimiert.

Blut stellt *das* »Transportmittel« nicht nur für den lebenswichtigen Antransport von Sauerstoff und den Abtransport von Kohlendioxyd dar, sondern auch für eine Vielzahl anderer lebenswichtiger Nähr- und Botenstoffe. Außerdem spielt es eine wichtige Rolle in der Wärmeregulation. Durch das gesteigerte Blutvolumen entsteht eine Wasserreserve für das Schwitzen. Dadurch ist es möglich durch die beim Schwitzen auftretende »Verdunstungskälte« über einen längeren Zeitraum eine Überhitzung des Organismus zu verhindern.

Ein junger männlicher Erwachsener von etwa 1,80 m Größe hat im Mittel circa 5 Liter Blut (Frauen haben entsprechend ihrer geringeren Körpergröße eine etwa um 10 Prozent geringere Blutmenge). Durch Ausdauertraining erhöht sich die Blutmenge.

Durch die erhöhte Blutmenge nimmt u.a. die Zahl der roten Blutkörperchen und damit die Sauerstofftransportkapazität zu. Es steigt die Ausdauerleistungsfähigkeit und allgemeine Fitness, da die Körperzellen als Verbraucher – und damit auch die für die körperliche Leistungsfähigkeit wichtige Muskulatur – hierdurch besser mit Sauerstoff versorgt werden können.

Durch Bewegungsmangel, desgleichen mit zunehmendem Alter, verringert sich die Blutmenge. Durch Ausdauertraining hingegen erhöht sie sich (s. Abb. 11), und zwar in jedem Alter. Bereits nach einem Monat regelmäßigem und ausreichend intensivem Lauftraining kann sich die Blutmenge um etwa einen halben Liter steigern.

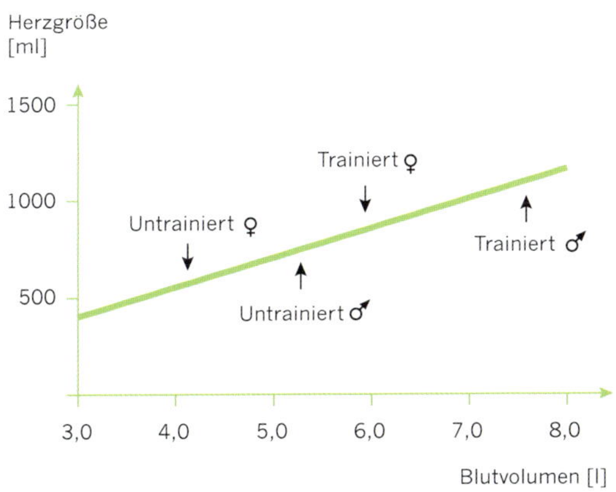

Abb. 11: Parallel zur Herzgrößenzunahme durch Ausdauertraining erhöht sich das Blutvolumen. Die Beziehung zwischen Herzgröße (als Ausdruck des Ausdauer-Trainiertheitsgrades) und dem Blutvolumen bei Untrainierten und Trainierten (nach Sjöstrand in Weineck 2010, 207)

Durch Ausdauertraining werden aber auch die Fließeigenschaften des Blutes verbessert. Während z.B. durch Rauchen die Verformbarkeit der roten Blutkörperchen ab- und die Verklumpungs- und damit Thrombosegefahr (Gefahr eines Gefäßverschlusses durch einen Blutpfropf bzw. ein Blutgerinnsel) zunimmt, wird durch Ausdauertraining die Verformbarkeit gesteigert. Damit muss das Herz weniger Druckarbeit leisten und wird hierdurch entlastet. Desgleichen hat die trainingsbedingte Blutverdünnung – sie kommt durch eine relative Zunahme des Blutplasmas (= Blutflüssigkeit) gegenüber der Zunahme der roten Blutkörperchen zustande – anti-thrombotische Wirkung und schützt demnach vor Gefäßverschlüssen, wie sie z.B. beim Herzinfarkt oder dem Schlaganfall vorkommen.

- *Optimierung der Gefäßversorgung*

Damit das Herz als Motor des Kreislaufs das Transportmittel Blut optimal zum Verbraucher bringen kann, bedarf es optimaler Versorgungswege.

Durch regelmäßiges Ausdauertraining wird die meist bewegungsmangel- bzw. fehlernährungsbedingte »Verkalkung« der arteriellen Blutgefäße verhindert. Darüber hinaus werden aber auch die kleinsten Gefäße – die so genannten Kapillaren – in ihrer Zahl und Austauschfläche vermehrt. Über die Kapillaren erfolgt der gesamte Stoffaustausch: Je größer die Austauschfläche, desto besser die Zellver- und -entsorgung.

Durch regelmäßiges Ausdauertraining wird demnach entscheidend die Versorgungssituation der Muskulatur – ebenso wie vieler ausdauerbeteiligter Organsysteme – verbessert und dem bewegungsmangel- und altersbedingten Verlust dieser wichtigen Versorgungsstrukturen entgegengearbeitet. Die Muskulatur wird dadurch weniger leicht ermüdbar und damit leistungsfähiger.

• *Vergrößerung der Energiespeicher*

Damit die Muskulatur als Exekutivorgan jeglicher körperlicher Aktivität lange und intensiv arbeiten kann, bedarf es ausreichender zellulärer Energiespeicher. Von besonderer Bedeutung sind hierbei die Zucker- und Fettspeicher innerhalb der Muskulatur.

Durch Ausdauertraining werden die muskulären Zuckerspeicher – sie werden auch Glykogenspeicher genannt und stellen das »Superbenzin« für intensive Leistungen dar – bis zum Doppelten erhöht und auch die Fettspeicher – das »Normalbenzin« für langanhaltende Ausdauerleistungen – über die Einlagerung von »betriebsfertigen« Fetttröpfchen in der Zelle erhöht.

Zusätzlich kommt es auch zu einer Steigerung der Glykogenspeicher der Leber. Sie ist *das* Stoffwechselorgan des Menschen schlechthin und verantwortlich für die Konstanterhaltung des Blutzuckerspiegels. Dadurch erhöht sich gesamthaft die Ausdauerleistungsfähigkeit und Ermüdungsresistenz des arbeitenden Organismus.

• Steigerung der Aktivität und Zahl der zellulären Enzyme

Damit die energiereichen Stoffe – Zucker, Fette und Eiweiße – auch rasch verstoffwechselt werden und energetisch für die Muskelarbeit verfügbar gemacht werden können, bedarf es entsprechender »Brennöfen«. Die so genannten »Kraftwerke der Zelle«, auch der Muskelzelle, heißen *Mitochondrien*. In ihnen sind die Enzyme tätig; sie stellen Katalysatoren dar, welche die chemischen Stoffwechselreaktionen beschleunigen.

Durch Ausdauertraining wird die Zahl und Größe der »Kraftwerke« (= Mitochondrien) und die Aktivität der »Arbeiter« (= Enzyme) optimiert und erhöht. Damit steigt die für jede Leistung entscheidende Stoffwechselkapazität.

Zusammenfassend lässt sich feststellen, dass durch ein moderates Ausdauertraining alle Komponenten des Herzkreislauf-Systems, also das Herz als Motor, das Blut als Transportmittel, die Gefäße als Transportwege, bis hin zum Verbraucher, der Muskelzelle, in ihrer Leistungsfähigkeit gesteigert werden. Dies werden Sie an einer Steigerung Ihres Wohlbefindens und Ihrer allgemeinen Fitness feststellen!

Ausdauertraining zur Vorbeugung degenerativer Herz-Kreislauf-Erkrankungen

Bevor auf die präventive bzw. rehabilitative Wirkung des Ausdauertrainings bezüglich degenerativer Herz-Kreislauf-Erkrankungen eingegangen wird, sollen zum besseren Verständnis die Arteriosklerose und ihre Risikofaktoren detailliert dargestellt werden.

Arteriosklerose – zentrale Größe für degenerative Herz-Kreislauf-Erkrankungen

Degenerative Herz-Kreislauf-Erkrankungen – bedingt durch arteriosklerotische Gefäßprozesse – stellen mit knapp 50 Prozent die Haupttodesursache in den westlichen Industrienationen dar.

Die Arteriosklerose wird im Volksmund auch Arterienverkalkung genannt. Sie entsteht durch einen allmählichen Umbau der inneren Arterienwandschicht. Blutfette – vor allem, wenn sie erhöht sind – und andere Blutbestandteile werden herdförmig in der Wand abgelagert. Es kommt zu fortschreitenden Wandschädigungen und zu einem zunehmenden Verschluss der Gefäße (s. Abb. 12).

Dieser kontinuierliche Prozess beginnt bei unserer heutigen bewegungsarmen, stressgeplagten und genusssüchtigen Lebensweise sowie überkalorigen Ernährung bereits im Kindes- und Jugendalter.

Faustregel 1:
Heute weisen bereits 10 Prozent der 10jährigen, 20 Prozent der 20-jährigen ... 50 Prozent der 50-jährigen arteriosklerotische Veränderungen im Bereich der Koronararterien auf und mit etwa 56 Jahren hat der deutsche Mann im Durchschnitt seinen ersten Herzinfarkt.

Faustregel 2:
Jeder ist so alt wie seine Gefäße.

Die Arteriosklerose verläuft schleichend, bis eine Komplikation des fortgeschrittenen Gefäßwandumbaus, wie z.B. ein Herzinfarkt, ein Schlaganfall oder ein Extremitäten-Arterienverschluss, erkennbare Symptome auslöst.

Jedes Jahr ereignen sich in der BRD ebenso wie in Österreich etwa 157 Herzinfarkte pro 100 000 Einwohner (s. Tab. 2)

Noch höhere Zahlen ergeben sich für den Schlaganfall – auch Apoplex genannt - mit etwa 340 Schlaganfällen pro 100 000 Einwohner bzw. absolut von etwa 200 000 (BRD) bzw. etwa 20 000 (Österreich) Schlaganfällen pro Jahr.

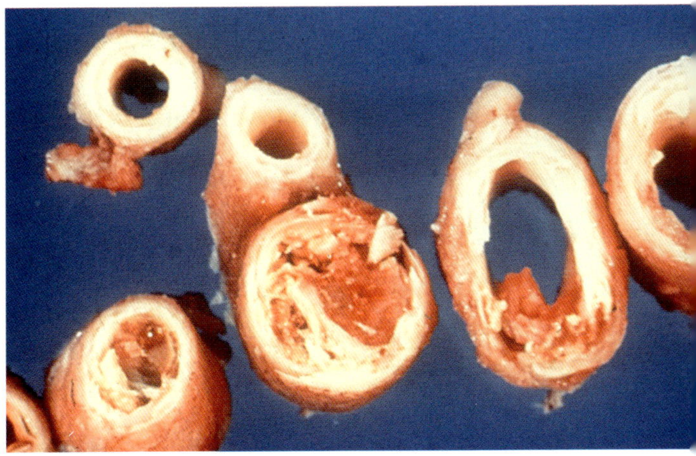

Abb. 12: Die Auswirkungen von Arteriosklerose auf die Gefäße, hier der Herzkranzgefäße (Koronargefäße), die für die Blutversorgung des Herzens verantwortlich sind. Beim Verschluss einer Herzkranzarterie kommt es zum Herzinfarkt (Bildmitte)

Land	Herzinfarkte pro 100 000 Einwohner
Frankreich	65
Portugal	87
Italien	91
Holland	125
Norwegen	144
Österreich /Deutschland	157
Großbritannien	202
Polen	232
Rumänien	322
Lettland	461

Tab. 3: Die Häufigkeit des Herzinfarktes in verschiedenen Europäischen Ländern im Vergleich (aus European Heart Journal 2008, 1316 (Internet)

Risikofaktoren für die Entstehung einer Arteriosklerose

Eine Übersicht der häufigsten und wichtigsten Risikofaktoren für die Entstehung einer Arteriosklerose als Ursache degenerativer Herz-Kreislauf-Erkrankungen gibt Abb. 13.

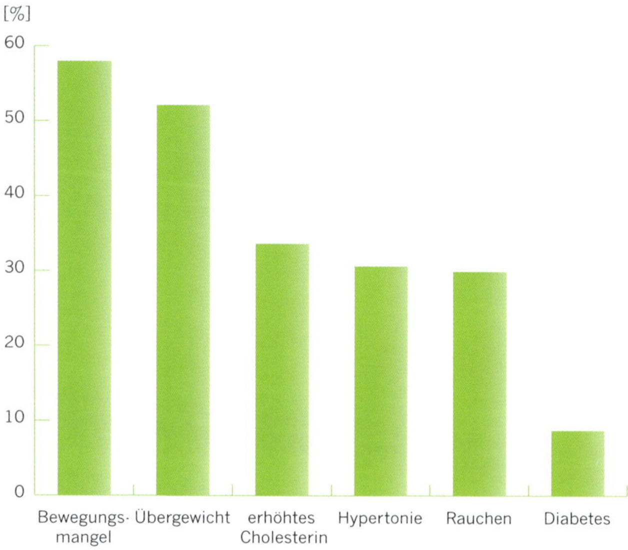

Abb. 13: Risikofaktoren degenerativer Herz-Kreislauf-Erkrankungen nach ihrer prozentualen Häufigkeit (verändert nach Astrand)

Beachten Sie:
Risikofaktoren kommen selten allein, sondern meist in kombinierter Form vor. Je mehr Risikofaktoren gleichzeitig zusammentreffen, desto früher und auch schwerer treten degenerative Herz-Kreislauf-Erkrankungen auf. Die Wirkung mehrerer Risikofaktoren ist nicht additiv, sondern potenzierend. Das Auftreten von 3 Risikofaktoren verdreifacht ein Herzinfarktrisiko nicht, sondern verneunfacht es!

Wie Abb. 13 erkennen lässt stellen Bewegungsmangel und Übergewicht die beiden häufigsten Risikofaktoren degenerativer Herz-Kreislauf-Erkrankungen dar.

Übergewicht

Übergewicht ist in den im Ernährungsüberfluss lebenden Industrienationen ein sehr häufig anzutreffender gesundheitlicher Risikofaktor. Zwei Drittel der Erwachsenen sind europaweit übergewichtig. In Deutschland leben 35 Millionen Übergewichtige. Laut Statistischem Bundesamt (2009) sind 60 % der Männer (davon 16,3 % fettleibig) und 45 % der Frauen (davon 15,7 % fettleibig) übergewichtig. Damit erhöht sich nicht nur die Gefahr des Auftretens degenerativer Herz-Kreislauf-Erkrankungen, sondern auch noch das Risiko der Entstehung verschiedenster orthopädischer und stoffwechselbedingter Erkrankungen (s. Abb. 14).

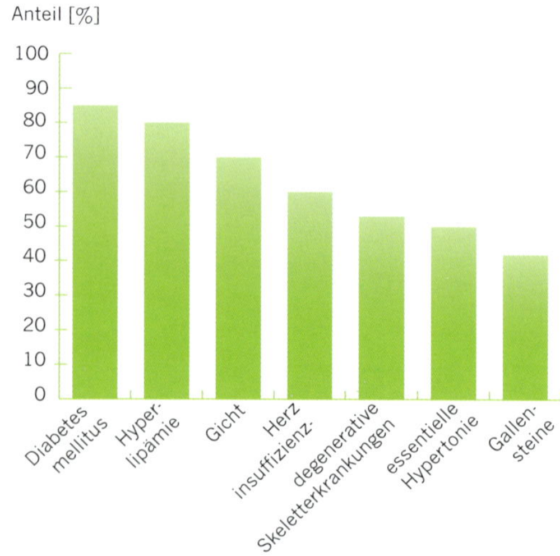

Abb. 14: Der Anteil der Übergewichtigen an einzelnen Krankheiten (Zusammenstellung der Weltliteratur, verändert nach Heyden in Weineck 2010, 661)

Übergewicht mit seiner Vielzahl an Folgekrankheiten stellt demnach einen bedeutenden Faktor im Gesundheitswesen aller Industrienationen dar. Die Verringerung von Übergewicht durch eine gezielte Bewegungs- und Ernährungstherapie soll deshalb in Kapitel X detailliert ausgeführt werden.

Erhöhte Blutfettwerte

Erhöhte Blutfettwerte - die wichtigsten sind dabei das Cholesterin und die Triglyzeride - stellen einen der Hauptrisikofaktoren für die Ausbildung von Arteriosklerose und degenerativen Herz-Kreislauf-Erkrankungen dar. Erhöhte Blutfettwerte sind oft verbunden mit Übergewicht bzw.

Fettleibigkeit. Fast zwei Drittel der Deutschen haben erhöhte Cholesterinwerte (> 200 mg/dl), wobei es einen Zusammenhang zwischen der Höhe des BMI (s.S. 111) und dem Cholesterinspiegel gibt: Je höher der BMI, desto höher ist im Allgemeinen das Cholesterin. Mit zunehmendem Alter steigt der Cholesterinspiegel an, wobei jüngere Frauen in der Regel niedrigere Werte aufweisen als gleichaltrige Männer, was sich aber mit steigendem Alter ausgleicht.

Beachten Sie: Das Risiko für eine Arteriosklerose bzw. die Entstehung degenerativer Herz-Kreislauf-Erkrankungen steigt und sinkt mit dem Blutfettspiegel.

Cholesterin erfüllt im menschlichen Organismus – ein »normaler« Blutspiegel vorausgesetzt - eine Reihe wichtiger Aufgaben: Es ist z.B. unabdingbarer Bestandteil von Zellmembranen, es stellt die Basis für den Aufbau der Sexualhormone dar (dem Östrogen der Frau bzw. dem Testosteron des Mannes) und ist nötig für die Produktion von knochenaufbauendem Vitamin D. Allerdings ist ein erhöhter Blutspiegel, wie bereits gesagt, ungünstig für die Entwicklung degenerativer Herz-Kreislauf-Erkrankungen.

Wichtig: Beim Cholesterin unterscheidet man zwischen dem »guten« Cholesterin, dem HDL, und dem »schlechten« Cholesterin, dem LDL. Während das HDL als Gefäßschutzfaktor gilt - es entfernt Cholesterinablagerungen aus den Gefäßen und transportiert sie zur Leber, wo sie verstoffwechselt bzw. abgebaut werden – wirkt das LDL gegenläufig und ist damit für eine fortschreitende Arterioskleroseausbildung verantwortlich. Aus diesem Grunde ist es bei der Beurteilung des Gesamtcholesterinwertes von Bedeutung in welchem Verhältnis LDL und HDL zueinander stehen. Bei einem Verhältnis von 3,0 (Gesamtcholesterin : HDL), sowie einem HDL > 55 mg/dl (Mann) bzw. > 65 mg/dl (Frau)liegt ein minimales Arterioskleroserisiko vor. Bei einem Verhältnis von 6,2 bzw. 9,5 liegt ein zwei- bzw. vierfach erhöhtes Risiko einer koronaren Herzkrankheit vor. Desgleichen gelten HDL-Werte < 35 (Mann) bzw. < 45 (Frau) als Risikoindikatoren.

Bei den Triglyzeriden gelten Werte von < 150 mg/dl als prognostisch günstig. Werte > 200 sind hingegen behandlungsbedürftig.

Zuckerkrankheit (Diabetes mellitus)

Bei der Zuckerkrankheit liegen erhöhte Nüchtern-Blutzuckerspiegel vor. Laut WHO gelten Blutzuckerwerte unter 120 mg% als normal; Werte über 140 mg% sind als diabetisch einzustufen.

Man unterscheidet zwei Formen von Zuckerkrankheit, nämlich den Diabetes vom Typ I und den Diabetes vom Typ II. Der Typ I macht etwa 5-10 % aller Diabetesfälle aus, der Typ II dominiert mit 90-95 %. Beim Diabetes vom Typ II handelt es sich um den so genannten »Wohlstandsdiabetes«, der überwiegend bei bewegungsarmen und übergewichtigen Personen auftritt. Im Gegensatz zum Typ I wird beim Typ II in der Bauchspeicheldrüse genügend Insulin produziert – es ist für den Transfer des Zuckers durch die Zellmembran verantwortlich –, aber im Bereich der Körperzellen ist die Empfindlichkeit der Rezeptoren gegenüber der Insulinwirkung herabgesetzt. Man spricht von einem relativen Insulinmangel bzw. einer Insulinresistenz. Die WHO hat Diabetes – auch »schleichende Epidemie« genannt – als die weltweit sich am schnellsten verbreitende Krankheit bezeichnet. In der BRD leiden etwa 10 % der Bevölkerung an einer manifesten Blutzuckerkrankheit. Bei Diabetes kommt es zu typischen Veränderungen des Stoffwechsels. Die Störung des Zuckerstoffwechsels führt zu einer drastischen Reduzierung der Zuckeraufnahme in die Zelle, obwohl der Insulinspiegel erhöht ist. Deshalb greift der Organismus vermehrt auf Fett als Energiequelle zurück. Er steigert die Fettverwertung, wobei vermehrt das

»schlechte« LDL-Cholesterin gebildet und das »gute« gefäßschützende HDL-Cholesterin gesenkt wird, was der Entwicklung einer frühzeitigen Arteriosklerose Vorschub leistet. Es kommt zu einer beschleunigten Schädigung der großen und kleinen Gefäße , was das Risiko eines Auftretens von Herzinfarkten, Erblindung und chronischem Nierenversagen dramatisch erhöht.

Welche außergewöhnliche Wirkung eine Sporttherapie für die Vermeidung einer Diabetes-Entwicklung hat, zeigt eine kubanische Adipositaspräventionsstudie. Durch ein mit einer Ernährungsumstellung kombiniertes tägliches 30-minütiges Bewegungsprogramm konnte das Auftreten von Diabetes um 51 % gesenkt werden. Zusätzlich gelang es bei den manifesten Diabetikern den Medikamentenbedarf drastisch zu senken (vgl. Zimmer 2011).

Bluthochdruck (Hypertonie)

Der Bluthochdruck gilt als einer der wichtigsten Risikofaktoren für die Entstehung der Arteriosklerose; gleichzeitig stellt er aber auch eine mögliche Folgeerkrankung der Arteriosklerose dar. Durch einen ständig erhöhten Blutdruck stehen Herz und Gefäße ständig unter Spannung und verlieren langfristig ihre Elastizität. Neben dem Herz-Kreislauf-System leiden auch andere Organe, vor allem die Nieren, die Augen und das Gehirn (Schlaganfallgefahr).

Der Bluthochdruck wird über die systolischen und diastolischen Blutdruckwerte definiert. Nach den Empfehlungen der WHO gelten Werte bis zu 140 mm Hg systolisch und 90 mm Hg diastolisch als normal, Werte zwischen 140/90 und 160/95 liegen im Grenzbereich und als hyperton werden Blutdruckerhöhungen von über 160/95 mm Hg definiert.

Bluthochdruck beginnt vielfach bereits im Kindesalter. Etwa 30 % der Erwachsenenbevölkerung in den westlichen Industrienationen sind von einer Hypertonie betroffen.

Bluthochdruck ist eng verbunden mit Bewegungsmangel. Je länger die Sitzzeiten – als Äquivalent für körperliche Inaktivität – , desto größer ist die Wahrscheinlichkeit der Entwicklung einer Hypertonie. Im Durchschnitt sitzen die Deutschen 5:22 ± 3:05 Stunden pro Tag, wobei Männer 45 Minuten länger sitzen als Frauen

Rauchen

Die WHO fasst die negativen Folgen des Zigarettenrauchens in einem einzigen Satz treffend zusammen:

Durch keine andere Einzelmaßnahme können mehr Menschenleben gerettet und mehr Krankheiten verhindert werden als durch Nicht-Rauchen.

Chronisches Zigarettenrauchen gilt heute als der mit Abstand wichtigste Risikofaktor für die Entstehung degenerativer Herz-Kreislauf-Erkrankungen. Je früher mit dem Rauchen begonnen wird, desto ausgeprägter sind die schädlichen Auswirkungen auf den Organismus, wobei Frauen empfindlicher reagieren als Männer. Im statistischen Durchschnitt sterben Raucher etwa 10 Jahre früher als Nichtraucher!

Durch Zigarettenrauchen kommt es Kohlenmonoxid bedingt – CO entsteht bei der Verbrennung des Tabakrauches – zu einer Verletzung der Innenschicht der Gefäße und so zur Ausbildung einer rasch fortschreitenden Arteriosklerose. Auch die im Zigarettenrauch befindlichen freien Radikale wirken beschleunigend bei der Entstehung einer Arteriosklerose. Bei einer einzigen Inhalation von Zigarettenrauch werden eine Billion freie Radikale aufgenommen. Sie oxidieren die gefährliche Cholesterinfraktion LDL, das dann in die Gefäßwand aufgenommen wird und den degenerativen Gefäßprozess beschleunigt.

Zusätzlicher Nebeneffekt des Zigarettenrauchens: 90 % aller Lungenkrebserkrankungen sind auf das Zigarettenrauchen zurückzuführen.

Stress

Nachdem Stress heute praktisch zum fast »selbstverständlich« gewordenen Begleiter eines jeden von uns gehört, soll dieser so weit verbreitete Risikofaktor degenerativer Herz-Kreislauf-Erkrankungen detailliert im Kapitel XI (s.S. 134) dargestellt werden.

Wirkungen einer Arterioslerose Prävention

Ein moderates Ausdauertraining liefert den wichtigsten Beitrag in der Prävention bzw. Rehabilitation der Gesamtpalette der Risikofaktoren degenerativer Herz-Kreislauf-Erkrankungen sowie einer Vielzahl gesundheitsrelevanter Begleitkomponenten.

Ausdauertraining ist *das* Mittel der Wahl, um fast alle Risikofaktoren degenerativer Herz-Kreislauf-Erkrankungen zu vermeiden bzw. erfolgreich zu bekämpfen.

Gäbe es ein Medikament, das nur annähernd ähnliche segensreiche Wirkungen wie ein regelmäßiges Ausdauertraining auf alle Risikofaktoren degenerativer Herz-Kreislauf-Erkrankungen hätte, man könnte es wohl kaum bezahlen!

Die besondere Wirkung eines regelmäßigen und moderaten Ausdauertrainings liegt darin begründet, dass es über komplexe Einzeleffekte einen vielschichtigen Einfluss auf die oftmals eng miteinander verbundenen und sich gegenseitig beeinflussenden Risikofaktoren hat und damit hochgradig wirksam gegen die Arteriosklerose – die Grundkrankheit aller degenerativen Herz-Kreislauf-Erkrankungen – ist.

Adäquates, regelmäßiges Ausdauertraining senkt nachhaltig das Übergewicht und verringert erhöhte Blutfettwerte. Dies gilt sowohl für die Triglyzeride als auch für das Cholesterin (vgl. auch Weineck 2010, 669).

Des Weiteren verhindert Ausdauertraining die Entwicklung von Bluthochdruck bzw. senkt erhöhte Blutdruckwerte.

Darüber hinaus steigert körperliche bzw. sportliche Aktivität die Insulinsensitivität und verbessert die Glukoseresistenz und verringert damit die Gefahr einer Diabetesentwicklung.

Wie Abb. 15 zeigt, sinkt mit zunehmender körperlicher Aktivität – mit Ausdauertraining als Idealaktivität – auch die Häufigkeit des Auftretens von Schlaganfällen, der kostenintensivsten degenerativen Herz-Kreislauf-Erkrankung überhaupt, entscheidend ab. Gleiches gilt für den Einzel-Todesursachen-Faktor Nr. 1, den Herzinfarkt.

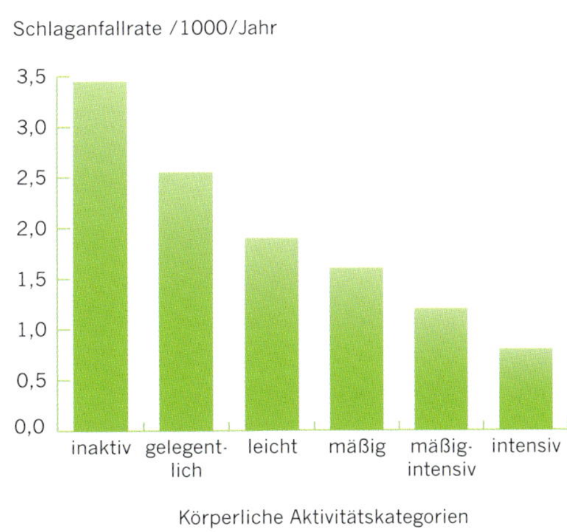

Abb. 15: Die Schlaganfallrate unter dem Einfluss körperlicher Aktivität. Als intensive Belastung gilt ein moderates Ausdauertraining unter dem Motto »lang und langsam« (Wannamethee in Blair 1995, 17).

Neben der effektiven Vorbeugung degenerativer Herz-Kreislauf-Erkrankungen und deren Risikofaktoren beinhaltet ein Ausdauertraining noch eine Reihe zusätzlicher Zielsetzungen.

Ausdauertraining zur Stärkung des Immunsystems

Das Abwehrsystem unseres Körpers wird als Immunsystem bezeichnet. Es handelt sich dabei um ein hoch differenziertes System, das uns gegen eine Vielzahl von Krankheitserregern, wie infektiöse Mikroorganismen, Bakterien, Viren, Pilze und auch Parasiten, beschützt und krankheitserzeugende Schädigungen verhindert.

Wie Abb. 16 zeigt, beeinflussen verschiedene Faktoren unsere Abwehrkraft.

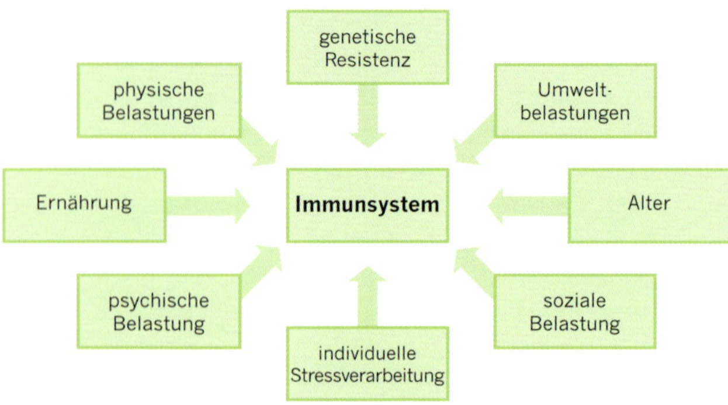

Abb. 16: Faktoren, welche die Abwehrkraft beeinflussen (nach Lötzerich/Uhlenbruck in Weineck 2010, 236)

Aus Abb. 16 geht hervor, dass körperliche Belastung ebenso wie psychische Faktoren, Umwelt und andere Einflussgrößen sowohl positiv – optimale Dosis – als auch negativ (als Stressoren empfunden) wirken können.

Beachten Sie: Mit zunehmendem Alter nimmt die Abwehrkraft des Immunsystems und die allgemeine Belastbarkeit ab. Außerdem gilt: Eine »Überdosis« an Stress bzw. Stressoren kann längerfristig zu einer Überforderung bzw. Schwächung des Immunsystems führen.

Modalitäten eines Ausdauertrainings zur Kräftigung des Immunsystems

Diese Frage ist nicht ohne gewisse Schwierigkeiten zu beantworten. Das Problem sportlicher Aktivität in Bezug auf das Immunsystem liegt darin, dass Bewegung und Sport je nach Art der Durchführung zu einer Verbesserung, aber auch Verschlechterung führen können.

Mäßige, aber regelmäßige und dem individuellen Trainingszustand angepasste körperliche Aktivität kann dazu beitragen, die körpereigene Abwehrkraft zu stärken und damit die Resistenz gegen Infekte aller Art zu erhöhen.

Prinzipiell gilt: Jede Art von individueller Überlastung durch sportliche Betätigung schwächt vorübergehend das Immunsystem. Bereits bestehende Infekte, wie z.B. Schnupfen, Husten oder Grippe, werden durch sportliche Zusatzbelastungen nicht behoben, sondern in ihrem Verlauf negativ beeinflusst. Es kann zu einer Verschlechterung bzw. einem Rückfall kommen.

Zur Stärkung des Immunsystems haben sich *Ausdauersportarten* mit moderaten Intensitäten als besonders geeignet erwiesen. Spazierengehen, Walking, Nordic Walking, Jogging, Bergwandern, Schwimmen, Radfahren und Skilanglauf erhöhen die Anzahl und verbessern die Funktion vieler Abwehrzellen – vorausgesetzt, Sie betreiben Ihre Sportart individuell angepasst, regelmäßig und in einem ausreichenden Umfang.

Dabei kommt es zu unmittelbaren und längerfristigen Anpassungen und Veränderungen des Abwehrsystems. So wirkt z.B. eine Stunde moderates Radfahren unmittelbar auf die Neutrophilen, eine Teilfraktion der weißen Blutkörperchen: Ihre Fähigkeit, Bakterien zu zersetzen, erhöht sich. Diese Wirkung hält bis zu 6 Stunden nach Belastung an. Regelmäßiges Lauftraining führt längerfristig zu einem dauerhaften Anstieg verschiedener Abwehrzellen. Es kommt zu einer Optimierung der Abwehrmechanismen, sei es durch die Aufräumarbeiten der Makrophagen (Fresszellen, die Bakterien etc. eliminieren), durch die Stimulierung der Lymphozyten (einer Teilfraktion der Abwehrzellen der weißen Blutkörperchen) oder durch eine Steigerung der unmittelbaren Reaktionsfähigkeit von Abwehrzellen, wodurch mögliche Infektionen und Krankheiten verhindert werden können.

Durch körperliche Betätigungen wird auch die Regulation des Wärmehaushaltes verbessert. Der sportlich aktive Mensch lernt, durch Schwitzen und Abkühlen auf Temperaturveränderungen besser zu reagieren. Er vermeidet dadurch leichter banale Infekte. Wer regelmäßig Sport treibt, ist »abgehärteter« und weniger anfällig für die verschiedenen Erkältungskrankheiten.

Zusammenfassend kann festgestellt werden, dass lustbetonter und moderat betriebener Ausdauersport die psychischen und physischen Abwehrkräfte stärkt. *Eustress* (guter Stress) heißt die Devise, um vor Infektionen und wahrscheinlich auch vor einer Reihe von Krebserkrankungen (s.S. 48) zu schützen. Bewegung und Sport erweisen sich als ideales Mittel, um die körperliche und seelische Gesundheit zu verbessern.

Ausdauertraining zur Optimierung der Erholungsfähigkeit

Der Organismus einer ausdauertrainierten Person kann anfallende Ermüdungsstoffe – wie z.B. die Milchsäure (Laktat) – schneller und effizienter aus dem Blut entfernen und energetische Engpässe effektiver kompensieren. Ausdauertrainierte Personen erholen sich nach körperlichen, aber auch psychischen Anstrengungen rascher und sind daher schneller wieder fit für nachfolgende Belastungen. Das Vegetativum der Ausdauertrainierten ist in der Lage, schneller von einer sympathikotonen (auf Leistung ausgerichteten) Situation wieder auf eine vagotone, die Erholungsvorgänge positiv unterstützende Gesamtstoffwechsellage umzustellen und somit Umfang und Geschwindigkeit der Wiederherstellungsprozesse nach körperlicher Belastung in höchstem Maße ökonomisch zu beeinflussen.

Ausdauertraining zum Erhalt bzw. zur Steigerung der geistigen Leistungsfähigkeit sowie zur Demenzprävention

Bei einem Ausdauertraining kommt es je nach Belastungsintensität zu einer Mehrdurchblutung des Gehirns von bis zu 40 Prozent (vgl. auch Abb. 57, S. 101). Aufgrund der optimierten Blut-, Sauerstoff- und Nährstoffversorgungslage fallen weniger zerebrale (das Gehirn betreffende) Ermüdungsstoffe an. Dadurch werden längere Zeiten mit erhöhter Aufmerksamkeit und Konzentration ermöglicht.

Darüber hinaus zeigt eine Vielzahl von Untersuchungen, dass die Kombination von Bewegung und Lernen – z.B. in der Verbindung von Lernen und Spazierengehen oder Fahren auf dem Fahrradergometer – zu höheren Gedächtnisleistungen führt als das Lernen ohne Bewegung. Dies sollte man sich für den Privatgebrauch, z.B. beim Lernen von Sprachen, zu Nutze machen.

Desgleichen werden die kleinsten zerebralen (das Gehirn betreffenden) Haargefäße, die Kapillaren, vermehrt bzw. erhalten, was für die Prävention von Erkrankungen wie z.B. Demenz und Alzheimer Krankheit (s.S. 101) von Bedeutung ist.

In der BRD leiden etwa eine Million Menschen an einer Demenz, wobei vor allem Ältere (> 65 Jahre) und Frauen (aufgrund ihrer höheren Lebenserwartung) – sie machen zwei Drittel der

Fälle aus – häufiger betroffen sind als Männer. Demenzen sind die vierthäufigste Todesursache und gehören zu den teuersten Erkrankungen. Als Ursachen gelten eine ungesunde Ernährung (zu fett, zu kalorienreich), das Zigarettenrauchen, Übergewicht und zu wenig Bewegung bzw. körperliche Aktivität und Sport (vgl. Ziegler/Doblhammer 2009, 135).

Zur Prävention demenzieller Erkrankungen eignen sich vor allem das Ausdauer-, das Kraft- (s.S. 60) und das Koordinationstraining (s.S. 96).

Ausdauertraining zum Erhalt bzw. zur Steigerung der psychischen Belastbarkeit, zum Angstabbau und zur Verringerung depressiver Verstimmungen

Durch ein moderates Ausdauertraining kommt es zu einer zunehmenden vegetativen Dämpfung und damit verbunden zu einer erhöhten inneren Ruhe, die es erlaubt, die Probleme des Lebens aus einer gewissen Distanz zu sehen. Ausdauertrainierte Personen sind im allgemeinen ausgeglichener und von externen Störfaktoren weniger zu beeinflussen.

Eine Vielzahl von Untersuchungen zeigt, dass Ausdauertraining eine nicht zu unterschätzende Angst mindernde Wirkung aufweist. Dieser Effekt lässt sich sowohl unmittelbar nach Ausdauerbelastungen als auch längerfristig im Rahmen eines regelmäßigen Ausdauertrainings feststellen.

Zur Verringerung depressiver Verstimmungen durch Ausdauertraining kommt es dadurch, dass bei körperlicher Belastung vermehrt körpereigene Glückshormone bzw. Morphiumderivate – z.B. Endorphine – ausgeschüttet werden. Diese »Glückshormone« können sowohl unmittelbar – man spricht in diesem Zusammenhang vom so genannten »runners high« (Hochstimmung des Läufers) – als auch längerfristig zu einer Stimmungsaufhellung beitragen und damit eine antidepressive Wirkung haben. Aus diesem Grund hat das Ausdauertraining in der heutigen Depressiventherapie einen festen Platz. Es trägt dazu bei, dass die Medikamenten-Dosis verringert oder in leichten Fällen sogar abgesetzt werden kann.

Abb. 17 verdeutlicht, dass diejenigen Personen mit der umfangreichsten körperlichen Aktivität (in Minuten pro Woche) den niedrigsten Stand hinsichtlich depressiver Symptome haben.

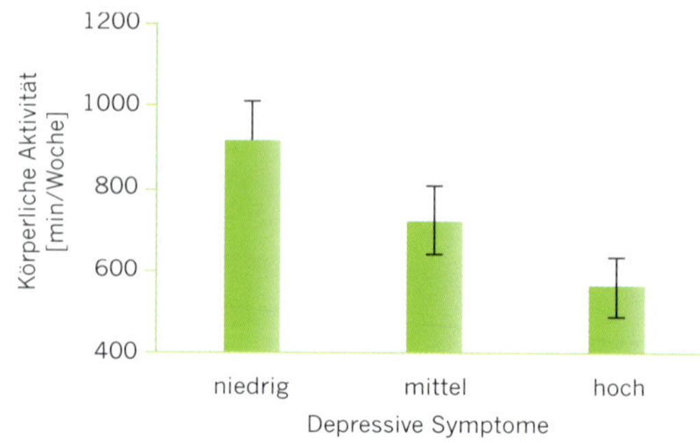

Abb. 17: Körperliche Aktivität (Minuten/Woche) und depressive Symptome unter Berücksichtigung von Alter, Land und Alleinsein (nach Kamphuis/Geerlings/Tijhuis et al. 2007, 1693)

Ausdauertraining zur Behebung von Schlafstörungen

Etwa ein Drittel der Bevölkerung hat Probleme mit dem Schlaf. Bei den über 60jährigen steigt dieser Anteil auf über 50 Prozent. Ältere Menschen schlafen demnach schlechter als jüngere und die Zahl der Schlafstörungen nimmt mit ansteigendem Alter zu. Ursächlich kommt eine Vielzahl von Faktoren für das Entstehen bzw. die Existenz von Schlafstörungen in Frage. Neben so genannten exogenen Faktoren – äußere Lärmquellen, ungewohnte Umgebung, veränderte Raum-, Licht- oder Temperaturbedingungen etc. – spielen psychische Belastungen (Sorgen, Trauer, Prüfungsangst etc.), körperliche Krankheiten (z.B. verschiedene Herz-Kreislauf-Erkrankungen, Nierenleiden, neurologische Krankheiten etc.), aber auch chronischer Bewegungsmangel eine wichtige Rolle.

Schlafstörungen können demnach nur dann erfolgreich beseitigt werden, wenn man ihre Ursachen kennt.

Beachten Sie jedoch: Körperliche Aktivitäten eignen sich in unterschiedlicher Weise dafür, Ein- oder Durchschlafstörungen positiv zu beeinflussen. Im Vordergrund sollten äußerst moderate Ausdauerbelastungen und sanfte Gymnastikprogramme stehen, die keinen psychophysischen Stress erzeugen und so zu einer allgemeinen, schlafbegünstigenden Dämpfung und Entspannung führen.

Am günstigsten sind:

- Abendliche Spaziergänge in ruhiger, beschaulicher Umgebung
- Geruhsames Schwimmen in warmem Wasser
- Wassergymnastik
- Abendgymnastik
- Bewegung/Tanz zu ruhiger Musik
- Yoga
- Tai Chi

Ausdauertraining zur Vorbeugung von Venenleiden

Venenleiden – sie beginnen heute aufgrund des chronischen Bewegungsmangels bereits im Kindesalter – stellen ein Problem vor allem der unteren Extremitäten dar. Zur Vorbeugung von Venenleiden eignen sich dabei aber nicht alle »Bein-Ausdauersportarten« in gleicher Weise. So sind z.B. stets gleichgerichtete und sich wiederholende sportliche Aktivitäten in aufrechter Körperhaltung, wie z.B. beim Walking oder Jogging, nicht optimal, weil hierbei der venöse Rückfluss trotz der »Muskelpumpe« – sie unterstützt den venösen Blutrückstrom in Richtung Herz durch die Muskelaktivität – erschwert ist. Gleiches gilt für das *Radfahren*, da sich hierbei die Sitzhaltung und die damit verbundene Druckerhöhung im Bauchraum negativ auswirken. Ideal sind alle Aktivitäten in der »Horizontalen«, bei denen die Beine entlastet, aber muskulär beansprucht werden. Optimal sind hierbei Schwimmen, »Radfahren« in der Rückenlage und vergleichbare gymnastische Übungen.

Gegen gelegentliches Radfahren, Wandern und Joggen ist auch bei Venenpatienten nichts einzuwenden. Vor exzessiven Aktivitäten sei allerdings gewarnt! Die *Vielseitigkeit* der verschiedenen sportlichen Aktivitäten sollte stets im Vordergrund stehen.

Die bei Venenleiden am besten geeignete Sportart ist das *Schwimmen*. Die besonderen Vorteile des Schwimmens bestehen in folgenden Punkten:

1. Die Beine werden in waagrechter Körperlage belastet. Dadurch wird der venöse Rückfluss begünstigt.

2. Der Wasserdruck von außen wirkt als zusätzliche externe »Venenmassage«, die den Blutrückfluss weiter optimiert.

3. Durch die Muskelarbeit wird Druck auf die Venen ausgeübt und das Blut mit Hilfe der Venenklappen in Richtung Herz gepresst.

4. Wenn darüber hinaus noch in kaltem Wasser geschwommen wird, ziehen sich die Venen zusätzlich zusammen. Auch dadurch beschleunigt sich der Blutrückfluss zum Herzen.

5. Kneippkuren mit Kalt- und Warmwasserwechsel wirken sich günstig auf Venenleiden aus.

Günstig sind weiterhin Sportarten, bei denen die Ansprüche an die Muskulatur und damit auch die Bewegungsmuster ständig wechseln: Tennis, Family-Tennis (mit Schaumgummibällen und im Kleinfeld), Tischtennis, Federball oder Volleyball eignen sich in dieser Hinsicht in besonderem Maße. Auch die Gymnastik ist hier mit einzureihen, da sie ein sehr gezieltes Venentraining in verschiedenen Körperlagen und in variabler Form ermöglicht.

Ausdauertraining zur Krebsprävention

In den Industrienationen stehen Krebserkrankungen mit etwa 25 % nach den degenerativen Herz-Kreislauf-Erkrankungen (mit über 40 %) an zweiter Stelle der Todesursachen. Deshalb ist die Suche nach präventiven bzw. rehabilitativen Maßnahmen unabdingbar. Neben diätetischen Maßnahmen hat auch die körperliche Aktivität, insbesondere ein Ausdauertraining, in dieser Hinsicht an Bedeutung gewonnen.

Beachten Sie: Risiko- und Präventivfaktoren können sich für jede Tumorart erheblich unterscheiden, da unterschiedliche Wirkmechanismen der Krebsentstehung zugrunde liegen (vgl. Ulrich 2011, 267).

Auch wenn im Detail die protektive Wirkung von Sport in der Prävention und Rehabilitation von Krebserkrankungen noch nicht hinreichend genau erklärt werden kann, so ist doch bei einer Vielzahl der über 100 Krebsarten mit wissenschaftlich gesicherten positiven Effekten zu rechnen.

Besonders günstig beeinflussbar scheinen häufige Krebsarten wie Darmkrebs, Brustkrebs, Speiseröhrenkrebs, Leberkrebs, Bauchspeicheldrüsenkrebs, Nierenkrebs und Unterleibs- und Eierstockkrebs zu sein (vgl. Ulrich 2011, 267).

Aus diesem Grunde sollte Sport, vor allem in der Form eines Ausdauertrainings, unbedingt in das Gesamtinstrumentarium einer allgemeinen Krebsprophylaxe einbezogen werden. Auch in der Krebsnachsorge gehören körperliche Aktivitäten bzw. ein sportliches Training inzwischen zum unabdingbaren Instrumentarium. (vgl. Weineck 2010, 246; Ulrich 2011, 267).

Ausdauertraining zum Erhalt des sozialen Netzwerkes

Wie auch im Kapitel »Krafttraining« (s.S. 60) dargestellt wird, ist die körperliche Fitness ein wesentlicher Faktor zum Erhalt sozialer Kontakte. Wer nicht mehr genügend Kraft und Ausdauer hat, um unter Umständen etwas größere Entfernungen zu Fuß oder in Kombination mit verschiedenen Verkehrsmitteln zurückzulegen, gerät zusehends ins »Abseits«. Mit abnehmender allgemeiner Fitness – mit der Ausdauer als einem wichtigen Leistungsfaktor – löst sich das soziale Netzwerk in zunehmendem Maße auf, da Besuche immer seltener werden und man schließlich mehr und mehr in Vergessenheit gerät, vor allem dann, wenn auch die »Zeitgenossen« mit ähnlichen Problemen zu kämpfen haben!

Ausdauertraining zum Erhalt der Alltagskompetenz

Mit zunehmendem Verlust an Kraft und Ausdauer verringert sich auch die Fähigkeit, allen Anforderungen des Alltags gerecht zu werden (s. auch S. 23). Einkäufe oder notwendige Besorgungen in größerer Entfernung zur Wohnung fallen mangels ausreichend trainierter und schnell ermüdender Beinmuskeln immer schwerer und werden schließlich gänzlich unterlassen. Damit entstehen zunehmende Abhängigkeiten und Probleme mit anderen Personen, die diese Aufgaben übernehmen müssen, aber auch nicht immer Zeit und Lust dazu haben. Es lohnt sich daher auch in dieser Hinsicht, sich ausreichend fit zu halten, um selbständig und »in Frieden« sein eigener Herr zu bleiben.

Zusammenfassend lässt sich feststellen, dass ein moderates und den individuellen Bedürfnissen bzw. Notwendigkeiten angepasstes Ausdauertraining eine Vielzahl positiver Auswirkungen auf die psychophysische Leistungsfähigkeit sowie das allgemeine Wohlbefinden hat. Regelmäßiges Ausdauertraining stellt zudem einen nicht ersetzbaren Faktor zur Prävention degenerativer Herz-Kreislauf-Erkrankungen dar und kann damit in seiner gesundheitlichen Wertigkeit gar nicht hoch genug eingeschätzt werden.

In keinem Abschnitt des Lebens sollte auf ein freudbetontes Ausdauertraining in altersgemäßer Form verzichtet werden.

Wie sollte ein gesundheits- bzw. fitnessorientiertes Ausdauertraining in der Praxis aussehen?

Aus der Vielzahl der möglichen Ausdauervarianten sollte für den Gesundheitsbereich vor allem ein moderates stressfreies Ausdauertraining (man kann sich während des Laufens noch unterhalten) im Vordergrund stehen. Es sollten Sportarten bevorzugt werden, bei denen möglichst große Muskelgruppen zum Einsatz kommen, wie dies z.B. beim Nordic Walking oder Joggen der Fall ist, wodurch der gesamte Kreislauf in Schwung gebracht wird.

Umfang/Häufigkeit

Für den Fitness- bzw. Gesundheitssportler liegen die Mindestanforderungen im Bereich von wöchentlich 1 x 45 Minuten, 2 x 30 Minuten bzw. 3 x 20 Minuten, wobei – wenn möglich – einem häufigeren Training der Vorzug vor einem einmaligen Training gegeben werden sollte. Optimal wäre ein tägliches Ausdauertraining von 30-60 Minuten (oder auch länger). Bereits täglich 5 Minuten stellen aber auch schon einen leistungsverbessernden bzw. gesundheitsfördernden Effekt dar!

Intensität

Um die optimale Intensität (Geh- bzw. Lauftempo) festzulegen, bedient man sich der Messung der Herzfrequenz.

Beachten Sie: Die »per Hand« gemessenen Herzfrequenz-Werte sind nur beim Ruhepuls relativ genau, beim Belastungspuls aber völlig unzureichend, da rasche Herzfrequenzabfälle nach Belastung oder Herzfrequenzanstiege mit Beginn einer Belastung zu ungenau erfasst werden! Leisten Sie sich den Luxus eines Herzfrequenzmessers! Er ist in seiner einfachen Variante in den meisten Sportgeschäften bereits ab etwa 50 Euro zu haben!

Die Intensität der körperlichen Belastung muss deutlich über der durchschnittlichen »Alltagsbelastung« liegen, die etwa 30 Prozent der maximalen Ausdauerleistungsfähigkeit beansprucht. Der 50%-Bereich stellt dabei die unterste noch Herz-Kreislauf-wirksame Trainingsbelastung dar.

Die optimale Belastungsintensität eines gesundheitsorientierten Ausdauertrainings sollte beim jungen Erwachsenen bei etwa 60 % der maximalen Ausdauerleistungsfähigkeit entsprechend einem Herzfrequenzbereich von etwa 140-160 Schlägen pro Minute liegen.

Der 80%-Bereich repräsentiert für einen auf Leistung ausgerichteten Sportler den effektivsten Trainingsreiz, der in seiner Intensität jedoch als sehr »anstrengend« empfunden wird und aus gesundheitlicher Sicht nicht als Zielorientierung verwendet werden sollte.

Wie Tab. 4 zeigt, lässt sich die Herzfrequenz gut mit den geforderten Prozentangaben der maximalen Ausdauerleistungsfähigkeit bzw. Sauerstoffaufnahme – dem »Bruttokriterium« der Ausdauerleistungsfähigkeit – korrelieren.

Alter in Jahren	Pulsfrequenz bei etwa 80%	etwa 70%	etwa 60%
30-35	170	150	130
36-40	165	145	125
41-45	160	140	120
46-50	155	135	115
51-55	150	130	110
56-60	145	125	105
61-65	140	120	100

Tab. 4: Pulsfrequenz-Richtwerte zur Bemessung der Belastung von 80%, 70% und 60% der maximalen Sauerstoffaufnahme bzw. der maximalen Ausdauerleistungsfähigkeit

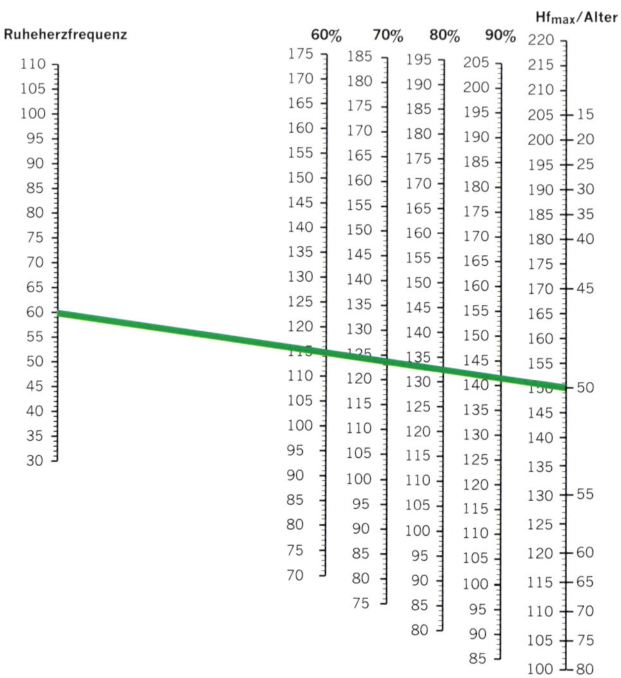

Abb. 18: Die verschiedenen Trainingszonen. Ermittlung der »richtigen« Herzfrequenz.

Wie bereits erwähnt nimmt die maximal erreichbare Herzfrequenz mit zunehmendem Alter ab!

Sie errechnet sich nach der Faustregel: Hf_{max} = 220 minus Lebensalter.

Bei älteren, untrainierten Personen wird aus Sicherheitsgründen von niedrigeren Pulsfrequenz-Richtwerten ausgegangen. Hf_{max} = 180 minus Lebensalter (siehe Tab. 5).

Alter in Jahren	Pulsfrequenz bei etwa 80%	etwa 70%	etwa 60%
56-60	110	105	100
61-65	105	100	95
66-70	100	95	90
71-75	95	90	85
76-80	90	85	80
80-85	85	80	75

Tab. 5: Pulsfrequenz-Richtwerte zur Bemessung der Belastung von 80%, 70% und 60% der maximalen Sauerstoffaufnahme bzw. der maximalen Ausdauerleistungsfähigkeit bei untrainierten älteren Personen

Abb. 18 zeigt, dass die optimale Trainingsherzfrequenz – je nach Zielstellung – mit Hilfe eines Nomogrammes leicht zu ermitteln ist.

Beispiel: Ein 50jähriger hat eine Ruheherzfrequenz (gemessen am Morgen vor dem Aufstehen) von 60 Schlägen pro Minute. Sein 60%-Wert für die Laufintensität würde demnach auf der Verbindungslinie von Ruheherzfrequenz und $Hf_{max}/50$ = 150, also bei etwa 110 Schlägen pro Minute liegen!

Beachten Sie: Zum Erreichen einer vergleichbaren Herzfrequenz – ausgedrückt durch eine in etwa gleiche Herzfrequenz – muss in unterschiedlichen Ausdauersportarten mit verschiedenen Intensitäten bzw. Geschwindigkeiten trainiert werden. Um z.B. die besonders gesundheitsförderliche Herzfrequenz von etwa 140 bis 160 Schlägen/Minute zu erreichen, müsste ein junger Erwachsener (20-30 Jahre) mit einer Belastungsintensität bzw. Geschwindigkeit von etwa 10 km/Stunde laufen/joggen, mit etwa 20 km/Stunde Inline skaten oder mit etwa 30 km/ Stunde Radfahren.

Begründung: Beim Laufen muss das eigene Körpergewicht »getragen« werden, was einen Mehreinsatz von Halte- und Transportmuskulatur erfordert; beim Inline Skaten wird das »Tragen« des Körpergewichts durch die Rollen erleichtert, was eine höhere Belastungsintensität bzw. Laufgeschwindigkeit zum Erreichen der gleichen Herzfrequenz notwendig macht; beim Radfahren schließlich wird ein Großteil des Körpergewichts vom Sattel getragen und damit der Anteil an Halteleistung erfordernder Muskulatur entsprechend verringert, was eine nochmals erhöhte Fahrgeschwindigkeit erfordert.

Demnach gilt: Aufgrund des größeren Muskeleinsatzes sind die »körpertragenden« Ausdauersportarten prinzipiell effizienter bei der Entwicklung der allgemeinen Ausdauerleistungsfähigkeit als die »nichtkörpertragenden« und erzielen demnach in kürzerer Zeit die angestrebten gesundheitsförderlichen Effekte.

Alle Belastungsherzfrequenz- und Intensitätsbereiche korrelieren mit dem Ermüdungsstoff »Laktat«. In diesem Zusammenhang sind die Begriffe »aerobe« und »anaerobe Schwelle« von Bedeutung.

Beachten Sie:

- Die »**Aerobe Schwelle**« liegt im Mittel bei einem Milchsäure- (Laktat-) Wert von 2 mmol/Liter entsprechend einem Herzfrequenzbereich von etwa **140-160 Schlägen pro Minute** (20-30jähriger Erwachsener). **Das Belastungsgefühl ist gering!** Hier erfolgt die Energiebereitstellung »ausschließlich« über die oxydative (mit Sauerstoff erfolgende) Verbrennung der Energieträger, insbesondere der **Fette.** Wird in diesem Intensitätsbereich trainiert, ist der Gesundheitswert besonders hoch.

- Die »**Anaerobe Schwelle**« stellt den Übergangsbereich von der vorwiegend aeroben zur anaeroben Belastung dar und liegt im Mittel bei einem Milchsäurewert von 4 mmol/l . Sie liegt in einem Herzfrequenzbereich von etwa **175 Schlägen pro Minute** (20-30jähriger Erwachsener). **Das Belastungsgefühl ist hoch** und hier wird ausschließlich **Zucker** verbrannt. Diese Art des Trainings sollte somit vor allem den leistungsorientierten Sportlern überlassen werden!

Dauer

Um den Fettstoffwechsel optimal in Gang zu bringen, sollte eine Belastungszeit von mindestens 30 Minuten gewählt werden. Die Belastungszeit müsste hinsichtlich der gesundheitsförderlichen Wirkung bei niedrig-intensiven Leistungen (z.B. Spazierengehen) länger gewählt werden als bei moderat-intensiven (z.B. Joggen).

Vergessen Sie die oftmals geteilte Ansicht »je anstrengender desto gesünder«. Denn: Bei starken bzw. zu starken Belastungen verringert sich der Fettstoffwechsel zugunsten des Zuckerstoffwechsels. Bei 90 % der maximalen Ausdauerleistungsfähigkeit, entsprechend einem psychisch stark belastenden Tempolauf, geht der Fettstoffwechsel auf Null zurück. Darüber hinaus schwächen hochgradige Belastungen das Immunsystem und banale Infekte treten vermehrt auf (s. S. 44); bei moderaten Ausdauerbelastungen hingegen wird das Immunsystem gestärkt und die Infektanfälligkeit verringert!

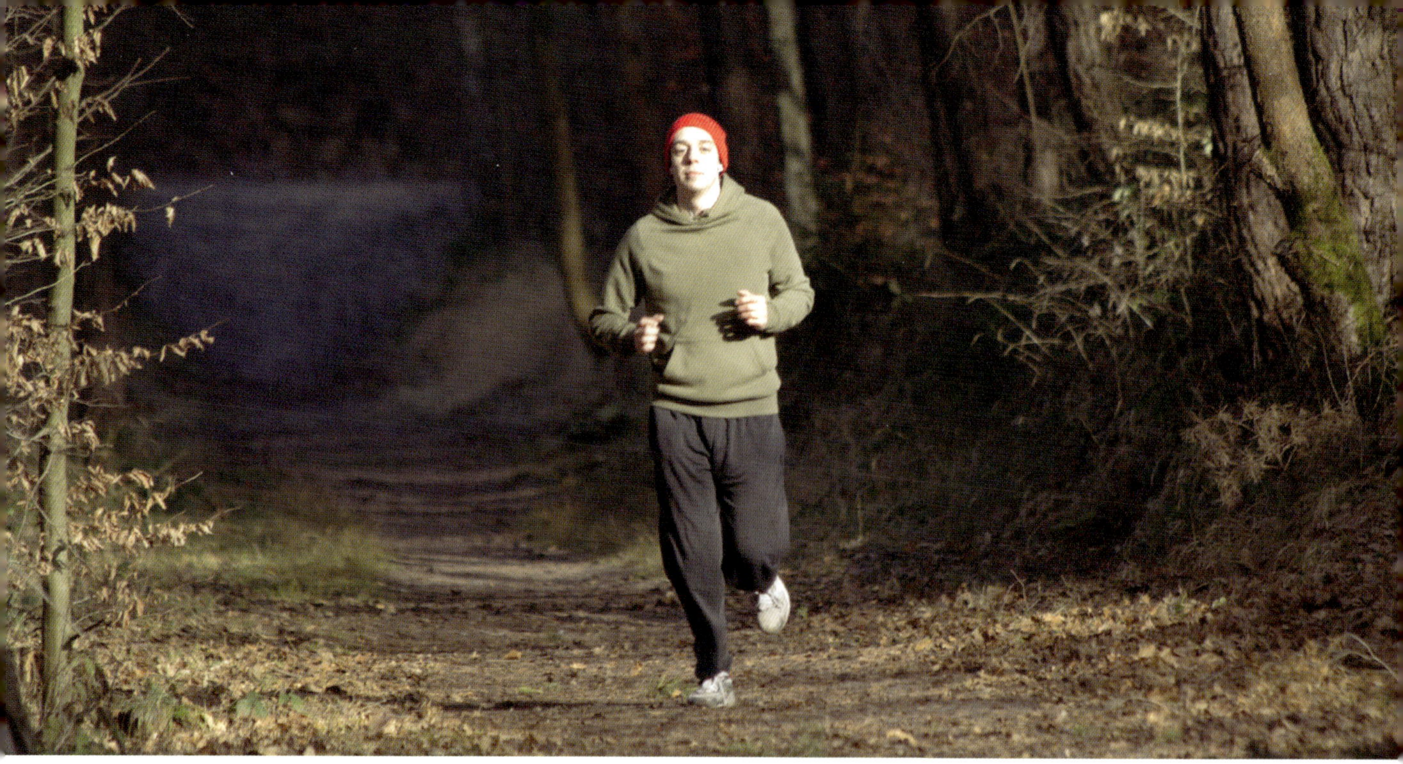

Organisation eines gesundheits- bzw. fitnessorientierten Ausdauertrainings

Um möglichst effizient und in den Alltag integriert zu seinem – wenn möglich täglichen – Ausdauertraining zu kommen, gilt es, Strategien zu entwickeln, die es ermöglichen, den gewonnenen Überlegungen Taten folgen zu lassen.

Ausdauertraining in Verbindung mit dem Arbeitsplatz

Wenn Sie zu den 60 Prozent der Menschen gehören, deren Arbeitsplatz weniger als 4 km vom Wohnort entfernt ist, dann nehmen Sie sich vor, jeden Tag zu Fuß oder mit dem Fahrrad zum Arbeitsplatz zu gehen bzw. zu fahren. Wohnen Sie weiter weg, dann fahren Sie einen Teil der Strecke mit dem Auto – besser wären die öffentlichen Verkehrsmittel – und legen den letzten Rest zu Fuß oder per Fahrrad zurück. Angestrebt werden sollte bei den täglichen Spaziergängen ein Überschreiten von 12 000 Schritten pro Tag (entsprechend einer 30-45-minütigen Gehzeit), da dies gesundheitsrelevant ist.

Durch den täglichen Fußmarsch verringern Sie nicht nur den täglichen Verkehrsstress, sondern regen gleichzeitig Ihren Kreislauf und Ihr Gehirn an (s. S. 101) und erscheinen frisch, angeregt und gedanklich »eingestimmt« am Arbeitsplatz. Außerdem haben Sie damit einen nicht unwesentlichen Beitrag für den Umweltschutz geleistet: Allein in einer Großstadt wie München werden an einem einzigen Arbeitstag Millionen von unnötigen und der Gesundheit abträglichen Autokilometern zurückgelegt, nur weil jeder gedankenlos in sein Auto steigt und meint, dass er »wertvolle« Zeit gewinnt, wenn er im Stau steht.

Nach Arbeitsende wiederholen Sie den Vorgang. Sie werden sehen, dass Sie damit beträchtlich zu Ihrer Entspannung beitragen und den Arbeitsstress bereits abgebaut haben, wenn Sie zu Hause ankommen.

Sollten Ihnen zwei Spaziergänge pro Tag in Ihrem Zeitbudget unmöglich erscheinen, dann sollten Sie zumindest einmal pro Tag in dieser Hinsicht aktiv werden. Am günstigsten wäre natürlich das Ausdauertraining nach Arbeitsschluss wegen des bereits erwähnten Stressabbaus.

Ausdauertraining in der Form eines »Heimtrainings«

Wenn Sie wirklich keine Zeit haben, vor oder nach Ihrer Arbeit einen Spaziergang zu machen oder gar ein bisschen zu joggen, dann sollten Sie sich eine feste Trainingszeit vor dem Fernseher zur Gewohnheit werden lassen. Jeden Abend, wenn Sie die »Tagesschau« oder sonstige Nachrichtensendungen anschauen, setzen Sie sich auf ein Fahrradergometer und fahren die 10 bis 15 Minuten der Nachrichtenzeit ab. Sie werden sich wundern, wie frisch Sie auf einmal wieder sind! Wenn Sie kein Fahrradergometer besitzen, können Sie auch eine Viertelstunde »auf der Stelle laufen« oder – zur Schonung der Gelenke – auf einem »Minitrampolin« springen!

Geeignete Ausdauersportarten

In der Folge sollen einige für ein allgemeines Fitness- bzw. Gesundheitstraining besonders geeignete ausdauerorientierte Aktivitäten bzw. Sportarten vorgestellt werden.

Am Beginn stehen diejenigen Sportarten, die eine besonders geringe Anstrengung erfordern und für sehr untrainierte Personen bzw. bislang wenig aktive »Neueinsteiger« geeignet sind.

Spazierengehen

Zunehmend längere Spaziergänge stehen am Beginn eines jeglichen Ausdauertrainings. Mit ansteigender Belastbarkeit kann dieses »Basisausdauertraining« dann in progressiv anspruchsvollere Aktivitäten überführt werden.

Spaziergänge im Freien sind für Jedermann, insbesondere aber ältere Menschen über das »sich fit halten« hinaus auch deshalb von Bedeutung, da sie dem Körper täglich eine ausreichende UV-Strahlendosis vermitteln. Durch UVLicht erfolgt die Umwandlung des Pro-Vitamins D in der Haut in die aktive Form. Vitamin D wird zu 70 bis 90 Prozent über Sonnenbestrahlung dem Körper zur Verfügung gestellt und ist für den Knochenaufbau von Bedeutung. »Stubenhocker« haben aus diesem Grunde oftmals einen ausgeprägten Vitamin-D-Mangel, was sich schlecht auf die Vitalität und Bruchresistenz ihrer Knochen auswirkt.

Sind nur Gesicht und Hände sonnenexponiert, dann benötigt man pro Tag etwa eine Spaziergangszeit von einer Stunde, um die nötige Vitamin-D-Dosis zu aktivieren. Je größer die bestrahlten Körperflächen, desto kürzer sind die notwendigen Expositionszeiten!

Walking

Beim Walking als gesundheitsfördernder Sportart handelt es sich um ein zügiges Gehen, mit forciertem Armeinsatz, das ohne oder mit Zusatzgewichten (Gewichtsmanschetten, Fausthanteln etc.) erfolgt.

Walking ist eine »sanfte«, aber dennoch effektive Sportart, um die Gesundheit zu fördern. Es ist vor allem für Ausdauer-Einsteiger geeignet, da es sich gut dosieren lässt und auch für Personen mit Gelenksarthrosen geeignet ist (es fehlen die Stoßkräfte, die beim Joggen auftreten).

Walking stellt in seiner Grundform demnach die ideale Ausdauersportart für Senioren, Risikopersonen, Sportanfänger, Wiederbeginner, Rehabilitanten und natürlich übergewichtige Personen dar.

Gerade für den älteren und übergewichtigen Menschen kommt es nicht auf die Intensität der körperlichen Aktivität an, sondern auf den Umfang. Andere Ausdauersportarten, wie z.B. das Joggen, können den Bewegungs- und Halteappa-

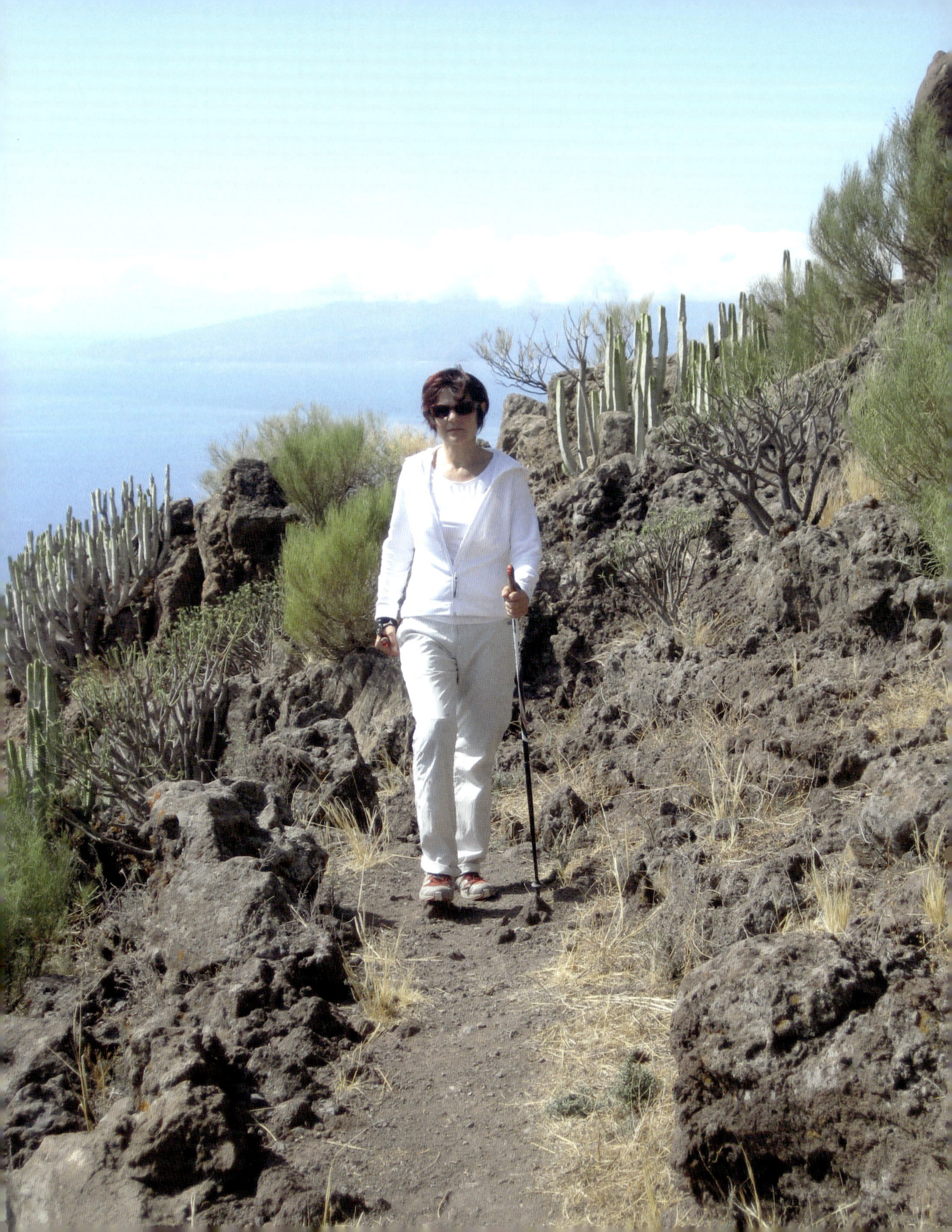

rat gefährden oder schädigen. Gleichzeitig kann durch extreme Belastungen das Herz-Kreislauf-System überfordert werden.

Vor allem Sportanfänger oder Übergewichtige lassen sich oftmals von den zu hohen Anstrengungen anderer Ausdauersportarten abschrecken. Sie brechen ihre körperliche Betätigung bei Sportarten, die für sie eine zu hohe subjektive Belastung darstellen, schon bald wieder ab. Aus diesem Grunde bietet Walking dem Übergewichtigen eine Einstiegsmöglichkeit für spätere Aktivitäten, die ihn nicht zu schnell überfordert.

Die verschiedenen intensiven Varianten des Walkings eröffnen jedem die Möglichkeit, sich individuell angepasst den angestrebten Zielen zu nähern und somit Überlastungen und Motivationseinbußen zu vermeiden.

Nordic Walking (NW)

Wer beim Spazierengehen bzw. Wandern nicht mehr genügend gefordert ist, kann die Belastungsintensität durch NW beträchtlich erhöhen. Durch den Stockeinsatz kommt es nicht nur zu einem vermehrten Einsatz der Armmuskulatur, sondern auch zu einer erhöhten Gehgeschwindigkeit, was sich günstig auf die Verbesserung der Ausdauerleistungsfähigkeit auswirkt. NW ist nicht nur für das Gehen im flachen Gelände, sondern auch für das Wandern in den Bergen besonders geeignet, da es einerseits eine Steighilfe darstellt, andererseits beim bergab Gehen ein Abfangen des Körpergewichts ermöglicht, was für Personen mit Hüft- bzw. Kniegelenksproblemen bzw. -arthrosen von besonderer Bedeutung ist, da dadurch die hohen exzentrischen Stoßkräfte beträchtlich vermindert werden können.

Wandern, Bergwandern

Wandern als hochgradig moderates und ganzheitliches Bewegungsangebot entfaltet seine gesundheitliche Wirkung erst aus einer regelmäßigen Anwendung. Es kann als »natürliche« Bewegungsform zur Hinführung zu einem aktiven Lebensstil verwendet werden, da neben körperlicher Aktivität auch Naturerleben und soziale Einbindung wichtige motivationale Faktoren darstellen (vgl. Zalpour 2011).

Über Intervallwandern mit vielen, bedarfsangepassten Pausen sollte allmählich eine längere Gesamtstrecke anvisiert werden. Letztendlich sind Zeiträume, die über eine halbe Stunde hinausgehen – und bei entsprechenden Halbtages- oder Ganztageswanderungen bis zu Stunden dauern können –, bewegungstherapeutisch besonders günstig.

Das *Bergwandern* stellt eine zusätzliche Möglichkeit zur Intensitäts- und Umfangssteigerung dar und verbindet die sportliche Aktivität mit einem Naturerlebnis der besonderen Art. Die Routenlänge und der Steigungswinkel sollten der individuellen Belastbarkeit angepasst werden.

Tanzen

Tanzen stellt eine hervorragende Sportart für alle Risikofaktoren degenerativer Herz-Kreislauf-Erkrankungen dar, da es in idealer Weise die Ausdauerkomponente mit psychosozialen Faktoren – Unterhaltung in angenehmer Gesellschaft und bei anregender Musik – verbindet. Je nach Geschmack, Lust und Belastbarkeit können langsame (Slow Fox, Langsamer Walzer etc.) oder hochgradig anstrengende Tänze (Quickstep, Jive, Rock'n Roll etc.) über längere Zeit den Stoffwechsel in Schwung bringen und damit zusätzlich zu einem nicht zu unterschätzenden Kalorienverbrauch bzw. zu einer Gewichtsreduzierung führen.

Jogging, Langstreckenlauf

Ist die allgemeine Kondition durch regelmäßige Spaziergänge und Wanderungen ausreichend entwickelt, dann können auch Sportarten mit höheren konditionellen Ansprüchen, wie z.B. das Jogging oder der Langstreckenlauf bzw. der Cross-Lauf hinzugenommen werden.

Skilanglauf, Inline-Skating, Roller Skating

In allen drei Sportarten werden wie beim Laufen große Muskelgruppen eingesetzt – beim Skilanglauf und beim Roller Skating kommt noch ein besonders aktiver Einsatz der Arm- und Schultermuskulatur hinzu –, was sich besonders günstig auf alle Herz-Kreislauf-Regulationsmechanismen auswirkt. Auch die psychisch entspannende Wirkung einer überwältigenden Winterlandschaft ist nicht zu unterschätzen. Ein besonderer Vorteil dieser Gleitsportarten liegt darin, dass sie die Gelenke nicht sonderlich belasten.

Allerdings haben diese Sportarten auch einen Nachteil: Sie erfordern ein nicht unerhebliches Niveau an technischem Können und beinhalten ein nicht unerhebliches Verletzungsrisiko bei Stürzen.

Radfahren

Radfahren wird allgemein als ideale Sportart für das Alter dargestellt. Man kann es gut dosieren, und die Gelenke sind nicht zusätzlich mit dem eigenen Körper belastet, was besonders für ältere Personen mit Knie- bzw. Hüftgelenksarthrosen wichtig ist.

Am günstigsten ist das Fahren in der Ebene mit einer Übersetzung, die eine Trittfrequenz von etwa 80 bis 100 Umdrehungen pro Minute ermöglicht.

Ein nicht zu unterschätzender Vorteil des Radfahrens besteht unter anderem auch darin, dass diese Sportart ganzjährig und wetterunabhängig im Freien oder in der Wohnung (via Hometrainer) durchgeführt werden kann.

Eine besonders für die Gesundheit günstige Form des Radfahrens besteht im Fahren mit so genannten Elektro-Fahrrädern. Durch die Zuhilfenahme eines eingebauten Motors kann in schwierigem bzw. bergigem Gelände stets mit der gleichen Belastungsintensität bzw. der gleichen Trittfrequenz gefahren werden. Belastungsspitzen und Überlastungen können dadurch vermieden werden.

Mountainbiking

Eine hochintensive Variante des Radfahrens stellt das Mountainbiking dar. Es kommt vor allem für junge Leute mit hohem fahrerischen Können und bereits gut entwickelter Ausdauerleistungsfähigkeit in Frage, beinhaltet jedoch auch ein nicht zu unterschätzendes Unfall- bzw. Verletzungsrisiko und erfordert eine entsprechende Ausrüstung.

Schwimmen

Schwimmen gilt als eine der gesündesten Sportarten. Es dient der Abhärtung, fördert ganzkörperlich die Durchblutung, beansprucht vielseitig die Muskulatur, schult die Koordination und trainiert gut dosierbar die Ausdauer.

Beim Schwimmen werden alle großen Gelenke (Hüft-, Knie- und Schultergelenk) intensiv und dennoch schonend bewegt. Um eine gesundheitsförderliche Belastungsintensität zu erreichen, sollte zügig (die anzustrebende Herzfrequenz sollte über 140 Schlägen/Minute liegen) und ausreichend lange (30-45 Minuten) geschwommen werden.

Durch die Entlastung des Stütz- und Bewegungsapparates – der Auftrieb im Wasser reduziert das Gewicht des Körpers von z.B. 70-80 kg auf etwa 6,5-7,5 kg – ist das Schwimmen eine besonders geeignete Sportart für Übergewichtige und alle diejenigen, die aufgrund von Gelenkproblemen (Arthrosen) andere, »körpertragende« Sportarten nicht mehr praktizieren können.

Bei älteren Personen sollte auf einen besonders langsamen Übergang von der relativ warmen Außenluft in die niedrige Wassertemperatur geachtet werden, da der Kältereiz bei einer Herzkranzgefäßinsuffizienz einen akuten Angina-Pectoris-Anfall (Herzstechen durch Verengung der Herzkranzgefäße) auslösen kann.

Insgesamt gilt: Schwimmen ist eine für jedermann empfehlenswerte Sportart, da sie große Muskelgruppen einbezieht, beide Arme und Beine und auch den Rumpf aktiviert und eine hochgradig entspannende Wirkung auf Körper und Geist ausübt.

Einziger Nachteil: Da die Bewegungen alle mit relativ geringer Kraft und Geschwindigkeit ausgeführt werden ist Schwimmen nicht für die Vermeidung oder gar Bekämpfung von Osteoporose (Knochenschwund) geeignet (s.S. 124).

Rudern, Kanusport

In der BRD gibt es inzwischen mehr als 80 000 Freizeit- und Breitensportruderer, davon ist mehr als ein Drittel über 50 Jahre alt. Das Rudern schult in idealer Weise Ausdauer, Kraft, Koordination und Beweglichkeit. Es wirkt damit nicht nur vorbeugend auf Herz-Kreislauf-Erkrankungen, sondern verhindert auch den frühzeitigen Kraftverlust und reduziert gezielt orthopädische Beschwerden.

Ähnliche Vorteile wie das Rudern bietet der Kanusport. Er beinhaltet die gesamte Palette an Disziplinen, die mit Paddelbooten (Kajak, Canadier) ausgeführt werden: Vom Kanuwandern oder Seekajakfahren bis hin zum Kanuslalom oder der Wildwasserabfahrt (hier insbesondere das Spielbootfahren) stehen je nach Können, Geschmack und Temperament die verschiedensten Aktivitäten zur Verfügung.

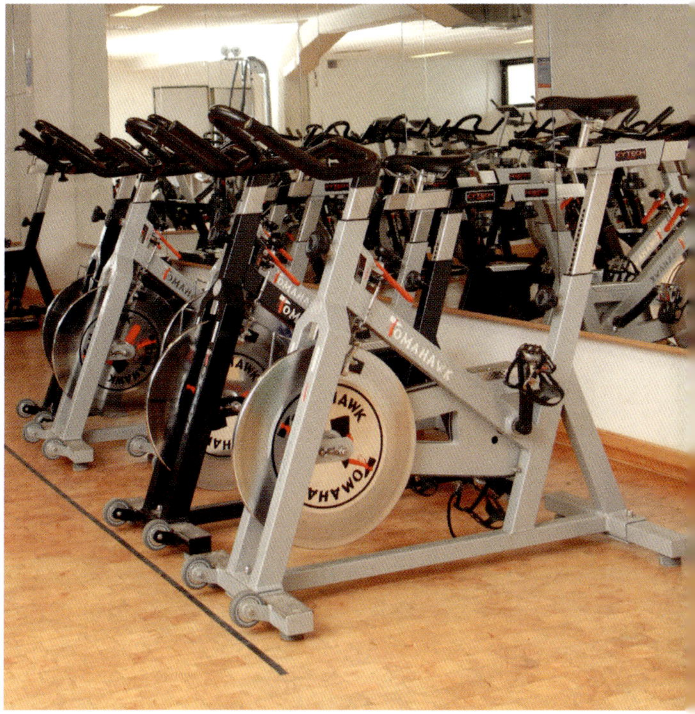

Ausdauersportarten im Fitnessstudio

Step Aerobic

Step Aerobic wird mit Hilfe entsprechender Step-Bretter und mit Musikbegleitung in der Gruppe oder allein durchgeführt. Es gilt als idealer »Fatburner«, da der Belastungspuls während der Schrittfolge auf einem relativ stabilen Niveau bleibt (Herzfrequenz im Bereich 140-160 Schläge/Minute). Die Belastungsintensität kann problemlos (z.B. durch unterschiedlich intensive Übungen bzw. eine entsprechende Begleit-Musikauswahl) an die jeweilige individuelle Belastbarkeit angepasst werden.

Ausdauertraining mit dem Stepper bzw. Crosstrainer

Beim Stepper erfolgt das Ausdauertraining über fortlaufendes »Treppen steigen«. Beim Crosstrainer kommen zur Beinarbeit zusätzlich noch wechselseitige Armstreck- und beugebewegungen gegen eine Widerstand hinzu. Dadurch kann eine größere Muskelmasse eingesetzt werden, da nicht nur die untere, sondern auch die obere Extremitäten- und Rumpfmuskulatur mit eingesetzt wird. Damit ist der Crosstrainer noch energiefordernder und damit auch anstrengender als der Stepper. In einer halben Stunde werden bis zu 500 kcal verbrannt!

Spinning

Beim Spinning – es wird auch als Indoorcycling bezeichnet – werden Gruppentrainingsprogramme auf stationären Fahrrädern – meist mit motivierender Musik – absolviert. Der Übungsleiter – auch Instructor bzw. Presenter genannt – lässt im Sitzen und Stehen fahren, wechselt die Trittgeschwindigkeiten und die Tretwiderstände, simuliert »Bergauffahrten« und »Zwischenspurts« und legt »Erholungspassagen« ein. Zusätzlich können während des »Fahrens« verschiedene gymnastische Übungen ausgeführt werden. Die Belastung wird der Leistungsfähigkeit der jeweiligen Gruppe angepasst. Da der Widerstand selbst gewählt werden kann, ist es aber auch möglich, dass Personen mit unterschiedlichem Leistungsvermögen, somit Anfänger und Fortgeschrittene, zusammen trainieren können. Beim Indoorcycling kann je nach Leistungsfähigkeit ein bis mehrere Stunden gefahren werden, entsprechend den Fahrradtouren im Freien.

Zumba

Bei Zumba erfolgt das Ausdauertraining »tanzend« bei mitreißender Musik mit hohem Spaßfaktor. Die Fitness-Neuheit aus Kolumbien enthält Schritte aus lateinamerikanischen Tänzen wie Salsa, Merengue, Samba oder Cumbia, die leicht zu erlernen sind, sodass keine tänzerischen Vorkenntnisse benötig werden. Die Teilnehmer können das Tempo drosseln und selbst dosieren und damit die Belastung an ihre individuelle Belastbarkeit anpassen.

Ausdauertraining bei speziellen Gesundheitsproblemen

Bei Vorliegen von Arthrosen – insbesondere Knie- und Hüftarthrosen – sollte von Laufbelastungen abgesehen werden, da die hohen Stoßbelastungen (s.S. 123) die Arthroseentwicklung beschleunigen und zu chronischen Reizzuständen führen können. Geeignet sind Schwimmen, Radfahren und Gleitsportarten wie Skilanglauf oder Rollerskating sowie Gehbelastungen wie Walking- und Nordic-Walking, da sie milde gelenkknorpelerhaltende Reize ermöglichen.

Wie bereits erwähnt (s.S. 44), sollte bei bestehenden Infekten kein Ausdauertraining durchgeführt werden, da es dadurch zu einer vitalen Gefährdung kommen kann. Als weitere *Kontraindikationen* für ein Ausdauertraining gelten:

- Angeborene und erworbene Herzfehler und -schäden

- Herzrhythmusstörungen, die durch Belastung ausgelöst oder intensiviert werden

- Ein unbehandelter erhöhter Blutdruck (systolisch über 200 mm Hg, diastolisch über 110 mm Hg) bzw. ein Blutdruck, der sich unter Belastung pathologisch erhöht (> 250 systolisch). Bei gesunden Personen steigt der Blutdruck bei einem moderaten Ausdauertraining normalerweise nicht über 160 mm Hg!

- Eine unbehandelte, aber schon ins Gewicht fallende Schilddrüsenüberfunktion

- Schwere chronische oder dekompensierte Leber- und Nierenschäden

- Fortgeschrittene Lungenerkrankungen

Resümee: Ausdauertraining ist ein unersetzlicher Faktor für die allgemeine Fitness und der wichtigste Faktor im Kampf gegen den allgemeinen Bewegungsmangel und die verschiedenen Risikofaktoren für die Entstehung degenerativer Herz-Kreislauf-Erkrankungen.

Ausdauertraining ist durch keine andere Trainingskomponente zu ersetzen. Es sollte in angemessenem Umfang Teil eines vielseitigen und freudbetonten Gesundheitstrainings sein und – wenn möglich – täglich in irgendeiner Form in unser Alltagsleben integriert werden!

Bei bestehenden Infekten mit Fieber sollte kein Ausdauertraining durchgeführt werden!

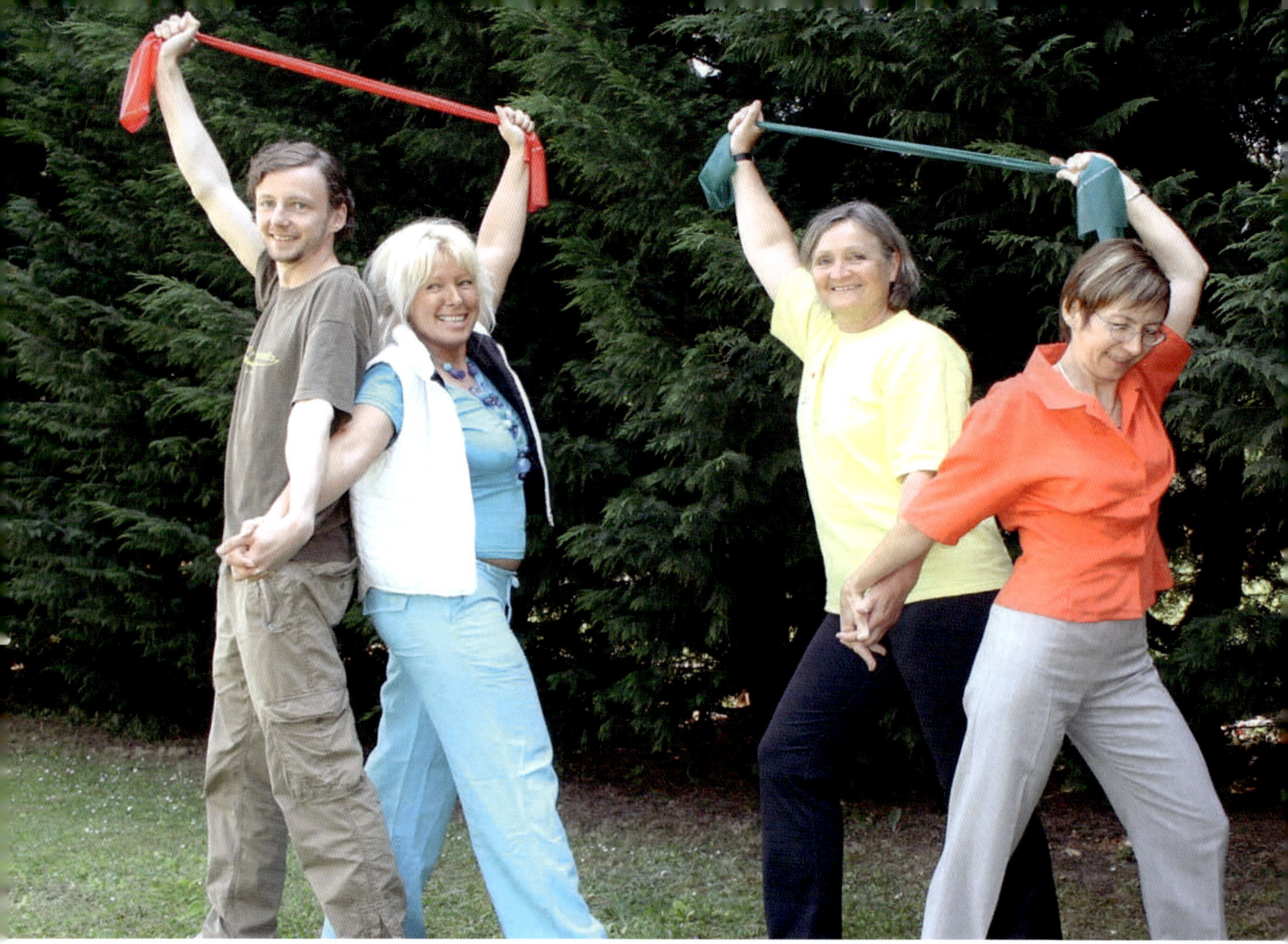

KAPITEL VI

BEDEUTUNG EINES KRAFTTRAININGS FÜR GESUNDHEIT UND FITNESS

Neben dem Ausdauertraining stellt das Krafttraining im Gesundheitsbereich eine unabdingbare Voraussetzung für den Erhalt bzw. die Steigerung der körperlichen Leistungsfähigkeit dar.

Je nach Zielgruppe – *Jugendliche, gesunde Erwachsene, Senioren* oder *Personen mit speziellen Krankheitsbildern oder Behinderungen* – muss das Krafttraining an die jeweiligen Gegebenheiten, die unterschiedlichen Zielsetzungen, die individuelle Belastbarkeit und die verschiedenen Trainingszustände angepasst werden, um optimale Wirkungen zu erzielen.

Vor Beginn eines Krafttrainings müssen bei **Risikopersonen** - z.B. Hypertonikern, Diabetikern oder orthopädisch nur begrenzt belastbaren Personen – nach eingehender sportärztlicher Beratung (Ausschluss eventueller Kontraindikationen) die geeigneten Methoden, Übungen und Geräte ausgewählt werden.

Inzwischen hat sich die Einschätzung der Notwendigkeit eines adäquaten lebensbegleitenden Krafttrainings für jedermann grundlegend geändert. Eine Vielzahl von Untersuchungen konnte zeigen, dass ein ausreichendes Maß an Kraft für die allgemeine Gesundheit und das individuelle Wohlbefinden von nicht zu unterschätzender Bedeutung ist. Denn ein Krafttraining beeinflusst nicht nur das Ausmaß und die Stärke der Muskulatur, sondern hat noch vielfältige vorbeugende Effekte, die nicht nur unseren Bewegungsapparat betreffen, sondern auch in nicht unerheblichem Maße auf unsere kognitive Leistungsfähigkeit und Psyche einwirken.

Übersicht 2 macht deutlich, dass ein individuell angepasstes, tägliches, in den Tagesablauf integriertes Krafttraining außergewöhnlich gewinnbringend für unsere psychophysische Leistungsfähigkeit, unsere Gesundheit und Lebenszufriedenheit ist.

Übersicht 2: Zielsetzungen eines Krafttrainings

- Erhalt bzw. Steigerung der psychophysischen Leistungsfähigkeit und Belastbarkeit
- Beeinflussung der Sexualhormonspiegel
- Körperstyling – Ein Weg zur Zufriedenheit mit dem eigenen Körper
- Vorbeugung von Haltungsschwächen bzw. -schäden, Vermeidung von Rückenleiden
- Ausgleichs- bzw. Ergänzungstraining zum Berufsalltag
- Erhöhung eines zu niedrigen Blutdruckes
- Kompensation und Verzögerung arthrotischer Prozesse
- Selbstständigkeitserhalt im Alter
- Sturzprophylaxe
- Osteoporoseprävention

Bevor im Einzelnen auf die wesentlichen Effekte eines Krafttrainings eingegangen wird, sollen die verschiedenen Arten der Kraft dargestellt werden, da sie in unterschiedlicher Weise bedeutungsvoll für Fitness, Gesundheit und Wohlbefinden sind.

Arten der Kraft

Im Sport hat sich allgemein eine Unterteilung der Kraftfähigkeiten in Maximalkraft, Schnellkraft und Kraftausdauer durchgesetzt. Diese Einteilung beinhaltet die im sportlichen Alltag auftretenden Manifestationsformen und erweist sich auch für normale Alltagsaktivitäten als brauchbar:

Wenn wir mit »letzter« Kraft ein Marmeladenglas aufmachen, setzen wir unsere *Maximalkraft* ein, wenn wir beim Stolpern blitzschnell die Arme zum Abfangen eines Sturzes ausstrecken, bedienen wir uns der *Schnellkraft*, und wenn wir die Treppen zum 5. Stock hochsteigen, dann hilft uns dabei die *Kraftausdauer* unserer Beinmuskulatur.

Bereits hier erkennen wir, dass wir eine Vielfalt an unterschiedlichen Kraftfähigkeiten benötigen, um uns als »alltagskompetent« zu erweisen.

Wichtig ist dabei, *dass wir wissen, dass* unsere Maximalkraft zwar *entscheidenden Einfluss* auf unsere Schnellkraft hat und auch die Kraftausdauer maßgeblich beeinflusst, dass aber dennoch alle drei Kraftfähigkeiten ein spezielles Training benötigen, um uns rundum fit für alle Erfordernisse des Lebens zu erhalten. Dass dies ohne sonderliche Probleme überall – also sowohl am Arbeitsplatz als auch zu Hause – möglich ist, soll im weiteren Verlauf der Ausführungen (s. S. 72) dargestellt werden.

Faktoren der Kraft

Die Kraft hängt von einer Vielzahl völlig unterschiedlicher psychophysischer Faktoren ab. Sowohl das Alter, das Geschlecht, die Tageszeit, die Motivation, der Ernährungs- und Gesundheitszustand, der Muskelquerschnitt und die muskulären Energiespeicher spielen dabei eine Rolle, als auch koordinative Aspekte.

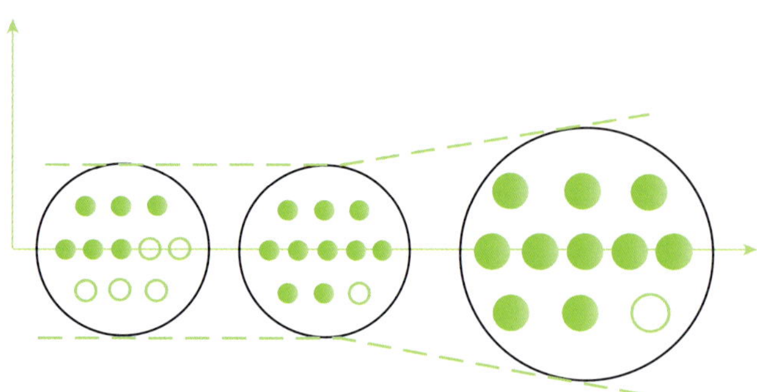

Abb. 19: Der Mechanismus der Kraftzunahme durch verbesserte inter- und intramuskuläre Koordination (nach Fukunaga in Weineck 2010, 392)

Abb. 19 lässt erkennen, dass es zu Beginn eines Kraftzuwachses erst einmal zu einer Verbesserung der inter- und intramuskulären Koordination kommt (s. Folgetext) ohne dass der Muskel an Dicke hinzugewinnen muss.

Intermuskuläre Koordination

Bei der Kraftzunahme durch intermuskuläre Koordinationsverbesserung wird das Zusammenspiel aller an einer Bewegung beteiligten Muskeln, also sowohl der Hauptarbeitsmuskeln als auch ihrer Gegenspieler, optimiert und so mit geringerem Aufwand eine größere Leistung erzielt.

Die intermuskuläre Koordination wird durch das Üben bestimmter Bewegungsabläufe optimiert.

Intramuskuläre Koordination

Bei der Kraftzunahme durch intramuskuläre Koordinationsverbesserung lernt der Muskel, möglichst viele Muskelfasern gleichzeitig zur Kontraktion zu bringen. Während eine untrainierte Person je nach Trainingszustand nur etwa 50 bis 80 Prozent ihrer vorhandenen Muskelfasern gleichzeitig kontrahieren kann, ist eine trainierte Person in der Lage bis zu 95 Prozent ihres aktuellen Kraftpotenzials auszuschöpfen.

Die intramuskuläre Koordination wird vor allem durch schnellkräftige Bewegungsausführung sowie durch Maximalkraftübungen verbessert.

Schnelle Kraftgewinne sind stets koordinative Gewinne!

Muskelquerschnittszunahme (Hypertrophie)

Nur bei länger dauerndem, ausreichend intensivem und regelmäßigem Krafttraining kommt es zu einer Dickenzunahme des Muskels – man spricht von Muskelhypertrophie – und damit zu einer »morphologischen«, das heißt äußerlich sichtbaren Veränderung des Muskels.

Die Kraft hängt neben seiner koordinativen Leistungsfähigkeit vor allem vom Querschnitt eines Muskels ab.

Bei unzureichender Belastung – typisch für den heutigen bewegungsarmen Menschen – nimmt sowohl die koordinative Leistungsfähigkeit als auch der Muskelquerschnitt ab. Damit verringern sich die verschiedenen Kraftfähigkeiten.

Zielsetzungen des Krafttrainings

Krafttraining zum Erhalt bzw. zur Steigerung der psychophysischen Leistungsfähigkeit und Belastbarkeit

»Wer mehr Kraft hat, der hat mehr vom Leben«. Viele Alltags- und Freizeitaktivitäten sind nur möglich bei einem Mindestmaß an Kraft. Nicht nur im Kindes- und Jugendalter hat Kraft eine große Bedeutung, sondern auch im Erwachsenenalter.

Im Kindes- und Jugendalter spielt die Kraft sowohl im Hinblick auf die Anerkennung innerhalb der Altersgruppe eine wichtige Rolle, als auch im Hinblick auf das Potenzial möglicher »Unternehmungen«. So ist z.B. die Sprungkraft gefordert, wenn es gilt, über einen Graben oder einen Bach

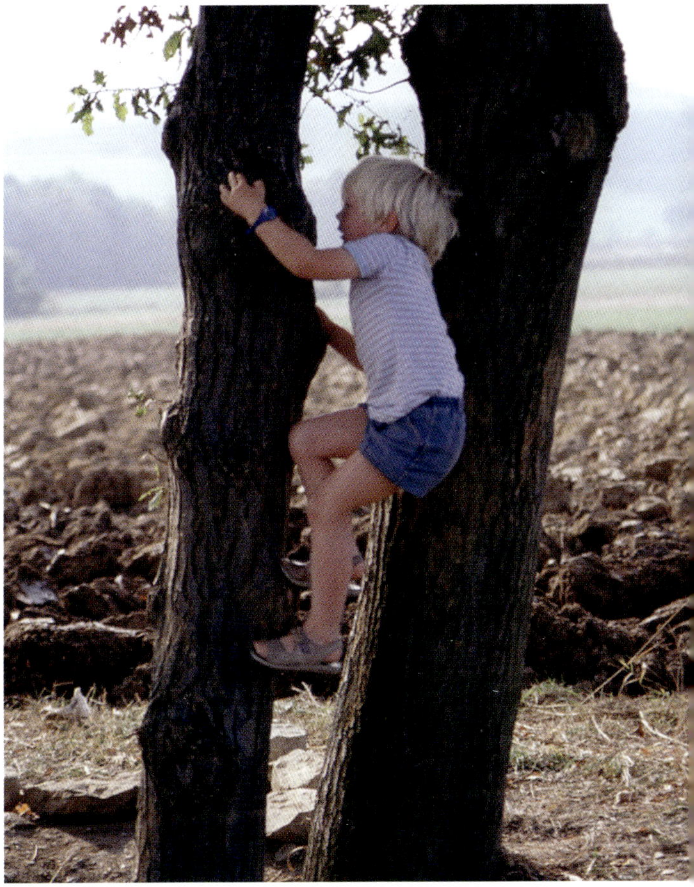

zu springen oder bei verschiedenen Sprungspielen seinen »Mann zu stehen«. Maximalkraft und Kraftausdauer sind vonnöten beim Erklettern eines Baumes oder einer Felswand, beim Hangeln oder Tauziehen.

Vom Erwachsenen wird erwartet, dass er den Kraftanforderungen im Berufs- und Alltagsleben sowie in der Freizeit gerecht wird.

Ein Mangel an Kraft führt vor allem im höheren Alter zu einer zunehmenden Einschränkung an Mobilität. Bergwanderungen und Ausflüge werden mehr und mehr reduziert, weil es einfach zu »anstrengend« ist:

»Schlechte Gesundheit« in der Form mangelnder Kraft gehört bei zwei Dritteln der älteren Menschen zum »Ausredenpool« verringerter Aktivitäten.

Des Weiteren führt der zunehmende Kraft- und Fitnessverlust im Alter schleichend zu einer Abnahme der Alltagskompetenz, so dass die Eigenständigkeit und Unabhängigkeit von fremder Hilfe verloren gehen.

Krafttraining als Mittel zum Körperstyling

»Wer mit seinem Körper zufrieden ist, ist auch mit sich zufrieden«, sagt ein bekanntes Sprichwort. Dementsprechend liegt es mehr oder weniger in unseren Händen, etwas dafür zu tun, dass unser Körper die Form aufweist, die wir – im Bereich des Machbaren und ohne krankhaftes Streben nach unerreichbaren Utopien – uns wünschen.

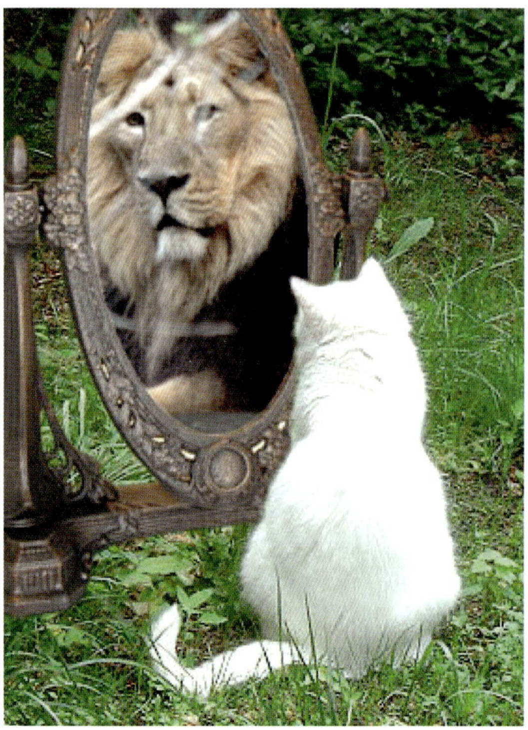

Krafttraining stoppt nicht nur den bei der inaktiven Normalbevölkerung ab etwa 30 Jahren feststellbaren 1%igen jährlichen Kraftverlust, sondern stärkt auch wieder Muskelgruppen, die ansonsten zur Abschwächung neigen, wie z.B. die Bauchmuskulatur. Dies trägt auch »sichtbar« zu einer Optimierung unseres äußeren Erscheinungsbildes bei!

Krafttraining zur Reduzierung von Übergewicht

Krafttraining kann ebenso effektiv wie Ausdauertraining zur Reduzierung des Körpergewichts über einen gesteigerten Energieumsatz bzw. eine erhöhte Fettverbrennung eingesetzt werden (s.S. 118).

Beim Krafttraining kommt es nicht nur zu einem gesteigerten Energieverbrauch während der Belastung, sondern über den so genannten *Nachbrenneffekt* auch noch zu einer zusätzlichen Fettverbrennung in der Folgezeit. Je umfangreicher bzw. je höher die Belastungsintensität, desto ausgeprägtere und länger andauernde Nachbrenneffekte ergeben sich.

Obwohl es bei einem Krafttraining zur Einschmelzung des Unterhautfettgewebes kommt – der Fettstoffwechsel dominiert vor allem in den Satz- bzw. Serienpausen bzw. die Gewichtsabnahme erfolgt einfach durch den höheren Energieverbrauch durch die Belastungen während des Trainings – nimmt das Körpergewicht nur sehr langsam ab. Gegenläufig zum Fettabbau kommt es durch das Krafttraining zu einem Muskelaufbau, wodurch die Gewichtsreduktion verzögert wird.

Es ist also ein Irrglaube, dass überschüssiges Fett nur durch ein Ausdauertraining im Fettstoffwechselbereich abgebaut werden kann. Ein individuell angepasstes Krafttraining – vor allem ein Kraftausdauertraining (z.B. als Zirkeltraining) mit bis zu 30-50 Wiederholungen pro Serie – führt ebenso zu einer Abnahme des Körperfettes, solange der »Output«, das heißt der Energieverbrauch durch das Training, den »Input« – die aufgenommene Energie über das Essen – übersteigt.

Einziger Nachteil eines Krafttrainings zur Reduzierung von Übergewicht ist unter Umständen die höhere bzw. hohe Belastungsintensität, die bei Personen mit Vorschädigungen in den Gelenken (z.B. bei bestehenden Arthrosen) oder einem zu hohen Blutdruck zu einer unerwünschten Überlastung führen könnte. Aber auch dieses Problem kann durch isometrische Übungen (s.S. 77) oder ein entsprechend sanftes Krafttraining umgangen werden.

Krafttraining zur Beeinflussung der Sexualhormone

Die körpereigenen Sexualhormonspiegel erreichen zwischen dem 20. und 30. Lebensjahr ihren Gipfel und fallen dann allmählich ab. Dies bleibt nicht ohne Auswirkungen auf die psychophysische Befindlichkeit des Menschen.

Die Sexualhormone – beim Mann ist es das Testosteron, bei der Frau das Östrogen – spielen nicht nur für das Sexualleben und die Fortpflanzung eine wichtige Rolle, sondern sind auch für die körperliche Leistungsfähigkeit, die Trainierbarkeit, die Belastbarkeit, die Erholungsfähigkeit und die Psyche von großer Bedeutung.

- *Sexualhormone und körperliche Leistungsfähigkeit*

Sowohl das männliche als auch das weibliche Sexualhormon haben eine eiweißaufbauende (anabole) Wirkung, wobei das Testosteron in seiner Wirkung doppelt so stark ist wie das Östrogen. Dadurch beeinflussen sie mehr oder weniger stark den Muskelaufbau und damit die Leistungsfähigkeit von Mann und Frau.

Pro Jahr fällt der Hormonspiegel in etwa um 1 Prozent ab, begleitet von einem vergleichbaren Abfall der Muskelmasse und parallel dazu der Kraft. Hierdurch reduziert sich die körperliche Leistungsfähigkeit zunehmend.

Wie neuere Untersuchungen jedoch zeigen, bewirkt ein ausreichend effektives Krafttraining nicht nur einen Zuwachs an Muskelmasse, sondern führt sowohl kurz- als auch längerfristig zu einem Anstieg des Testosteron- bzw. des Östrogenspiegels. Dabei gilt: Je intensiver das Training, desto ausgeprägter diese Wirkung. Aus diesem Grunde haben Personen, die lebensbegleitend ein regelmäßiges Krafttraining absolvieren, einen geringeren altersbedingten Abfall ihrer Sexualhormonspiegel und damit einen geringeren Muskel- und Leistungsschwund.

- *Sexualhormone und Erholungsfähigkeit*

Da alle Erholungsprozesse in irgendeiner Weise Auf- bzw. Wiederaufbauprozesse von »verschlissenem« Struktur- bzw. Zellmaterial darstellen, und damit die Resynthese von entsprechenden Eiweißstrukturen beinhalten, ist es verständlich, dass unterschiedliche Hormonspiegel eine unterschiedliche Erholungsfähigkeit mit sich bringen. Erniedrigte Sexualhormonspiegel verschlechtern sie, erhöhte verbessern sie. Dies ist einer der Gründe, warum ältere Menschen im Vergleich zu jüngeren, eine geringere Erholungsfähigkeit haben.

Ein adäquates Krafttraining hebt die körpereigenen Sexualhormonspiegel wieder an und verbessert damit auch die Regenerationsfähigkeit.

• *Sexualhormone und Psyche*

In welchem Maße die Sexualhormone die psychische Befindlichkeit bzw. individuelle Stimmung beeinflussen, wird am besten am Beispiel der Menopause bei der Frau deutlich: Mit dem Hormonsturz ändert sich oft schlagartig die Stimmungslage der Frau. Depressionen treten gehäuft im Zusammenhang mit erniedrigten Hormonspiegeln auf. Dies gilt vor allem für die Frau, lässt sich aber auch beim Mann bei progressiv abnehmendem Testosteronspiegel feststellen.

Krafttraining hat sowohl über den oben beschriebenen testosteron- bzw. östrogensteigernden Effekt, als auch über die vermehrte Ausschüttung körpereigener Morphiumabkömmlinge – so genannte Endorphine – bei intensiven Trainingsbelastungen (dies gilt auch für Ausdauerbelastungen, s. S. 45) einen akuten wie auch längerfristigen stimmungsaufhellenden Effekt, der auch in der Depressionstherapie erfolgreich eingesetzt wird.

Krafttraining zur Vorbeugung von Haltungsschwächen und zur Vermeidung von Rückenleiden

Jedes Jahr erreichen uns neue, beängstigende Pressemitteilungen, die uns über den zunehmenden Haltungsverfall unserer Kinder informieren. Allgemein heißt es aus orthopädischer Sicht »Jedes zweite Kind bringt in seiner Schultüte schon eine Haltungsschwäche mit«. Wissenschaftliche Untersuchungen zeigen, dass heute 50 bis 65 Prozent der deutschen Schüler an Haltungsschwächen leiden, die sich bereits im Schulalter aufgrund der chronischen und »unnatürlichen« Sitzzwänge teilweise zu Haltungsschäden, also irreversiblen strukturellen Veränderungen im Bereich der Wirbelsäule, verschlechtern.

Abbildung 20 zeigt uns eindringlich, wie derartige haltungsschwache Kinder aussehen. Mangels ausreichend entwickelter Rumpfmuskeln – ein Nebeneffekt des chronischen Bewegungsmangels unserer modernen Industriegesellschaften – kommt es zu mehr oder weniger ausgeprägten Haltungsveränderungen des Rumpfes. Die Wirbelsäule verändert ihre natürlichen Schwingungen im Sinne einer vermehrten Rundrücken- bzw. Hohlkreuzbildung – sie erfolgt wegen unzureichender Kräftigung der Bauch- und Gesäßmuskeln durch eine Beckenkippung nach vorne –, oftmals verbunden mit kompensatorischem Rundrücken.

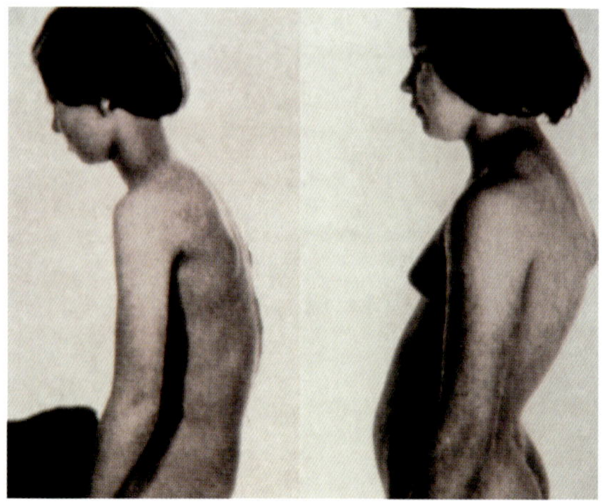

Abb. 20: Haltungsschwache Kinder

Die chronische Fehlstellung führt zum Teil bereits in der Schule, meist aber erst im Erwachsenenalter, zu mehr oder weniger ausgeprägten Verschleißerscheinungen, muskulären Verspannungen und einer Vielzahl unterschiedlicher Rückenleiden.

Volkswirtschaftliche Auswirkungen von Rückenleiden

Zwei Drittel bis drei Viertel der Erwachsenenbevölkerung sind von Rückenschmerzen betroffen. Die volkswirtschaftlichen Gesamtkosten durch Rückenschmerzen belaufen sich in Deutschland auf insgesamt fast 50 Milliarden Euro. Sie betrugen 2010 pro Kopf durchschnittlich 1322 € und variierten erheblich in Abhängigkeit des Ausprägungsgrades der Beschwerden im Bereich von 400 bis über 7000 € und stiegen mit zunehmendem Alter an. Zwei Drittel der Kosten sind von Frauen verursacht (Daten aus der DFRS-Studie, vorgestellt anlässlich des 21. Deutschen Schmerz- und Palliativtages am 20. März 2010). Unter Berücksichtigung der Produktionsausfallkosten können mehr als 100 Milliarden als Gesamtkosten für muskuloskelettale Erkrankungen angesetzt werden, was knapp 5 % des BIP entspricht (Dreinhöfer in 2007, S. 59).

Rückenschmerzen sind einer der Hauptgründe für Arbeitsunfähigkeit und Frühverrentung und gelten als eine der teuersten Krankheiten der westlichen Industrienationen.

Ursachen für die Entstehung von Rückenleiden

Rückenschmerzen lassen sich ursächlich auf eine Vielzahl unterschiedlicher Faktoren zurückführen. Sie können sowohl organische Gründe haben, als auch auf beruflicher Überlastung (z.B. Bauarbeiter) und chronischen Fehlbelastungen, psychischen Belastungen, Übergewicht, entzündlichen Prozessen, Fehlhaltungen/Fehlstellungen der Wirbelsäule bzw. der unteren Extremitäten, oder in der Kombination von mehreren Ursachen basieren. Ursächlich kann natürlich auch falsches Heben und Tragen von Wasserkästen etc. eine wichtige Rolle spielen (s.S. 82).

Bewegungsmangel in Verbindung mit zu langen Sitzzeiten stellt eine der Hauptursachen für die heutige Volkskrankheit »Rückenleiden« dar.

Millionen Kinder (Sitzen in der Schule) und Bürger (Sitzen am Arbeitsplatz) verbringen einen Großteil des Tages in sitzender Position. Zusätzlich pflegt der Deutsche als liebste Freizeitbeschäftigung das Fernsehen (durchschnittlich drei bis vier Stunden täglich). Diese akkumulierte Inaktivität führt fast zwangsläufig zu Rückenbeschwerden.

Eine Vielzahl von Untersuchungen weist darauf hin, dass etwa 80 Prozent der Beschwerdefälle in direktem Zusammenhang mit muskulären Schwächen stehen.

Der allgemeine Volksglaube, dass es stets die Bandscheiben sind, die unsere Rückenschmerzen verursachen, kann heute nicht mehr aufrechterhalten werden, denn nur zwei Prozent der Rückenschmerzen kommen aufgrund einer lädierten Bandscheibe zustande. Den Löwenanteil unter den Auslösern bilden die Verspannungen, vor allem bedingt durch muskuläre Insuffizienzen, aber auch durch psychische Ursachen, Sorge und Stress!

In einer großangelegten Studie an englischen Busfahrern – sie haben ebenso wie die deutschen Busfahrer die größten Probleme mit dem Rücken und gehen meist vorzeitig wegen Arbeitsunfähigkeit in Frührente – konnte gezeigt werden, dass der Grad der Rückenleiden in engem Zusammenhang mit dem Zustand der Rumpfmuskulatur stand: Je schlechter die Bauch- und Rückenmuskulatur, desto häufiger und ausgeprägter die Rückenschmerzen.

»Rückenpatienten« besitzen eine hochsignifikant geringere Maximalkraft der Rumpfstreckmuskulatur als »Rückengesunde« (Ochs 1998).

Krafttraining als Ausgleichs- bzw. Ergänzungstraining zum Berufsalltag

Wie bereits im vorhergehenden Kapitel dargestellt wurde, führt berufsbedingte Sitzarbeit langfristig zwangsläufig zu orthopädischen Problemen. Beim stundenlangen Sitzen – noch dazu in der oftmals vorliegenden schlechten Sitzhaltung (s. Abb. 25) – kommt es zu einer chronischen Verkürzung der gesamten Hüft- und Kniebeugemuskulatur und zu einer Überdehnung der Gesäß- und oberen Rückenmuskeln. Zusätzlich werden die Bandscheiben unphysiologisch belastet: Beim Sitzen fehlt die für die Ernährung der Bandscheibe so notwendige Wechsel-Druck-Belastung (bei Entlastung saugt sich die Bandscheibe wie ein Schwamm mit Nährstoffen und Sauerstoff voll, bei Belastung werden alle Abfall- und Ermüdungsstoffe eliminiert), was auf längere Sicht zu degenerativen Veränderungen im Bereich der gesamten Wirbelsäule führt.

Um demnach Langzeitprobleme durch chronische Fehlhaltungen zu vermeiden (s. Abb. 31, S. 83), bieten sich zum einen »aktive Pausen« mit entsprechenden gymnastischen Übungen an, zum anderen sollte während der obligatorischen Sitzzeiten »unruhig« gesessen werden, z.B. im Wechsel auf einem Sitzball und einem orthopädisch optimal angepassten Stuhl.

Viele große Firmen bieten heute entsprechende Gymnastikprogramme an, bei denen während oder nach der Arbeit die wichtigsten Muskelgruppen kompensatorisch zur jeweils vorliegenden Arbeitsbelastung trainiert werden.

Jeder Beruf hat ebenso wie jede Sportart ihre charakteristischen Belastungen, das heißt einerseits typische »Leistungsmuskeln«, andererseits vernachlässigte Muskelgruppen, die bei der jeweiligen berufs- bzw. sportmotorischen Aktivität keine Rolle zu spielen scheinen. Längerfristig kommt es dadurch zu einseitigen Verkürzungen bzw. Überdehnungen charakteristischer Muskeln und damit zu entsprechenden orthopädischen Beschwerdebildern. Es muss demnach Ziel einer effizienten Prävention sein, diesen negativen Entwicklungen durch ein entsprechendes Training entgegen zu wirken.

Krafttraining zur Erhöhung eines niedrigen Blutdruckes

Niederer Blutdruck steht oftmals in Verbindung mit einem subjektiv beeinträchtigten physischen und psychischen Wohlbefinden. Die Betroffenen klagen über fehlenden »geistigen Schwung« und chronische Antriebslosigkeit. Typisch sind obendrein so genannte Regulationsstörungen, die bei plötzlichen Lagewechseln, wie z.B. beim Aufrichten aus der horizontalen Ruhelage, zum »Schwarz werden« vor den Augen, verbunden mit mehr oder weniger stark ausgeprägten Schwindelgefühlen, führen können.

Niedriger Blutdruck ist vor allem anlagebedingt und typisch für das weibliche Geschlecht. Prädisponierend sind weiterhin Untergewicht, eine gering entwickelte Muskulatur und chronischer Bewegungsmangel.

Zur Normalisierung des niederen Blutdruckes bieten sich Sportarten an, die kraft- und schnellkraftbetont sind. Derartige Trainingsreize versetzen die Muskulatur in einen höheren Spannungszustand – auch als erhöhter Muskeltonus bezeichnet –, wodurch der periphere Gefäßwiderstand zunimmt und der Blutdruck ansteigt.

Da bereits ein einziges Krafttraining die belastete Muskulatur bis zu 48 Stunden unter erhöhte Spannung stellen und damit für zwei Tage den Blutdruck anheben kann, ist es wichtig, entsprechende Aktivitäten nicht sporadisch, sondern regelmäßig durchzuführen.

Ein erhöhter Muskeltonus durch kraft- oder schnellkraftorientiertes Training hat darüber hinaus noch den Vorteil, dass er die Stimmung hebt und antidepressiv wirkt.

Krafttraining zur Prävention von Arthrosen bzw. zur Kompensation und Verzögerung gelenkverschleißender Prozesse

Mit ansteigendem Alter treten bei über 90 Prozent aller Menschen an einem oder mehreren Gelenken oder an der Wirbelsäule Verschleißerscheinungen auf, die sich in der Form einer Arthrose niederschlagen.

Unter Arthrose versteht man eine degenerative Veränderung bzw. Zerstörung der hyalinknorpeligen Oberfläche der Gelenke. Damit werden die Funktionen des Gelenkknorpels - Dämpfung von Zug-, Druck und Scherkräften, Minimierung der Reibung bei allen Gelenkbewegungen - beeinträchtigt.

Schmerzen treten bei einer Arthrose erst dann auf, wenn der hyaline Knorpel – er besitzt keine Schmerzrezeptoren - größtenteils zerstört worden ist und Knochen auf Knochen reiben.

Schwer belastete Gelenke – dies betrifft vor allem die Gelenke der unteren Extremitäten und der Wirbelsäule – sind dabei besonders häufig befallen und zeigen die typischen Beschwerdebilder. Aber auch jedes andere Gelenk kann von einer Arthrose heimgesucht werden, wenn es einseitig be- und überlastet wird, wie dies z.B. im Hochleistungssport der Fall ist.

Das Entstehen einer Arthrose ist meist nicht auf eine einzige Ursache, sondern auf verschiedene gelenkschädigende Faktoren wie Alter, Vererbung, Übergewicht, Gelenkfehlstellungen, einseitige Berufsbelastung, Hochleistungssport oder chronischen Bewegungsmangel mit muskulärer Insuffizienz zurückzuführen.

Jedes Gelenk erfährt durch eine kräftige Muskulatur eine bessere Gelenkführung und -sicherung; die einwirkenden Stoßkräfte werden besser verteilt und gedämpft. Nimmt mit steigendem Alter mangels ausreichender Trainingsreize die Kraft der Muskulatur zunehmend ab, dann entfällt diese schützende Wirkung der Muskulatur mehr und mehr und die Arthrose begünstigenden Schädigungsmöglichkeiten erhöhen sich vor allem für die »körpergewichtstragenden« Gelenke, wie z.B. das Knie- oder Hüftgelenk.

Es ist wichtig, ein Leben lang ein allgemeines, die wichtigsten Gelenke schützendes Krafttraining durchzuführen. Dies gilt sowohl für die Vorbeugung einer Arthrose als auch bei bereits bestehender Arthrose. Allerdings hat sich das Training der jeweiligen Belastbarkeit und den individuellen Besonderheiten anzupassen.

Krafttraining zur Osteoporosevorbeugung

Osteoporose (Knochenschwund) gehört zu den Bewegungsmangelkrankheiten schlechthin. Sie hat den Charakter einer echten »Volksseuche«.

Die Bedeutung der Osteoporose wird dadurch deutlich, dass die WHO sie in die Liste der zehn wichtigsten Krankheiten der Menschheit aufgenommen hat.

Kaum eine andere Krankheit lässt sich vorbeugend durch ein lebensbegleitendes Krafttraining so gut vermeiden wie diese.

Aufgrund ihrer Häufigkeit und besonderen gesundheitlichen Bedeutung wird die Osteoporose gesondert in Kapitel X dargestellt (s.S. 124).

Krafttraining zur Sturzprophylaxe

Mit zunehmendem Alter nimmt, wie bereits dargestellt, der Muskelquerschnitt und damit die allgemeine Körperkraft ab. Damit erhöht sich die Gangunsicherheit und es treten vermehrt Stürze im Alltagsleben auf. Aus diesem Grunde sollte versucht werden, die Kraft bzw. Schnellkraft der Arme (zum Abfangen von Stürzen) und Beine (sie sichern ein stabiles Gleichgewicht) auf einem ausreichend hohen Niveau zu halten. Der Erhalt der FT-Fasern, also der schnellzuckenden Muskulatur, sollte dabei durch entsprechende Schnellkraftübungen (s.S. 78) abgesichert werden.

Krafttraining zum Erhalt bzw. zur Erhöhung der zerebralen Leistungsfähigkeit

Ein dynamisches Krafttraining verursacht ebenso wie ein Ausdauer- oder Koordinationstraining eine Steigerung der Gehirnaktivität und damit eine Mehrdurchblutung der jeweils betroffenen Gehirnstrukturen (s. Abb. 26).

Da der Zusammenhang »körperliche Aktivität/ Sport und Gehirnaktivität« ausführlich im Kapitel »Koordinationstraining« (s. S. 96f.) dargestellt wird, soll hier nur auf einige Besonderheiten im Rahmen eines Krafttrainings hingewiesen werden.

Beachten Sie: Eine erhöhte regionale Gehirndurchblutung erfolgt nur, wenn die Muskeln dynamisch bewegt werden. Bei isometrischen Kraftübungen ist dies nicht der Fall. Pressatmung verhindert bzw. beeinträchtigt die Blutzirkulation und verschlechtert damit auch die Gehirndurchblutung.

Konsequenz: *Dynamische Übungen* haben einen starken gehirnaktivierenden Effekt und sollten daher vermehrt zur allgemeinen zerebralen Aktivierung bzw. Durchblutungssteigerung verwendet werden! Dies ist vor allem für ältere Menschen von Bedeutung, da es im Alter aufgrund des zunehmenden Bewegungsmangels den Nervenzellen meist an ausreichender Stimulation durch die Muskulatur fehlt.

Krafttraining zum Selbständigkeitserhalt im Alter

Der Anteil der über 65jährigen nimmt, wie bereits dargestellt (s.S. 22) ständig zu. Waren es zu Beginn des 20. Jahrhunderts noch etwa 5 Prozent, so sind es heute etwa 22 Prozent, im Jahre 2030 werden es etwa 38 bis 44 Prozent sein.

Im Jahre 1994 gab es in der BRD etwas mehr als 4 600 über Hundertjährige, im Jahre 2000 waren es bereits über 12 000. In Japan – dem Land mit den ältesten Menschen weltweit - feierte der »Club der Hundertjährigen« im Jahr 2008 über 36 000 Mitglieder.

Heute kommen nur noch 12 junge Leute auf einen 75jährigen, vor 100 Jahren waren es noch fast 80.

Eine derartige Bevölkerungsentwicklung in Richtung »Überalterung« wird gänzlich neue Anforderungen an alle stellen, u.a. die Notwendigkeit einer gesteigerten Selbstverantwortlichkeit bezüglich des Erhalts der eigenen Selbständigkeit.

Wie der Pflegereport 2011 aufzeigt, steigt mit zunehmender Lebenserwartung auch die Wahrscheinlichkeit pflegebedürftig zu werden an (vgl. Abb. 21). Das Risiko, im höheren Alter auf fremde Hilfe angewiesen zu sein, ist für Frauen auf 72 %, für Männer auf 50 % gestiegen. Der Report zeigt auf, dass die Zahl der Pflegebedürftigen allein in den 10 Jahren zwischen 1999 und 2009 um 16 % auf 2,34 Millionen (BRD) angestiegen ist. In der Zukunft muss mit einem weiteren massiven Anstieg gerechnet werden.

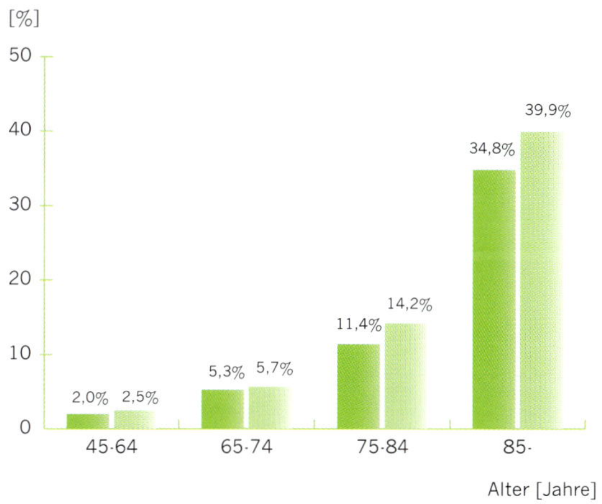

Abb. 21: Der relative Anstieg der Personen, die Unterstützung bei elementaren Verrichtungen (Gehen, Toilette, Anziehen, Essen etc.) (= dunkelgrüne Säule) bzw. bei der Bewältigung des Haushaltes benötigen (= hellgrüne Säule) (Lucke 1986, 29)

Auf der anderen Seite sind mehr als 30 Prozent der über 100-jährigen noch völlig selbständig und auf keine fremde Hilfe angewiesen. Liegen keine chronischen Leiden zugrunde, dann ist es meist die größere Fitness dieser älteren Menschen, die es ihnen ermöglicht, ihre alltäglich anfallenden Aufgaben selbst zu erledigen und weiter aktiv am Leben teilzunehmen.

Eine gute körperliche Verfassung hängt von körperlicher Bewegung, von gesunder Ernährung, vom psychischen Zustand (den Gefühlen, Affekten, Stimmungen), von den Sinnesanregungen und der Bereitschaft zur geistigen Tätigkeit ab. Gleichzeitig aber ist eine gute körperliche Verfassung eine wichtige Voraussetzung für geistige Regsamkeit (Lehr 1984).

Ein ausreichendes Niveau an Kraft ist dabei eine Grundvoraussetzung. Denn Treppensteigen, Einkaufen und den Einkaufskorb nach Hause schleppen erfordert ein nicht zu unterschätzendes Kraftminimum.

Ältere Menschen bedürfen unter dem Aspekt der Gesundheitsstabilität angemessener Bewegungsaktivitäten noch dringlicher als jüngere Menschen.

Entscheidend sind hierbei jedoch der Wille und die Bereitschaft, täglich ein bisschen für seine Fitness – und damit auch für seine Kraft – zu tun.

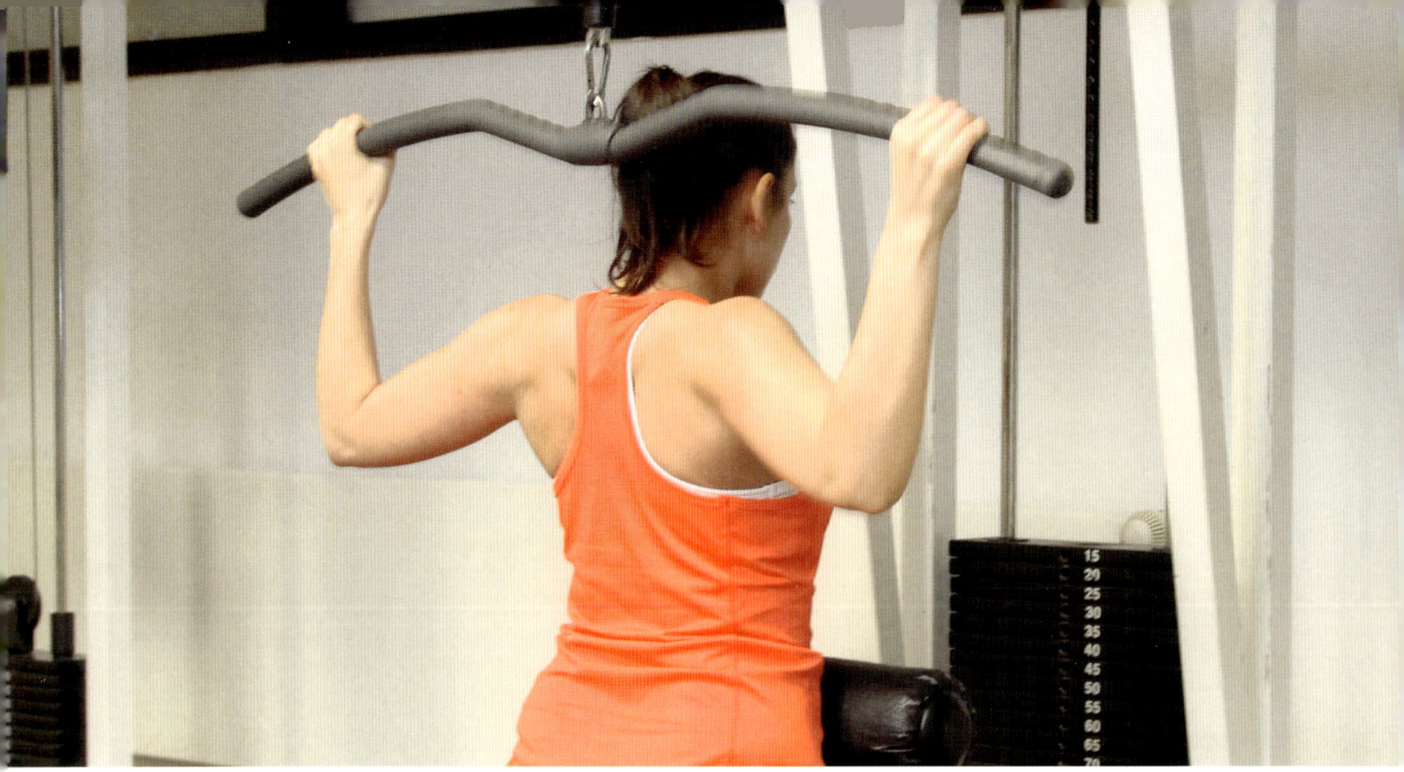

Wie sollte ein gesundheits- bzw. fitnessorientiertes Krafttraining in der Praxis aussehen?

Zum Erhalt der Alltagskompetenz spielen alle drei Hauptkraftarten, nämlich die Maximalkraft, die Kraftausdauer und die Schnellkraft eine wichtige Rolle. Alle drei Kraftarten können dynamisch – also im Rahmen eines Bewegungsablaufes – oder statisch bzw. isometrisch – hier erfolgt nur eine muskuläre Anspannung ohne Bewegungsvollzug – trainiert werden.

Beachten Sie: Das Training der verschiedenen Muskelgruppen sollte so erfolgen, dass stets Agonisten und Antagonisten, wie z.B. Armstrecker und Armbeuger, gekräftigt werden, damit es nicht zu muskulären Dysbalancen (Ungleichgewichten) und damit zu punktuellen Gelenküberlastungen kommt. Darüber hinaus sollte jedes Krafttraining von Dehnungsübungen begleitet werden, um verkürzte Muskelgruppen zu dehnen und die trainingsbedingte tonisierte Muskulatur wieder zu entspannen.

Die Maximalkraft – basierend auf dem Muskelquerschnitt und der inter- und intramuskuläre Koordination – stellt die so genannte Grundkraft einer Person dar. Sie beeinflusst in hohem Maße das Niveau der Kraftausdauer und der Schnellkraft. Ihrem Erhalt bzw. ihrer Steigerung durch ein entsprechendes Krafttraining muss demnach besondere Aufmerksamkeit geschenkt werden.

Am Beginn der Entwicklung der Maximalkraft steht bei untrainierten Personen ein allmählich die Belastungsintensität steigerndes, umfangsbetontes, wohl dosiertes und individuell angepasstes Training der Kraftausdauer (s. Folgeausführungen). Dadurch soll vermieden werden, dass der aktive (die Muskulatur) und der passive Bewegungsapparat (Knochen, Knorpel, Sehnen und Bänder) überfordert und somit intensitätsbedingte Überlastungen und Verletzungen vermieden werden. Nach einer entsprechenden Anpassungsphase kann dann ein weiter führendes Muskelaufbautraining zur Steigerung der Muskelmasse folgen.

Kraftausdauertraining

Im Zentrum eines allgemeinen Kraftausdauer-Basistrainings steht die Kräftigung der Arm-, Bein- und Rumpfmuskulatur.

Am Anfang werden unter erleichterten Bedingungen (s. Folgetext) und mit hohen Wiederholungszahlen (30 bis 50 Wiederholungen) die Extremitäten- und Rumpfmuskeln trainiert, wenn möglich mehrfach am Tag, zu Hause, in einer Arbeitspause, vor dem Mittagstisch, oder im Anschluss an die Arbeit in einem Fitnessstudio. Dazu bedarf es einer gewissen Disziplin, da ja bekanntlich »eine Schwalbe noch keinen Sommer macht«.

Beispiel: Wenn Sie Ihre *Bauchmuskeln* kräftigen wollen, aber kein einziges »Sit-up« (Rumpfaufrichten aus der Rückenlage) schaffen, dann legen Sie sich einfach auf den Rücken, die Arme über der Brust verschränkt, die Unterschenkel aufgestellt. Nun versuchen Sie so oft Sie können, Ihre Schultern vom Boden abzuheben und den Oberkörper ein bisschen »einzurollen«. Dabei sollte sich der Kopf in gerader Verlängerung der Wirbelsäule befinden und keine »Nickbewegungen« ausführen. Sie werden bald ein gewisses »Brennen« in Ihrer Bauchmuskulatur verspüren, ein Indiz dafür, dass Ihre Muskeln starke Arbeit geleistet haben. Selbst wenn Sie nur wenig oder kaum hochkommen, verfehlt diese Übung nicht ihre Wirkung: Ganz allmählich wird Ihre Bauchmuskulatur kräftiger und aus 10 Wiederholungen werden 20, dann 30 und bald machen Sie mehrere Serien à 30 bis 50 Wiederholungen. Bald merken Sie auch, dass Ihr Bauch zunehmend straffer und Ihr Körper in seiner Haltung ansprechender wird. Sie sind Ihrem eigenen Anspruch einen kleinen Schritt näher gekommen!

Die *Rückenmuskulatur* als ebenfalls typische Haltemuskulatur kräftigen Sie statisch und dynamisch mit den in Abb. 22-27 gezeigten Übungen.

Ein Kraftausdauertraining steht im Zentrum eines präventiven und rehabilitativen Trainings zur Vermeidung bzw. Linderung von Rückenschmerzen (s. auch S. 66 und 81).

Nachdem bei »Rückenpatienten« vor allem die Rückenstreck- und die Bauchmuskulatur geschwächt sind, kommt es aufgrund dieses Kraftdefizits zu Verspannungszuständen im Rückenbereich und damit in der Folge zu Rückenschmerzen. Ein adäquates Kraftausdauertraining der Rumpfmuskulatur – es sollte vielseitig und variabel sein – bewirkt bereits nach etwa 5 bis 10 Trainingseinheiten signifikant höhere Kraftwerte. Eine deutsch-schweizerische Untersuchung konnte zeigen, dass es durch einen trainingsbedingten Kraftzuwachs der Rückenstrecker nicht nur zu einer Schmerzreduktion kam und die Zahl der Patienten, die vor Therapiebeginn täglich Medikamente nehmen musste, bis Therapieende um 80 Prozent sank, sondern dass auch die Zahl der Patienten, die zu Therapiebeginn arbeitsunfähig war, ebenfalls um 80 Prozent vermindert werden konnte (Biggoer 1997).

Was für die Bauch- und Rückenmuskeln gilt, hat auch für die anderen Muskelgruppen seine Gültigkeit. Zur Verbesserung der *Stützkraft* der Arme z.B. können Sie während der Arbeit immer wieder ein paar »Liegestütze« als kleine aktive Pause einbauen: Sie stützen sich gegen die Wand und machen 10 oder mehr Liegestütze unter diesen erleichterten Bedingungen (je besser Sie sind, desto größer wird der Fußabstand von der Wand und desto anstrengender wird die Übung). Diese Übung wiederholen Sie mehrfach im Laufe des Tages. Allmählich erhöhen Sie die Belastung, indem Sie die Liegestützen nicht mehr an der Wand, sondern am Tisch, am Stuhl oder – dies sollte vor allem jüngeren Personen vorbehalten bleiben – gar am Boden ausführen.

Zur Verbesserung der *Beugekraft* der Arme bieten sich erleichterte Klimmzüge an der Klimmzugstange (im Schrägliegehang rücklings, Fersen am Boden) oder Klimmzüge am Türrahmen mit Unterstützung der Beine (dosierter Abdruck) an.

Ihre Beine bzw. Ihre Oberschenkelmuskeln können Sie am Arbeitsplatz ebenfalls auf einfache Weise kräftigen: Sie »setzen sich« mit dem Rücken an die Wand. Oberkörper aufrecht, Arme vor der Brust verschränkt, Oberschenkel waagrecht und Unterschenkel senkrecht (s. Foto).
Sie bleiben so lange in dieser Stellung – am Anfang sind es vielleicht nur 20 bis 30 Sekunden – bis Ihnen diese Position »unangenehm« wird. Täglich wiederholen Sie diese Übung als kleine Arbeitsunterbrechung mehrmals, wobei sie versuchen, die »Sitzzeiten« zunehmend zu verlängern, so dass aus Sekunden allmählich Minuten werden. Die durch dieses Training der Kraftausdauer zunehmende Kraft wird nicht nur das Treppensteigen erleichtern, sondern zusätzlich auch in einer verbesserten »Grundkondition« für einen eventuellen Skiurlaub zum Ausdruck kommen.

Nachdem die Muskulatur durch das Kraftausdauertraining auf ein entsprechendes Ausgangsniveau gebracht wurde, könnte sich nun – falls erwünscht – ein die Maximalkraft weiter entwickelndes »Muskelaufbautraining« anschließen.

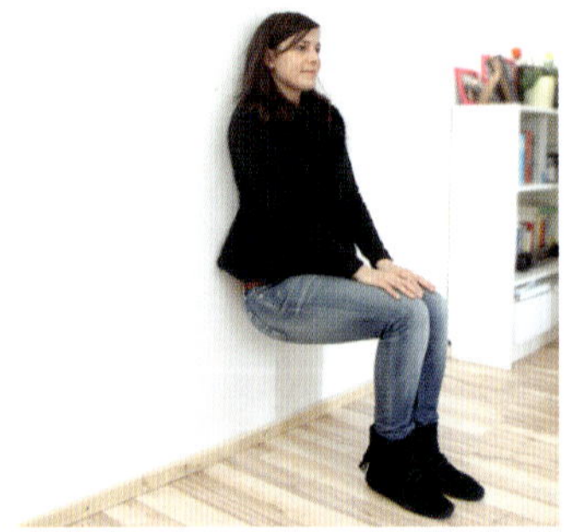

Abb. 22: Kraftausdauertraining für die Oberschenkelmuskulatur

Verschiedene Übungen zur Kräftigung der Rumpfmuskulatur

Die folgenden Übungen stellen beispielhaft einige Möglichkeiten für ein kräftigendes Heimtraining dar.

Statische Übungen

Halten Sie jede der Positionen für etwa 30 Sekunden mit jeweils 60 Sekunden Pause. Mit der Zeit können Sie die Pausenintervalle verkürzen und dafür die Belastungsintervalle verlängern.

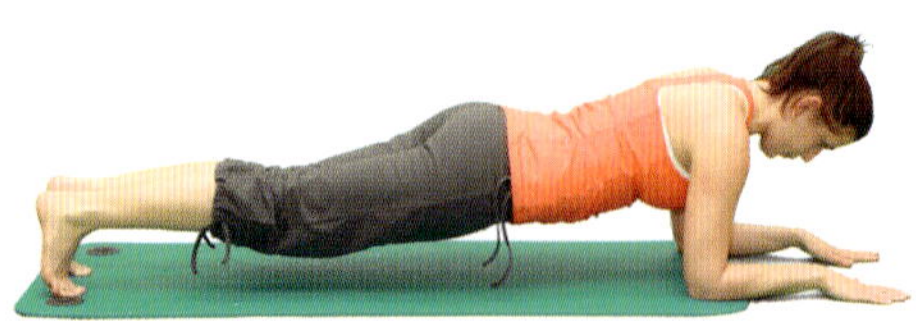

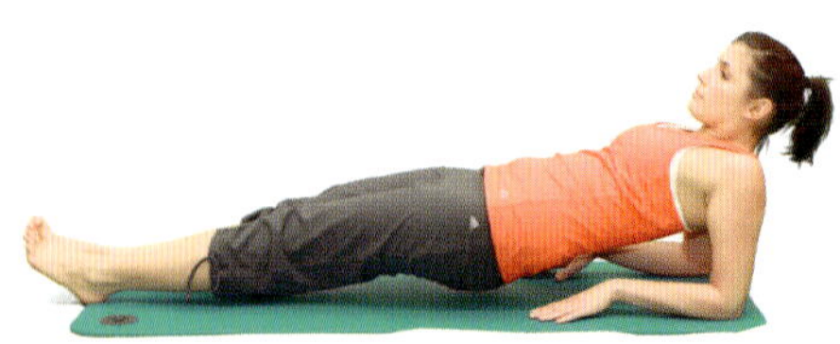

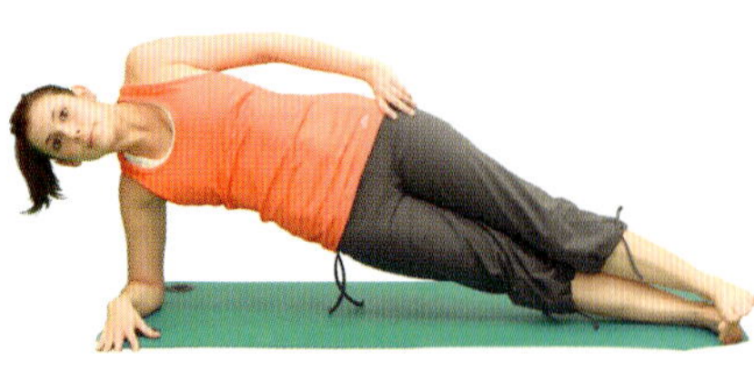

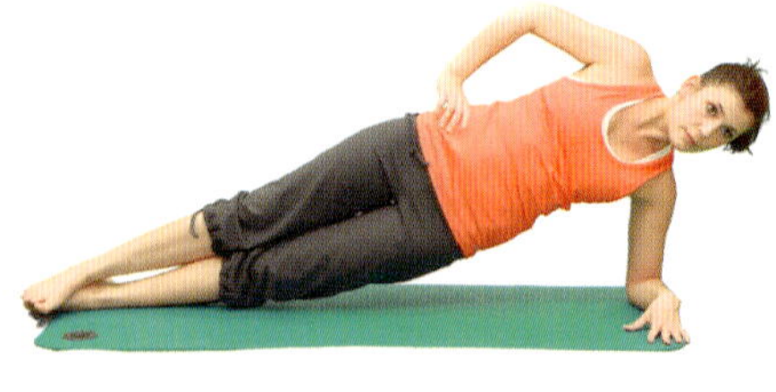

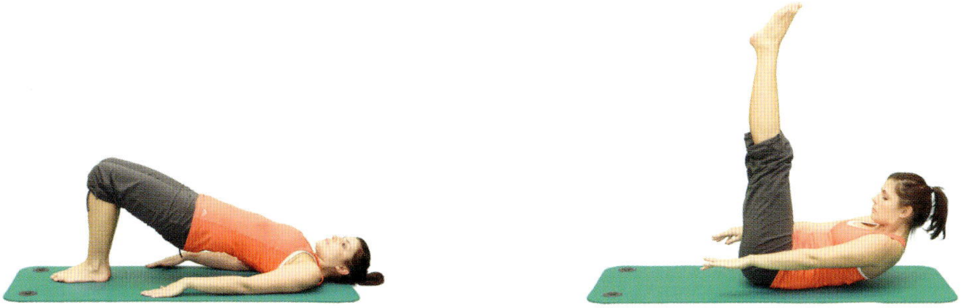

Abb. 23: Statische Übungen zur Kräftigung der Rumpfmuskulatur

Dynamische Übungen

Bei diesen Übungen sollten Sie versuchen eine möglichst hohe Wiederholungszahl zu erreichen. Fangen Sie mit etwa 20 Wiederholungen pro Übung bei 1 Minute Pause an. Mit fortschreitendem Training steigern sie schließlich die Wiederholungszahl langsam. In der linken Spalte sehen Sie die Ausgangsposition, auf der rechten Seite die Endposition.

- *Gerade Bauchmuskulatur:*

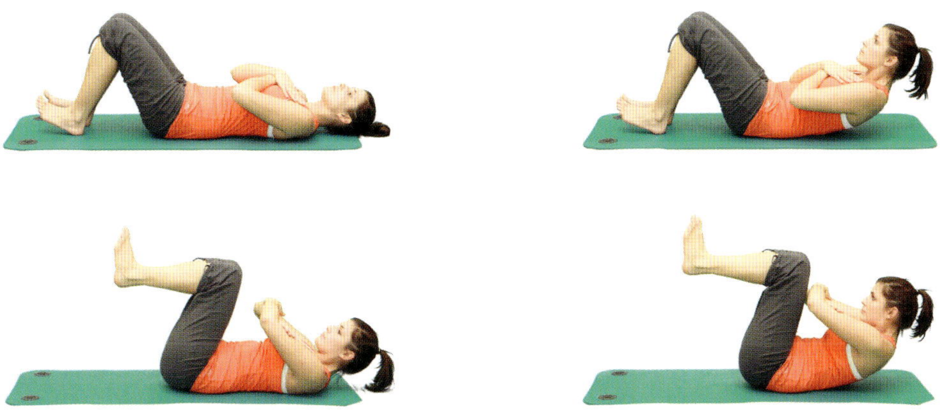

Abb. 24: Dynamische Übungen zur Kräftigung der geraden Bauchmuskulatur

Achten Sie bei der Übungsausführung auf ein gleichmäßiges Einrollen des Oberkörpers. Beginnen Sie zunächst mit der ersten Variante. Wenn Sie problemlos 15 mal Ihre Schulterblätter vom Boden abheben können, steigen Sie auf die zweite Variante um.

• Schräge Bauchmuskulatur:

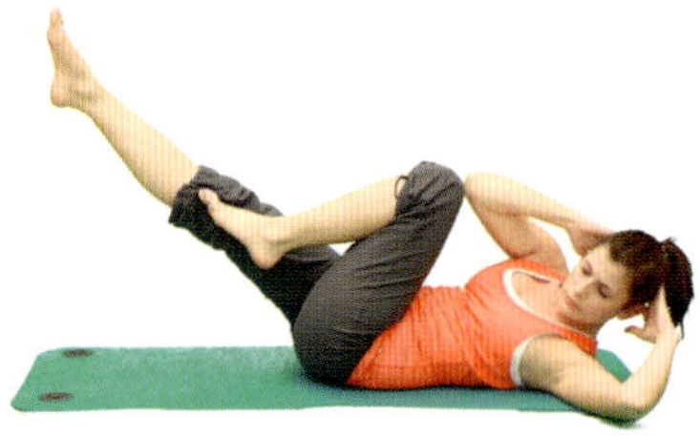

Abb. 25: Dynamische Übung zur Kräftigung der schrägen Bauchmuskulatur

Als einfachere Variante belassen Sie Hüft- und Knieglenke in einem 90°-Winkel. Die Hände berühren bei dieser Übung nicht den Kopf, um ein Reißen durch die Arme zu vermeiden.

• Rückenmuskulatur:

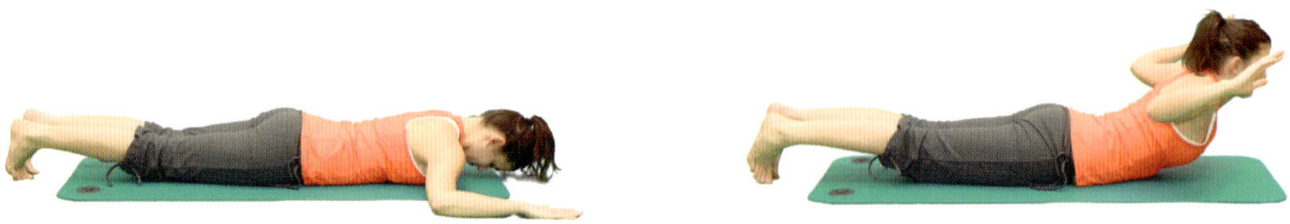

Abb. 26: Dynamische Übung zur Kräftigung der Rückenmuskulatur

Um bei dieser Übung eine Hohlkreuzbildung zu vermeiden, legen Sie sich einfach ein festes Kissen oder eine zusammengelegte Decke unter den Bauch.

• Gesäßmuskulatur:

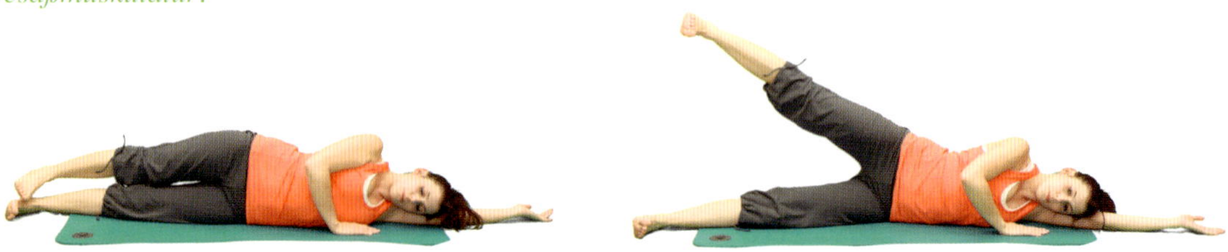

Abb. 27: Dynamische Übung zur Kräftigung der Abduktoren

Maximalkrafttraining

Während bei der Rumpfmuskulatur das bislang durchgeführte Kraftausdauertraining für Normalpersonen ausreichend ist, sollte bei der Arm- und Beinmuskulatur noch zusätzlich Wert auf eine ausreichende Maximal- und Schnellkraftschulung (s. Folgetext) gelegt werden, um z.B. bei Stürzen eine genügend kräftige und schnell reagierende Muskulatur zum Abfangen bzw. Amortisieren einsetzen zu können.

Prinzipiell sind beim Maximalkrafttraining die gleichen Übungen zu verwenden wie beim Kraftausdauertraining, jedoch mit einer höheren Belastungsintensität, zum Beispiel im Fitnessstudio durch höhere Gewichte an den verschiedenen »Kraftmaschinen«.

Ein Maximalkrafttraining dient nicht nur dem Erhalt bzw. der Steigerung der allgemeinen Kraft, sondern leistet auch – zusammen mit einem Schnellkrafttraining – einen effizienten Beitrag zum Erhalt der so genannten »schnellzuckenden« Muskelfasern, die in allen Situationen, die ein schnelles Handeln erfordern, unabdingbar sind. Darüber hinaus stellt ein Maximalkrafttraining ebenso wie ein Schnellkrafttraining eine nicht zu ersetzende vorbeugende Maßnahme zur Vermeidung der »Volkskrankheit« Osteoporose (Knochenschwund) dar (s. Extrakapitel X, S. 124). Durch einfache isometrische Übungen kann die Maximalkraft der Extremitäten und Rumpfmuskulatur trainiert werden (s. Abb. 28).

Einfache statische und dynamische Übungen zur Verbesserung der Armkraft

Abb. 28 zeigt eine Reihe statischer Übungen, mit denen Sie die Armkraft- bzw. die Kraft der Schultermuskulatur am Arbeitsplatz verbessern können.

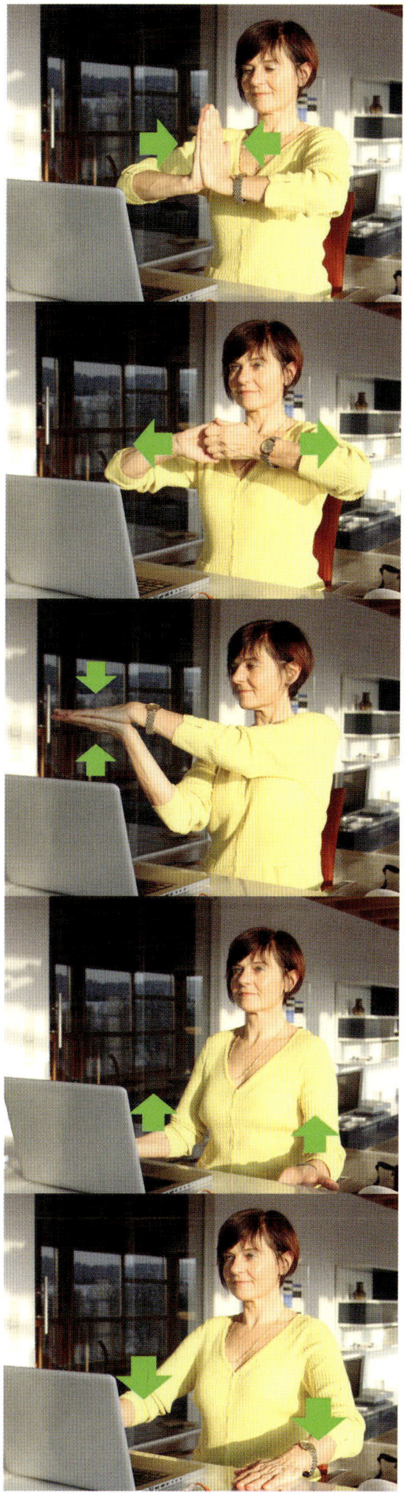

Abb. 28: Verschiedene Isometrische Übungen zur Verbesserung der Armkraft bzw. der Kraft der Schultergelenksmuskulatur.

Als dynamische Übungen eignen sich die bereits erwähnten Übungen »Liegestützen« (Kräftigung der Armstrecker) und »Klimmziehen« (Kräftigung der Armbeuger) in intensiverer Ausführung sowie Übungen mit der Hantel oder dem Theraband.

Einfache statische und dynamische Übungen zur Verbesserung der Beinkraft

• *Statische Übungen zur Verbesserung der Beinkraft*

- Sitzübung an der Wand (s. Abb. 22)

- Stuhlübungen:

Allein: Während Sie aufrecht in Ihrem Stuhl sitzen, schlagen Sie die Beine übereinander, so dass die beiden Unterschenkel übereinander zu liegen kommen. Dann drücken Sie isometrisch (also ohne sichtbare Bewegung) mit dem hinteren Unterschenkel nach vorne und mit dem vorderen nach hinten. Dann wechseln sie das vordere und hintere Bein. Dies machen Sie mehrfach einige Sekunden (sie zählen z.B. langsam bis 7) und mehrfach über den Tag verteilt. Diese beiden Maximalkraftübungen kräftigen ihre Kniestreck- und Kniebeugemuskeln.

Mit Partner: Sie sitzen ihrem Partner im Stuhl so gegenüber, dass Partner 1 mit den Oberschenkeln die Oberschenkel von Partner 2 gegen dessen Widerstand zusammendrückt (= Übung zur Kräftigung der Adduktoren) bzw. auseinanderdrückt (= Übung zur Kräftigung der Abduktoren)

• *Dynamische Übungen zur Verbesserung der Beinkraft bzw. der Hüftstreckmuskulatur*

Als dynamische Übungen eignen sich Kniebeugen ohne oder mit Zusatzgewichten (Training der Knie- und Hüftstrecker) sowie Sprünge aller Art (beidbeinig, einbeinig).

Schnellkrafttraining

Ein Schnellkrafttraining ist vor allem für die Arm- und Beinmuskulatur im Sinne der bereits erwähnten Sturzprophylaxe, zur Osteoporosevorbeugung (s. Kapitel X und s.S.124) und zum Erhalt der schnellzuckenden Muskelfasern (FT- bzw. II a und IIx-Fasern) sowie schneller Schutzreflexe der Arme und Beine notwendig.

Die Beinmuskulatur kann durch vielfach variierte beid- und einbeinige Sprungübungen am Platz oder in der Vorwärtsbewegung schnellkräftig gemacht werden. Die Armstrecker können durch explosiv ausgeführte Liegestützen an der Wand in ihrer Schnellkraft verbessert werden. Bei der Betonung der Streckbewegung sowie beim exzentrischen (nachgebenden) Abfangen beim Anfallen an die Wand werden die Strecker trainiert. Bei explosiv ausgeführten Klimmzügen im Schrägliegehang rücklings erfahren die Armbeuger eine adäquate Schnellkraftschulung.

Desweiteren können Sie ihre Schnellkraftfähigkeit über das so genannte Propriozeptive Training trainieren.

Propriozeptives Krafttraining

Bei einem Propriozeptiven Training handelt es sich um gymnastische Kraftübungen auf einem »labilen« Untergrund. Durch die für den Gleichgewichtserhalt notwendige Beanspruchung der Stützmotorik wird hierbei neben der Zielmuskulatur auch die schnellkräftige Reflextätigkeit der Haltemuskulatur gefördert und damit eine hochgradig effektive Sturz- und Verletzungsprophylaxe betrieben. Als Unterlage eignen sich neben den speziellen Wackelbrettern und Trainingskissen auch sämtliche weiche Unterlagen wie Matratzen, zusammengerollte Gymnastikmatten oder Sitzbälle.

Beispiele für ein Propriozeptives Krafttraining für die Arm- und Beinmuskulatur zuhause wären demnach z.B. Kniebeugen, Liegestützen auf einer Luftmatratze oder das Balancieren auf einem

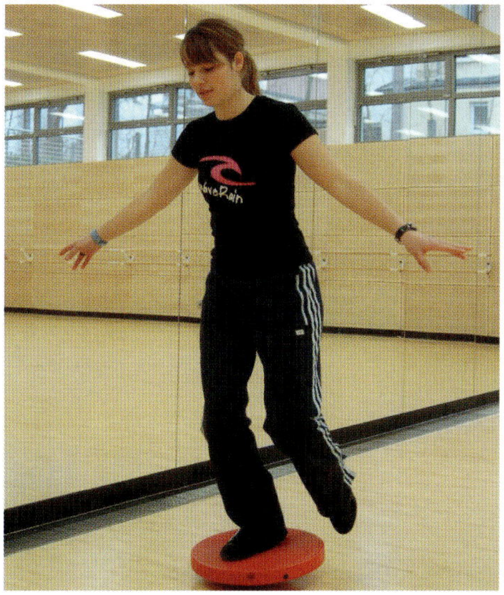

Abb. 29: Kräftigung der Beinmuskulatur und propriozeptive Schulung auf dem Drehkreisel

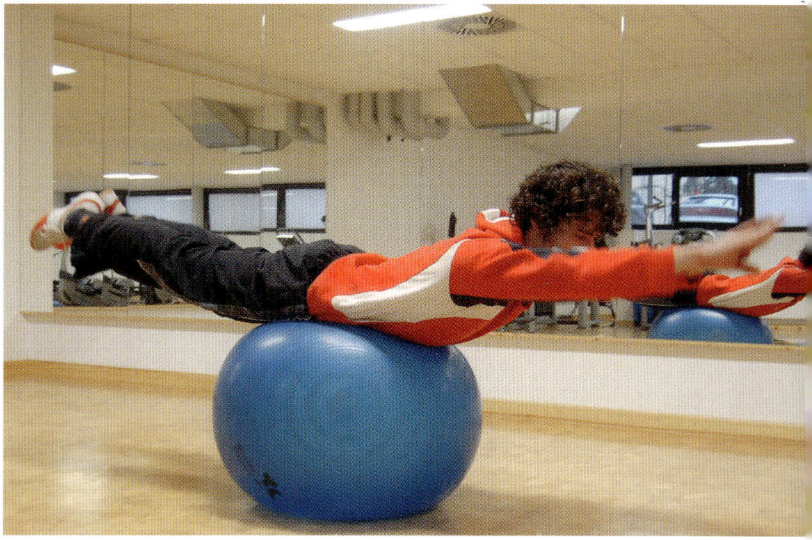

Abb. 30: Stärkung der Rückenmuskulatur und propriozeptive Schulung mit Hilfe des »Petziballes«

Bein auf einem Drehkreisel (s. Abb. 29). Abb. 30 zeigt eine Übung zum Training der Rückenmuskulatur.

Wenn Sie auf diese Weise alle Ihre Muskeln während der Arbeit, zu Hause oder im Fitnessstudio regelmäßig trainieren, dann haben Sie einen entscheidenden Beitrag zum Erhalt bzw. zur Steigerung Ihrer Kraftfähigkeiten geleistet.

Organisation eines gesundheits- und fitnessorientierten Krafttrainings

Ob in der Gruppe oder allein: Jeder kann und sollte sein tägliches Krafttrainingsprogramm nach eigenem Geschmack absolvieren und es als seinen Eigenbeitrag für eine selbstständige Zukunft sowie ein finanzierbares Gesundheitswesen betrachten!

Krafttraining in Verbindung mit dem Arbeitsplatz

Wie den obigen Ausführungen zu entnehmen ist, können praktisch fast alle Hauptmuskelgruppen im Rahmen einer mehrfach wiederholten kurzen »aktiven« Erholungspause während des Arbeitsprozesses allein oder mit Partner durchgeführt werden. Ein derartiges abwechslungsreiches Training ist nicht nur von höchster Gesundheitsrelevanz, sondern dient auch der psycho-mentalen Erholung und der allgemeinen Stimmungsaufhellung.

Krafttraining in der Form eines Heimtrainings

Ist das Krafttraining am Arbeitsplatz nicht oder nur stark eingeschränkt möglich, dann kann es zu Hause nach eigenem Ermessen durchgeführt bzw. ergänzend zum Arbeitsplatztraining absolviert werden.

Krafttraining im Fitnessstudio

Der Vorteil eines Fitnessstudios liegt nicht nur darin begründet, dass hier eine Vielzahl von Kraftmaschinen und Geräten zur Kraftschulung zur Verfügung steht, die ein optimales und gefahrloses Training aller Hauptmuskelgruppen ermöglicht, sondern auch entsprechendes Personal zur Verfügung steht, das zur Beratung für individuelle Fragestellungen bzw. Probleme herangezogen werden kann. Ein hoch qualifiziertes und gut ausgebildetes Personal weist Sie professionell z.B. in eine gezielte »Rückenschule« ein und zeigt Ihnen, welches Programm für Sie am günstigsten ist und was Sie lieber nicht tun sollten.

Im Fitnessstudio ist außerdem die Durchführung eines gezielten, gerätegestützten *Mehrstationentrainings* (z.B. Kiesertraining) oder *Zirkeltrainings* mit mehreren Übungen (Hauptmuskelgruppen) möglich.

Geeignete Sportarten

Im Grunde kommen alle Sportarten in Frage, die ein abwechslungsreiches Training der Extremitäten- und Rumpfmuskulatur beinhalten.

Für Kinder und Jugendliche sind hier vor allem das Turnen, das Klettern und verschiedene Kampfsportarten (Ringen, Judo, Karate, Capoeira etc.) mit ihrer ausgezeichneten allgemeinen Körperschule empfehlenswert.

Für Erwachsene eignen sich u.a.:

- Kraftbetonte Gymnastik am Arbeitsplatz oder zu Hause
- Gezieltes Krafttraining im Fitnessstudio.
- Klettern unter entsprechenden Sicherungsbedingungen
- Tai Chi
- Step Aerobic

Zum Erhalt des allgemeinen Schnellkraftniveaus eignen sich alle Spielsportarten. Allerdings sollte mit zunehmendem Alter aus Gründen der Unfall- und Verletzungsvorbeugung von Sportarten mit direktem Kontakt zum Gegenspieler, wie z.B. beim Fußball oder Handball abgesehen und vermehrt Spiele bevorzugt werden, bei denen eine Trennung vom Gegenspieler gegeben ist, wie dies z.B. bei allen Rückschlagspielen (Federball/ Badminton, Tischtennis, Family-Tennis, Tennis etc.) der Fall ist.

Krafttraining bei speziellen Gesundheitsproblemen

Obwohl Krafttraining im Allgemeinen - optimal an die individuellen Gegebenheiten angepasst - für jedermann von großem Nutzen ist, so ist doch bei Personen mit spezifischen Problemen auf eine entsprechende Adaptation des Trainingsregimes zu achten.

Kraftbelastungen bei Personen mit Knie- und Hüftarthrosen

Günstig sind vor allem Sportarten ohne große Stoßbelastungen, wie sie bei Sprüngen, abrupten Abbremsbewegungen, Richtungswechseln oder Schlagbewegungen mit hoher Schnellkraftentwicklung gegeben sind.

Als ideal gelten demnach Sportarten, die sich durch gleichmäßig rhythmische Bewegungen, weiche harmonische Bewegungsabläufe und geringe Bewegungsenergien auszeichnen, wie z.B. Gymnastische Übungen, Radfahren, Rollschuhlaufen/Inlineskaten, Rudern, Kajakwandern oder Schwimmen. Ebenfalls in Frage kommen Sportarten wie Wandern, Bergwandern, Skilanglauf und Tanzen, da sie wohldosiert und ohne allzu große Stoßkräfte absolviert werden können.

Kraftbelastungen bei Personen mit Bluthochdruck

Bei Personen mit Bluthochdruck ist jedes Maximal- bzw. Schnellkrafttraining kontraindiziert, da es Blutdruckspitzen provozieren und zu akuten Gefährdungen im Herz-Kreislauf-System führen kann. Zu den Problemsportarten gehört auch Skifahren. Es führt zum einen über die ständige isometrische Anspannung der Haltemuskulatur, zum anderen über die stets wiederkehrenden hochdynamischen Richtungsänderungen zu einem ausgeprägten Blutdruckanstieg und sollte damit nicht im Kanon der geeigneten Sportarten erscheinen.

Geeignet sind demnach Sportarten mit moderater, gut dosierbarer Kraftausdauerkomponente wie Radfahren, Rudern oder Bergwandern.

Kraftbelastungen bei Personen mit Osteoporose

Ebenso wie bei Personen mit Arthrosen kommen bei Osteoporotikern keine Sportarten mit großen Stoßbelastungen und hoher Schnellkraftentwicklung in Frage.

Ein Krafttraining bei Osteoporose sollte nur unter ärztlicher Kontrolle bzw. unter Einbeziehung von speziell dafür ausgebildetem Personal durchgeführt werden. Besonders geeignet ist ein über Monate geplantes, allmählich progressiv gesteigertes Kraftausdauertraining in einer »Osteoporosegruppe« bzw. in einem Fitnessstudio. Absolut vermieden werden sollten starke vertikale Belastungen der Wirbelsäule, die aufgrund der überwiegend spongiösen Knochenstruktur der Wirbelkörper besonders frakturgefährdet ist.

Krafttraining bei Personen mit Übergewicht

Wie im Kapitel IX (s.S. 110) näher ausgeführt wird, eignet sich ein Kraftausdauertraining in der Form eines Mehrstationen- oder Zirkeltrainings unter Einbeziehung der Hauptmuskelgruppen aufgrund des hohen Energieverbrauchs ausgezeichnet zur Reduzierung zur Gewichtsabnahme.

Krafttraining bei Personen mit Rückenproblemen

Wie bereits dargestellt (s.S. 66), stellt ein vielseitiges und variables Krafttraining vor allem der Rumpfmuskulatur eine effiziente Möglichkeit zur Vermeidung bzw. Behebung von Rückenproblemen dar. Zusätzlich sollten noch einige Ratschläge für den Alltag zum richtigen Sitzen, Stehen, Heben, Tragen und Liegen beherzigt werden (s. Abb. 31).

Zusammenfassend lässt sich feststellen, dass es sich lohnt, ein lebensbegleitendes präventives Krafttraining durchzuführen, da vor allem mit zunehmendem Alter – und damit meist abnehmender körperlicher Aktivität - die allgemeine Kraft abnimmt und auf diese Weise eine Vielzahl von kraftabhängigen Problemen wie Rückenschmerzen, Osteoporoseentwicklung etc. vermieden werden kann.

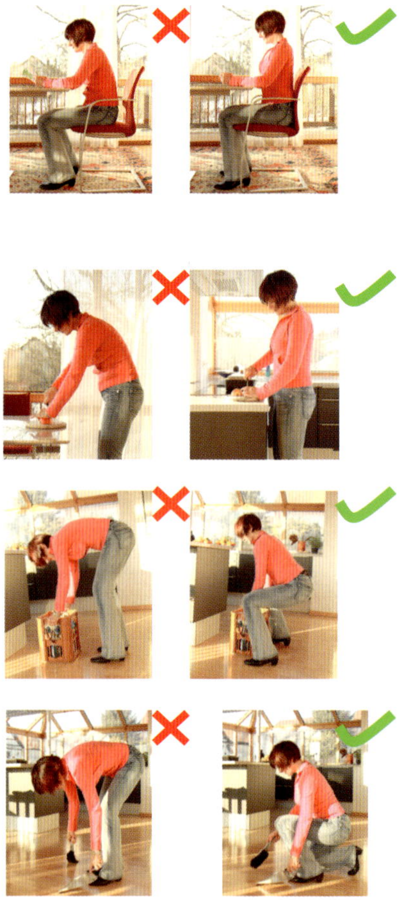

• *Sitzende Tätigkeit*

Bei überwiegend sitzendender Tätigkeit sollten Sie folgendes beachten:
Stellen Sie die Lehne so ein, dass der Rücken ca. 15-20 cm über der Sitzfläche gestützt wird. Vermeiden Sie zudem überlange Sitzzeiten in der falschen oder immer gleichen Haltung; Stehen Sie zwischendurch auf für eine kurze Streck- und Bewegungspause und wechseln Sie öfters die Sitzposition.

• *Stehende Tätigkeit*

Die Arbeitsfläche sollte ein bequemes aufrechtes Stehen ermöglichen. Stellen Sie wenn möglich ein Bein abwechselnd hoch (z.B. Kiste oder Schemel).

• *Heben und Tragen von Lasten*

Achten Sie auf ein möglichst körpernahes Anheben von Gegenständen mit gestrecktem Rücken, da dass Anheben mit einem runden Rücken zur starken Mehrbelastung der Lendenwirbelsäule führt.

• *Hausarbeit:* Bügeln, Staubsaugen, Kehren u.ä.

Aufrecht stehen, evtl. einen Fuß abwechselnd hoch stellen. Beim Staubsaugen ein langes Saugrohr verwenden. Wenn es unter die Schränke geht, gehen Sie in die Hocke oder knien Sie sich hin.

Wichtig: nicht lange in gebückter Haltung arbeiten!

• *Liegen:* Vermeiden Sie eine durchgelegene Matratze.

Zu empfehlen sind eine feste Unterlage (harter Rost) und darauf eine weiche Matratze, so dass der Körper überall gleichmäßig aufliegt. Keine zu großen oder dicken Kissen verwenden, die den Oberkörper in eine halbe Sitzlage bringen. Günstig ist ein kleines und flaches Kissen zur Unterstützung von Kopf und Nacken.

Abb. 31: Ratschläge für den Alltag zur Vermeidung von Rückenproblemen

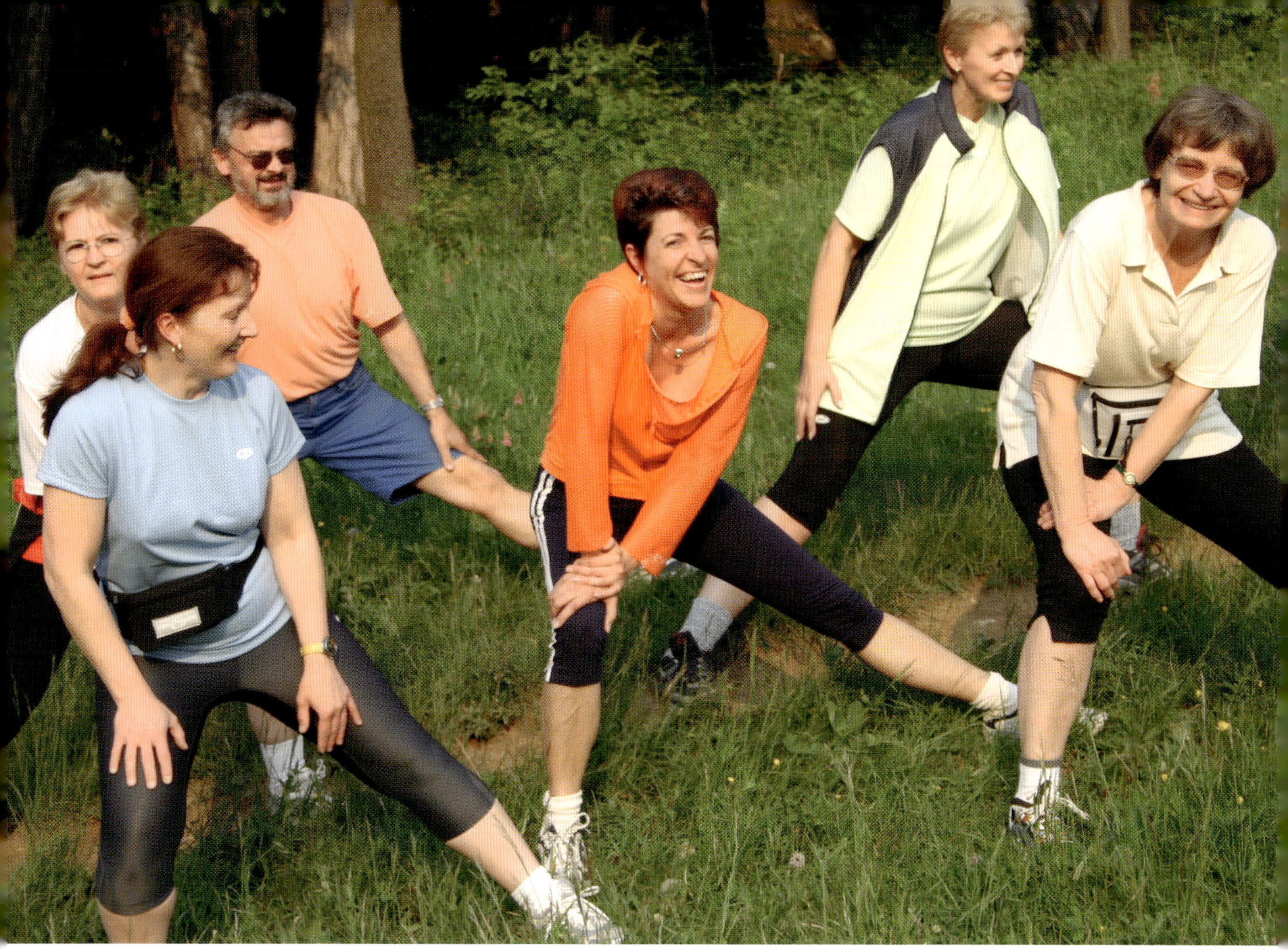

KAPITEL VII

BEDEUTUNG EINES BEWEGLICHKEITSTRAININGS FÜR GESUNDHEIT UND FITNESS

Die Beweglichkeit stellt einen Faktor dar, dessen Bedeutung für die allgemeine Fitness und die Alltagskompetenz vielfach unterschätzt wird. Dementsprechend erachten es die Wenigsten für notwendig, sich regelmäßigen Dehnungsübungen zu unterziehen.

Beweglichkeit ist derjenige Faktor, der zum einen am schnellsten bei Nichtschulung verloren geht, zum anderen bei entsprechendem Training am besten ein Leben lang auf einem hohen Niveau gehalten werden kann.

Die Beweglichkeit ist im Kindesalter am höchsten, da hier der Anteil an elastischen Fasern im Bereich des Muskel-, Sehnen- und Bandapparates am größten und aufgrund des erhöhten Wasseranteils die Gewebsdichte am geringsten ist. Mit zunehmendem Alter nimmt sowohl der Anteil an elastischen Fasern als auch der Wasseranteil in den Geweben ab. Dies führt zu einer progressiven Abnahme der Beweglichkeit. Frauen sind aufgrund geringerer Gewebsdichte beweglicher als Männer.

Wie Tab. 6 zeigt, kann neben der altersbedingten Abnahme der Beweglichkeit noch eine Vielzahl weiterer Faktoren die Beweglichkeit einschränken.

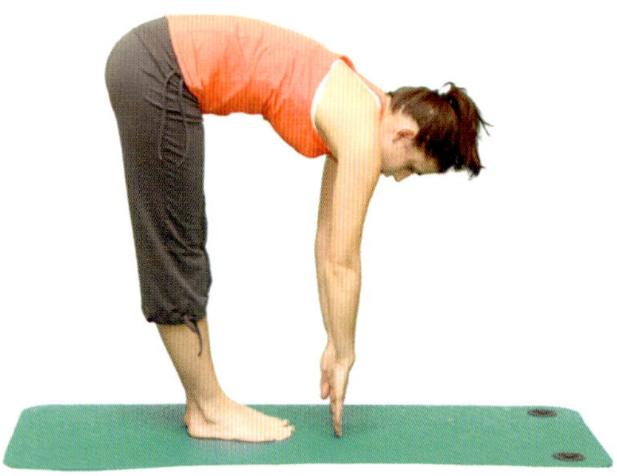

Neurophysiologische Faktoren der Beweglichkeitseinschränkung

- Mechanische Reizung der Schmerzrezeptoren von Muskeln, Gelenkkapseln, Knochen, Gefäßen und Strukturen des Gelenkbinnenraumes
- Chemische Aktivierung der Schmerzrezeptoren durch Entzündungsreaktionen
- Lokale Versorgungsstörungen durch Durchblutungsstörungen
- Nervenkompression
- Psychosomatische Überlagerung (Schmerz, erhöhte Muskelspannung)
- Psychogen bedingte Inaktivität

Muskuläre Faktoren der Beweglichkeitseinschränkung

- Verkürzung der Muskulatur
- Gleitstörungen (Verklebung)
- Bindegewebsverdickung
- Ödeme (Wassereinlagerungen)
- Vermehrte Bindegewebseinlagerung in die Muskulatur (Immobilisation, Alterseinfluss)

Knöcherne, bindegewebige, mechanische Faktoren der Beweglichkeitseinschränkung

- Anlagebedingte knöcherne Vorgaben (individuelle anatomische Besonderheiten)
- Erworbene knöcherne Vorgaben (z.B. durch Randzackenbildung im Gelenksbereich)
- Narbenbildung (z.B. nach Verletzung, Operation)

Tab. 6: Faktoren, welche die Beweglichkeit beeinflussen können.

Ob ein Gelenk mehr oder weniger beweglich ist, hängt vor allem von seinen bindegewebigen Begleit- und Schutzstrukturen (Kapsel- und Bandapparat) bzw. seiner muskulären »Umgebung« ab.

Tägliches Training hält die Gelenkkapsel und die muskulären bindegewebigen Strukturen elastisch. Bewegungsmangel und damit verbunden eingeschränkte Bewegungsexkursionen – wie sie für den normalen Bewegungsalltag typisch sind – führen jedoch im Laufe der Zeit unmerklich zu einer zunehmenden Einschränkung der Bewegungsamplitude bzw. zu einer allmählichen »Einsteifung« der Gelenke.

Dieser Vorgang wird durch die bereits erwähnte altersbedingte Abnahme elastischer Fasern im Bereich dieser Strukturelemente beschleunigt.

Zielsetzungen des Beweglichkeitstrainings

Welchen Nutzen im Detail ein altersadäquates Beweglichkeitstraining hat, soll in der Folge aufgezeigt werden.

Übersicht 3 macht deutlich, dass ein Beweglichkeitstraining mit ihren unterschiedlichen Zielsetzungen in vielfacher Hinsicht von Nutzen für unsere Gesundheit bzw. Fitness ist.

Beweglichkeitstraining zum Erhalt der Alltagskompetenz

Jungen Menschen fällt es meist nicht auf, welche Bedeutung eine eingeschränkte Beweglichkeit für die Bewältigung der Alltagsanforderungen hat. Ältere Personen hingegen werden täglich mit den zunehmenden Einschränkungen konfrontiert, die sich durch eine abnehmende Beweglichkeit ergeben: Immer schwerer fällt es, die Strümpfe anzuziehen, die Schuhe zu binden oder die Fußnägel zu schneiden, auf den Boden gefallene Dinge aufzuheben oder den Mantel ohne fremde Hilfe anzuziehen. Bei der Bewältigung der täglichen Verkehrsanforderungen wird das Gesichtsfeld durch eine mangelnde Beweglichkeit der Halswirbelsäule und eine damit reduzierte Kopfwendigkeit eingeengt. Dadurch wird leichter ein von der Seite bzw. von hinten kommender Verkehrsteilnehmer übersehen.

Übersicht 3: Zielsetzungen eines Beweglichkeitstrainings

- Erhalt bzw. Steigerung der psychophysischen Leistungsfähigkeit und Belastbarkeit
- Ökonomisierung der Muskelarbeit
- Vermeidung von muskulären Dysbalancen
- Haltungsprophylaxe
- Verletzungsprophylaxe
- Erleichterung beim Bewegungslernen
- Optimierung der Wiederherstellung nach Belastung
- Psychoregulative Wertigkeit
- Erhalt der Alltagskompetenz

Es wird deutlich, dass ein regelmäßiges, lebensbegleitendes Beweglichkeitstraining unabdingbar ist. Selbst die steifsten Gelenke lassen sich durch behutsames Dehnen wieder beweglicher machen.

Wie weit der Mangel an täglicher Beweglichkeitsarbeit zu Einschränkungen an Beweglichkeit führt, mag an folgendem Beispiel deutlich gemacht werden: Versuchen Sie hinter dem Rücken mit den Fingern der rechten Hand (von oben kommend) die Finger der linken Hand (von unten kommend) zu erfassen. Sie werden feststellen, dass Ihnen dies auf dieser Seite möglich ist bzw. besser gelingt, weil im Lebensalltag diese Seite – sie sind wie die meisten Menschen Rechtshänder – im Allgemeinen bevorzugt bei entsprechenden Aktivitäten eingesetzt wird. Wird dieser »Test«

(s.S. 88) jedoch mit der Gegenseite – also mit der linken Hand von oben kommend – ausgeführt, dann stellen Sie meist fest, dass sie es nicht bzw. weniger gut schaffen, die rechte Gegenhand zu berühren bzw. zu ergreifen. Der Grund: Die Beweglichkeit der linken Schulter wird normalerweise kaum geschult, da die dominante und damit einseitig bevorzugte Hand eine gleichermaßen gut entwickelte Beweglichkeit auf beiden Seiten verhindert.

Ähnliches gilt auch für alle anderen Gelenke: Ungeschulte Gelenke verlieren an Beweglichkeit, wenn sie nicht entsprechend gefordert werden!

Fazit: Ein tägliches Beweglichkeitstraining gehört in den Lebens- und Berufsalltag genauso integriert wie die tägliche Zahnpflege.

Beweglichkeitstraining zur Haltungsprohylaxe

Wie Abb. 32 zeigt, führt langes Sitzen (Schule, Fernsehen, Computerspiele etc.) zu typischen Veränderungen im Wirbelsäulenbereich. Aufgrund einer schwachen Bauch- und Gesäßmuskulatur kommt es zu einer Beckenkippung nach vorne und damit bereits im Kindesalter zu einer verstärkten »Hohlkreuzbildung« mit verkürzten Muskeln im Bereich der Lendenwirbelsäule (s. Abb. 33).

Ein zu stark ausgebildetes »Hohlkreuz« führt über kurz oder lang zu Rückenproblemen, weil hierbei die axiale, von oben einwirkende Belastung aus der Bandscheibenmitte heraus nach hinten in die kleinen Wirbelgelenke verlagert wird, die auf eine derartige Belastung nicht ausgerichtet sind und mit degenerativen arthrotischen Veränderungen reagieren (vgl. Abb. 33).

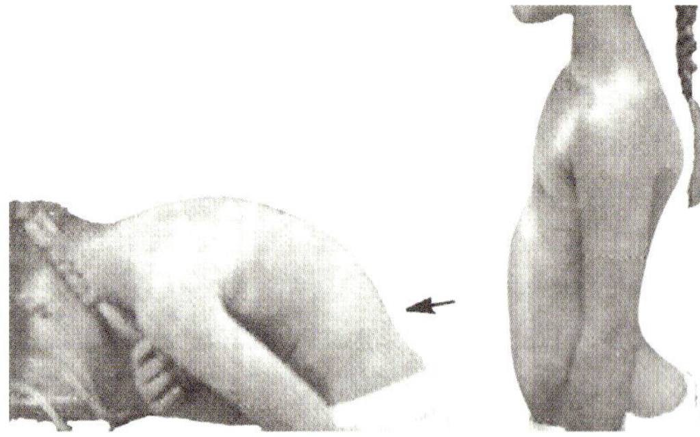

Abb. 32: Die verkürzte Lendenwirbelsäulenmuskulatur bei einer 7-jährigen Schulanfängerin. Beim Rumpfbeugen vorwärts kann das Hohlkreuz nicht mehr in eine harmonische Rückenrundung überführt werden.

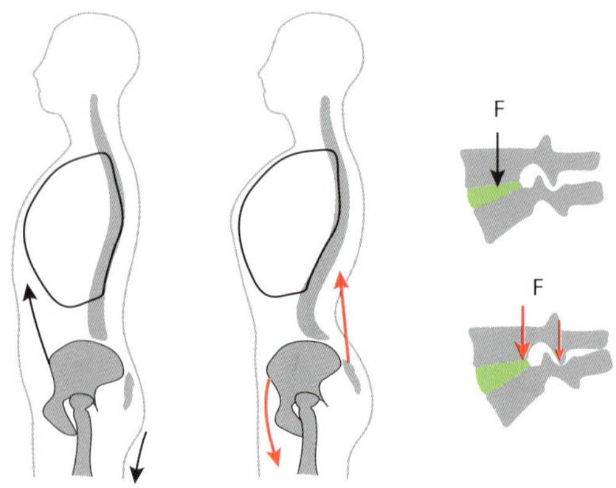

Abb. 33: a) Normale Beckenstellung und b) Beckenkippung nach vorne mit Hohlkreuzbildung bei schwacher Bauch- und Gesäßmuskulatur (mach Knebel 1985, 91).

Sinn eines haltungsprophylaktischen Trainings muss es demnach sein, die schwachen Bauch-, Rücken- und Gesäßmuskeln zu kräftigen (s. S. 74) und parallel dazu die verkürzten Hüftbeuge- und Rückenmuskeln zu dehnen, damit die Wirbelsäule wieder eine normale Schwingung (Lordose) im Lendenwirbelsäulenbereich erreicht.

Für »Schreibtischarbeiter« mit verkürzter Brustmuskulatur – sie wird vor allem durch die bei Büroarbeiten typische Rundrückenbildung im mittleren und oberen Wirbelsäulenbereich provoziert – empfiehlt sich ein regelmäßiges »Streckprogramm« während den aktiven Arbeitspausen.

Beweglichkeitstraining zur Vermeidung muskulärer Dysbalancen

Haltungsschwächen bzw. Haltungsschäden beruhen oftmals auf so genannten muskulären Dysbalancen (muskulären Ungleichgewichten). Sie entstehen aufgrund von unterschiedlich stark entwickelten oder verkürzten bzw. überdehnten Muskelgruppen.

Bei einem Schreibtischarbeiter kommt es bei schlechter Arbeitshaltung durch die meist nach vorne geneigte Rumpfhaltung zu einer Verkürzung der Brust- und zu einer Überdehnung der Rückenmuskulatur. Zusätzlich werden durch die chronische Hüftbeugung beim Sitzen die Flexoren der Hüfte verkürzt, was längerfristig zu einer Beckenkippung nach vorne und damit zu einer verstärkten Hohlkreuzbildung führt. Wie bereits dargestellt kann es damit zu einer Überlastung der Lendenwirbelkörper und ihrer Bandscheiben kommen. Der chronische Rundrücken des Schreibtischarbeiters kann zusätzlich zu Verspannungszuständen im Rückenbereich und damit zu einer entsprechenden Schmerzsymptomatik führen.

Ähnlich ergeht es einem Zahnarzt, der über Stunden gebeugt, torquiert (also mit rotiertem Rumpf) und vielfach angespannt seiner hochgradig statischen Arbeit nachgeht. Es kommt zu typischen einseitigen Verkürzungen (auf der drehseitigen Muskulatur) bzw. Überdehnungen der Gegenspieler. Die statische Arbeit stellt ebenso wie beim Schreibtischarbeiter ein hohes Gefährdungspotential für die Bandscheiben dar, da die für die Ernährung der Bandscheibe nötige Wechseldruckbelastung fehlt.

Beweglichkeitstraining zur Verletzungsprophylaxe

Durch Dehnungsübungen elastisch gehaltene Bänder, Sehnen und Muskeln sind die beste Verletzungsprophylaxe. Plötzlich auftretende Belastungsspitzen, wie sie im täglichen Leben häufig – z.B. beim Stolpern - vorkommen, können dadurch elastisch abgefedert und damit Verletzungen vermieden werden.

Beweglichkeitstraining zur Optimierung des Bewegungslernens

Mangelnde Beweglichkeit erschwert vielfach den motorischen Lernprozess, weil eine eingeschränkte Rumpf-, Hüft- oder Schultergelenksbeweglichkeit die Ausführung der Zielbewegung einschränkt oder gar unmöglich macht.

Beweglichkeitstraining zur Optimierung der Wiederherstellung nach Belastung

Durch Dehnübungen wird der Muskel entspannt und dadurch besser durchblutet. Vor allem nach einem ermüdenden Krafttraining wird der Abtransport von Ermüdungsstoffen erleichtert und der Antransport von Nährstoffen zum Wiederaufbau verbrauchter Strukturen bzw. zur Auffüllung entleerter Energiespeichern nach Belastung optimiert. Dadurch wird die Regeneration beschleunigt.

Beweglichkeitstraining als Mittel zur Entspannung

Dehnungsübungen entspannen nicht nur die Muskulatur, sondern haben ebenso eine entspannende Wirkung auf die Psyche. In Verbindung mit einer entsprechenden Atemgymnastik kommt ihr eine nicht zu unterschätzende Bedeutung bei der »Schnellentspannung« während des Arbeitsprozesses bzw. während längerer angespannter »Kopfarbeit« zu. Kaum eine Übung unterstützt das »Abschalten« besser als ein paar Ganzkörperdehnübungen.

Einfache Tests zur Einschätzung der individuellen Beweglichkeit

Um auf schnelle, aber unkomplizierte Weise eine Vorstellung vom Niveau der eigenen Beweglichkeit zu bekommen bzw. unter Umständen vorliegende Defizite zu erkennen, haben sich die so genannten *Janda Tests* bewährt. Abb. 31-35 zeigen, wie die Tests durchzuführen sind. Am Ende dieses Kapitels finden sie eine Sammlung verschiedener Übungen, mit denen Sie die eingeschränkte Dehnfähigkeit verbessern können.

Verkürzte Muskeln können langfristig nicht nur zu muskulären Dysbalancen und damit verbundenen Beschwerdebildern führen, sondern sind auch vermehrt verletzungsgefährdet hinsichtlich Muskelfaserzerrungen und -rissen.

• *Test zum Nachweis eines verkürzten geraden Schenkelmuskels (Teil des vierköpfigen Schenkelmuskels)*

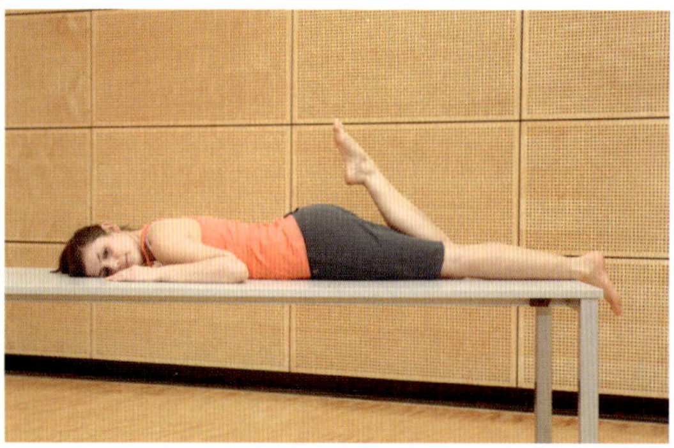

Abb. 34: Test zum Nachweis eines verkürzten geraden Schenkelmuskels.

Dieser zweigelenkige Muskel – er hat hüftbeugende und kniestreckende Funktion – gehört zu den am häufigsten verkürzten und verletzten Muskeln. Er neigt sowohl bei Personen, die lange sitzen (passive Verkürzung des zweigelenkigen Anteils des Muskels durch die dauernd gebeugte Hüfte) als auch bei Spielsportlern und Läufern (aktive Verkürzung durch die chronische Aktivitäts-Tonisierung) zur Verkürzung.

Erreicht die Ferse mit leichter passiver Nachhilfe das Gesäß, dann ist der Muskel optimal dehnbar. Beträgt der Abstand zwischen Ferse und Gesäß trotz passiver Nachhilfe 15 cm und mehr, dann liegt eine Verkürzung des Muskels vor.

• *Test zum Nachweis eines verkürzten Hüftlendenmuskels*

Dieser Muskel gehört ebenso wie der gerade Schenkelmuskel zu den meist verkürzten Muskeln.

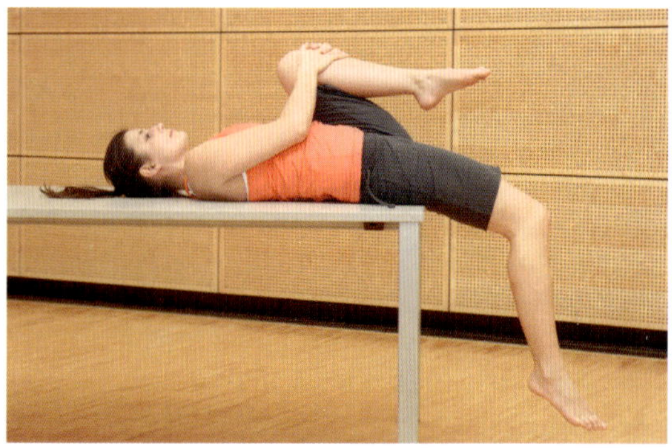

Abb. 35: Test zum Nachweis eines verkürzten Hüftlendenmuskels.

Durch das Heranziehen des Oberschenkels in Richtung Brustkorb wird die Wirbelsäule gestreckt. Dadurch erfährt der Hüftlendenmuskel der Gegenseite einen vermehrten Zug, der Oberschenkel des Testbeines geht nach oben, in Abhängigkeit vom jeweiligen Verkürzungsgrad.

Verkürzte Hüftbeugermuskeln führen zu einer Beckenkippung nach vorne und bewirken längerfristig eine verstärkte Hohlkreuzbildung mit den sich daraus ergebenden negativen Folgen (s.S. 86).

- *Test zum Nachweis einer verkürzten Wadenmuskulatur*

Die Wadenmuskulatur neigt ebenso wie die bereits dargestellten Muskeln zur passiven bzw. aktiven Verkürzung.

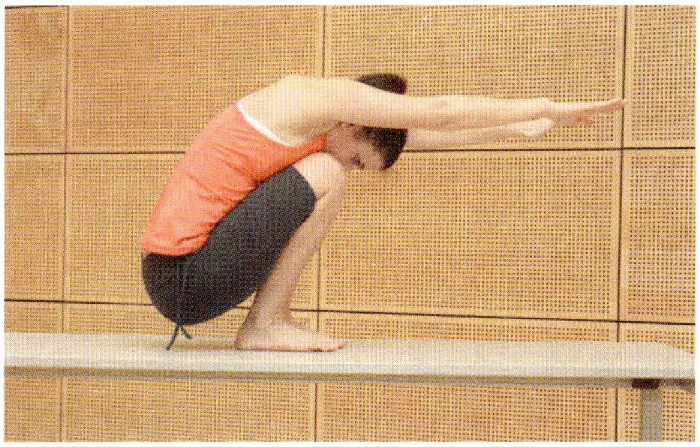

Abb. 36: Test zum Nachweis einer verkürzten Wadenmuskulatur.

Eine Verkürzung der Wadenmuskulatur liegt vor, wenn die Ferse beim Tiefgehen in die Hocke angehoben werden muss.

- *Test zum Nachweis einer verkürzten Sitzbeinunterschenkelmuskulatur (= Muskulatur der Oberschenkelrückseite)*

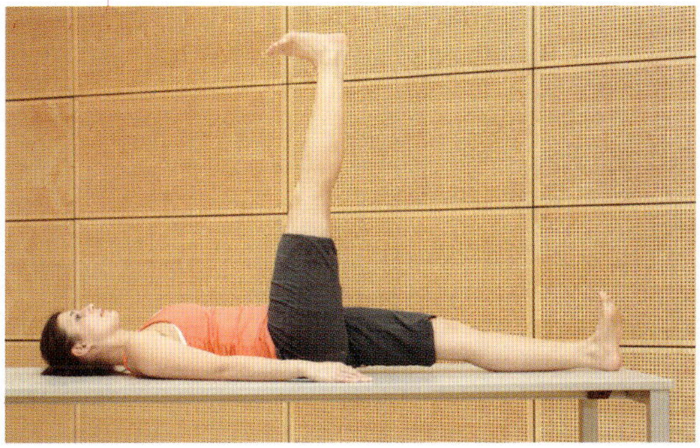

Abb. 37: Test zum Nachweis einer verkürzten Sitzbeinunterschenkelmuskulatur.

Die Dehnfähigkeit ist gut, wenn ein Bein gestreckt bis 90° ohne Spannungsschmerz in der Kniekehle angehoben werden kann. Eine leichte Verkürzung liegt vor bei einem Hüftbeugewinkel zwischen 80° bis 90°, eine starke zwischen 60° bis 80°.

- *Test zum Nachweis einer verkürzten Rückenstreckers (Lendenwirbelsäulenanteil)*

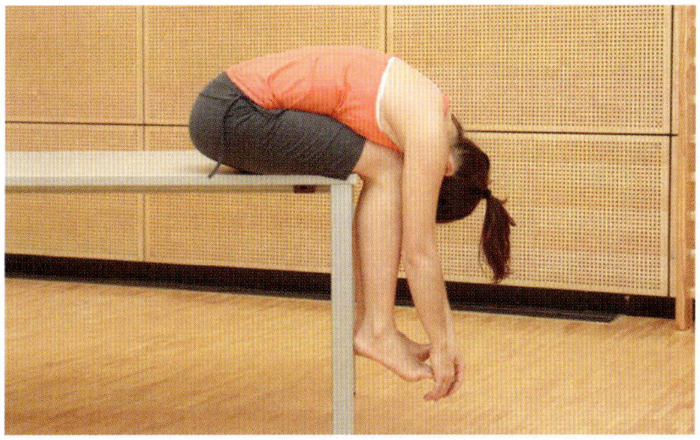

Abb. 38: Test zum Nachweis eines verkürzten Rückenstreckers.

Die Dehnfähigkeit dieses Muskels ist gut, wenn der Stirn-Kniescheibenabstand zwischen 0 bis 10 cm beträgt. Zwischen 10 bis 15 cm liegt eine leichte, bei mehr als 15 cm eine starke Verkürzung vor.

Der nachfolgende Test – er zählt nicht zu den klassischen Janda-Tests - lässt Defizite im Bereich der Schultergelenksbeweglichkeit, insbesondere aber einen verkürzten großen Brustmuskel erkennen.

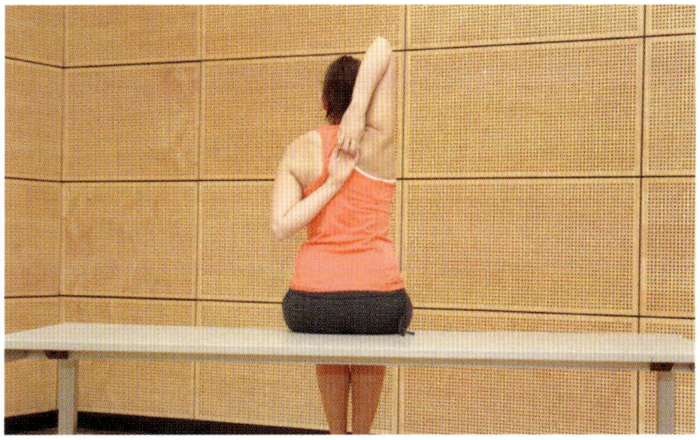

Abb. 39: Der Handgreiftest zur Einschätzung einer verkürzten Schultergelenksbeweglichkeit.

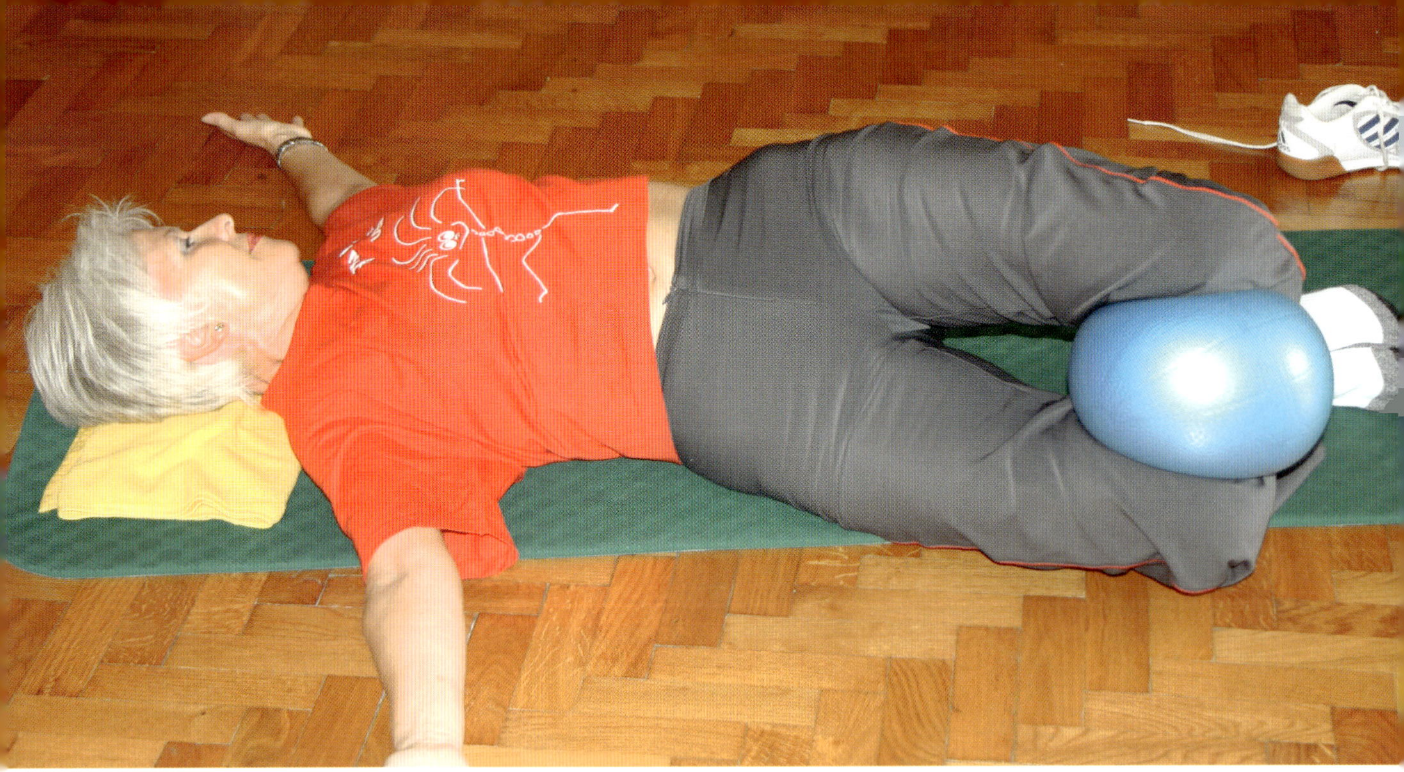

Wie sollte ein gesundheits- bzw. fitnessorientiertes Beweglichkeitstraining in der Praxis aussehen?

Methoden

Für die Durchführung eines Beweglichkeitstrainings eignen sich – je nach Zielsetzung – unterschiedliche Methoden und Dehnungsübungen.

Man unterscheidet *aktive*, *passive*, *dynamische* und *statische* Dehnmethoden.

Die *aktive Dehnmethode* beinhaltet gymnastische Übungen bei denen durch das Anspannen der muskulären Gegenspieler (Antagonisten) die normalen Grenzen der Gelenksbeweglichkeit erweitert werden. Die *passive Dehnmethode* beinhaltet Dehnungsübungen, bei denen äußere Kräfte zu Hilfe genommen werden, wie z.B. ein Partner oder eine Wand. Bei der *dynamischen Dehnmethode* kommt es zur Ausführung von Bewegungsvollzügen (Federn, Schwingen), bei der statischen wird eine Dehnposition eingenommen und unverändert beibehalten.

Neben aktiven, dynamischen und passiven Dehnmethoden gelten vor allem statische Methoden – bekannt auch unter der Bezeichnung »Stretching« – als besonders effektiv für die Steigerung der individuellen Beweglichkeit.

Beim *statischen Dehnen* bzw. Stretching werden die Muskeln über einen längeren Zeitraum in Dehnstellung – dies kann von 30 Sekunden bis zu zwei Minuten und länger dauern – gehalten. Zwischen den einzelnen Übungen werden die Muskeln durch Lockerungsübungen entspannt.

Es sollten für jede Dehnstellung etwa 3 Serien absolviert werden.

Den statischen Dehnübungen kommt insbesondere bei untrainierten bzw. älteren Menschen große Bedeutung zu, da sie sehr effizient sind, wohl dosiert werden können und damit ein geringes Verletzungsrisiko beinhalten.

Eine geeignete Dehnmethode ist aber auch die dynamische Dehnmethode. Hierbei wird wippend/federnd mehrmals eine angestrebte Dehnposition eingenommen. Die Wiederholungszahl der Wippbewegungen kann zwischen 10 und 30 liegen. Diese Methode kommt ergänzend zum Stretching insbesondere bei jüngeren oder bei regelmäßig trainierenden Personen in Frage.

Abb. 40-54 (S. 92) geben eine Übersicht der wichtigsten Übungen, die den Erhalt der allgemeinen Beweglichkeit von besonderer Bedeutung sind.

Beim Beweglichkeitstraining sollten eine Reihe methodischer Grundsätze beachtet werden.

Methodische Grundsätze zum Beweglichkeitstraining

- Es sollte nur so weit gedehnt werden, dass zwar ein ausgeprägtes Dehnungsgefühl entsteht, aber kein Dehnungsschmerz verspürt wird. Die Atmung sollte während der Ausführung gleichmäßig fortgeführt werden.

- Die Beweglichkeitsschulung sollte täglich und somit ohne längere Unterbrechung erfolgen.

- Das Beweglichkeitstraining sollte im Anschluss an eine gute Aufwärmarbeit stattfinden, nie jedoch nach anstrengenden Ausdauerübungen bzw. im Zustand muskulärer Ermüdung.

- Die Serienpausen sind mit Entspannungs- und Lockerungsübungen auszufüllen.

- Bei den Dehnungsübungen muss die Dehnungsgrenze mehrfach erreicht und allmählich erhöht werden.

- Um ein Höchstmaß an Beweglichkeit zu erreichen, sollen die Dehnungsübungen nicht nur ein-, sondern vieldimensional, also in alle Richtungen, durchgeführt werden.

Organisation eines gesundheits- und fitnessorientierten Beweglichkeitstrainings

Beweglichkeitstraining in Verbindung mit dem Arbeitsplatz

Fast jede Arbeit führt – in Abhängigkeit von der jeweiligen Arbeitshaltung - zu typischen Verkürzungen spezifischer Muskeln. Demnach empfiehlt sich in den Arbeitspausen ein systematisch durchgeführtes ausgleichendes Dehnungstraining kombiniert mit Lockerungsübungen.

Beweglichkeitstraining in der Form eines Heimtrainings

Wann immer es im Tagesablauf möglich ist, sollten kleine Pausen mit Dehnungsübungen der hauptsächlich zur Verkürzung neigenden Muskelgruppen durchgeführt werden.

Beweglichkeitstraining im Fitnessstudio

Im Fitnessstudio sollte darauf geachtet werden, dass die jeweils belastete Muskulatur – dies gilt vor allem für ein Krafttraining - mit einem Beweglichkeitstraining kombiniert wird. Jede belastete Muskelgruppe sollte unmittelbar anschließend gedehnt werden, um eine langanhaltende Muskeltonuserhöhung zu vermeiden, die längerfristig zu einer Verkürzung der jeweils trainierten Muskeln führt.

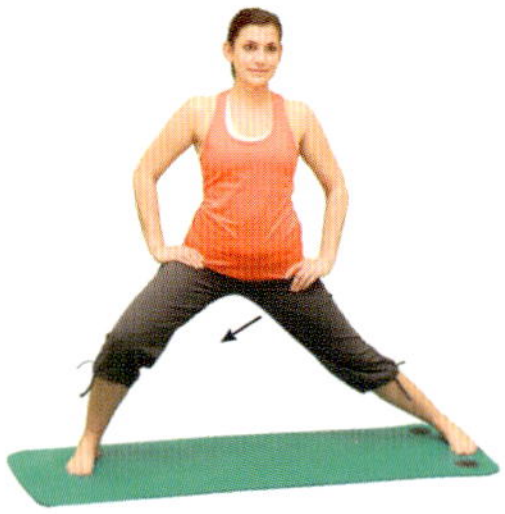

Übung 1 : Innere Hüftmuskulatur (Abb. 40:)

Hüfte schräg nach unten drücken.

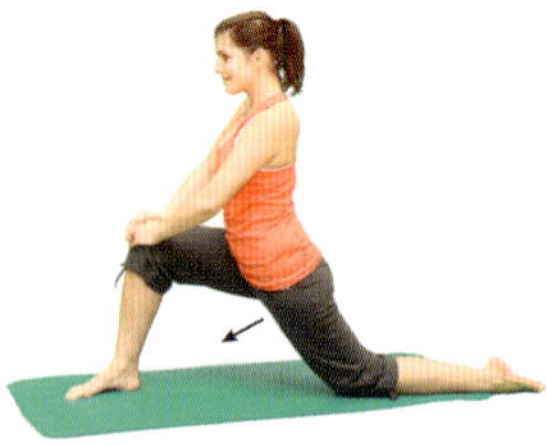

Übung 2: Vordere Hüftmuskulatur (Abb. 41:)

Hüfte nach vorne abwärts drücken.

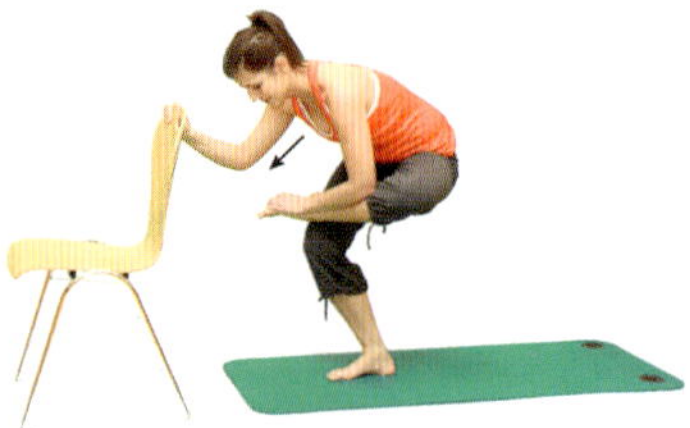

Übung 3: Hintere Hüftmuskulatur (Abb. 42:)

Fuss auf dem Knie ablegen; Oberkörper bei leicht angewinkeltem Standbein langsam nach vorne drücken.

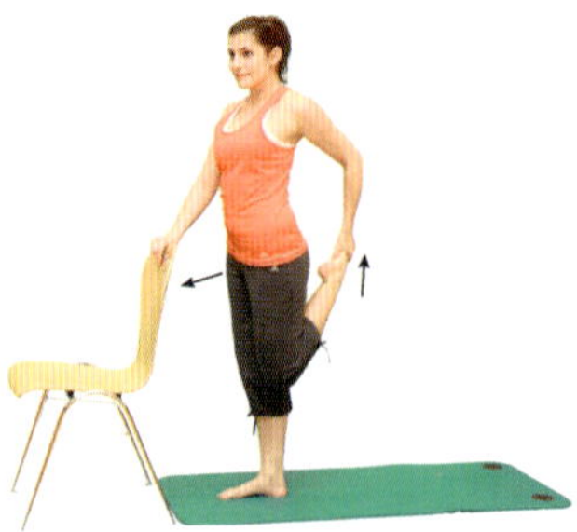

Übung 4: Vordere Oberschenkelmuskulatur (Abb. 43:)

Fuss langsam zum Gesäß ziehen, dabei Hüfte strecken. Die Kniegelenke sollten dabei möglichst nahe beieinander sein.

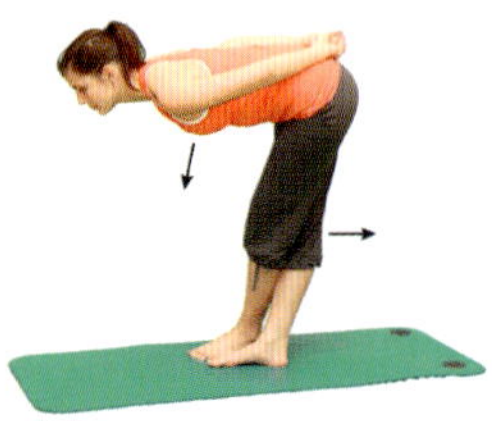

Übung 5a: Hintere Oberschenkelmuskulatur (Abb. 44:)

Gestreckten Oberkörper langsam Richtung Boden führen. Achten Sie dabei auf die Streckung Ihrer Kniegelenke.

Übung 5b: Hintere Oberschenkelmuskulatur (Abb. 45:)

Oberkörper bei gestreckten Knien langsam nach vorne beugen; Fingerspitzen (später ganze Hand) zum Boden führen.

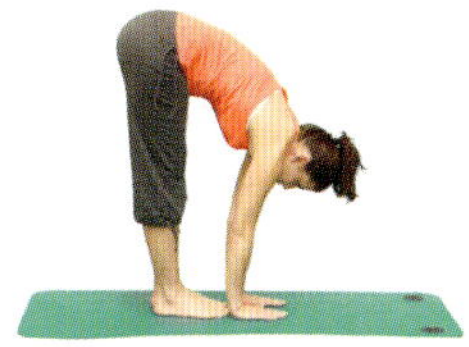

Übung 5c: Hintere Oberschenkelmuskulatur (Abb. 46:)

Hände erfassen die Füße und ziehen den Oberkörper kniewärts.

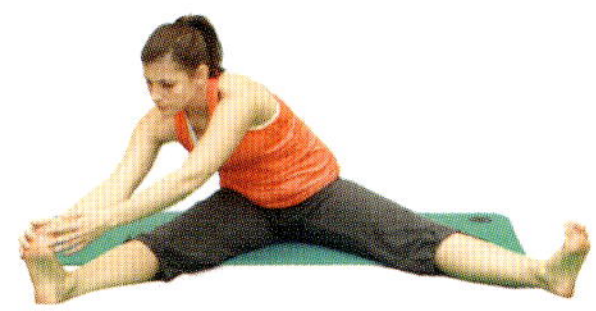

Übung 6: Hintere Unterschenkelmuskulatur (2-köpfiger Zwillingsmuskel) (Abb. 47:)

Achten Sie darauf, dass das zu dehnende Bein mit der Ferse Bodenkontakt hat und das Knie gestreckt ist. Bewegen Sie langsam die Hüfte Richtung Wand.

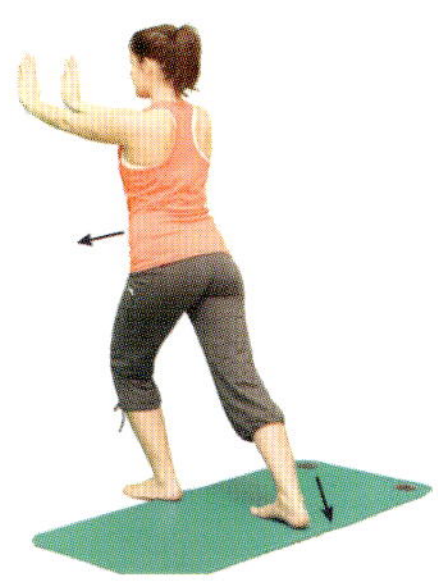

Übung 7: Hintere Unterschenkelmuskulatur (Schollenmuskel) (Abb. 48:)

Wie Übung 6; beugen Sie langsam das Knie des zu dehnenden Beines. Ferse bleibt dabei am Boden.

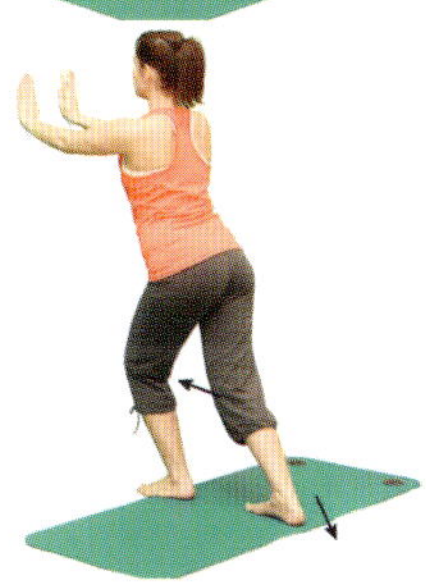

Übung 8: Rückenmuskulatur (Abb. 49:)

Umgreifen der Beine, das Gesicht zu den Knien gewandt; langsames Strecken der Beine. Verstärken Sie dabei bewusst die Rundrückenbildung im Bereich der Lendenwirbelsäule.

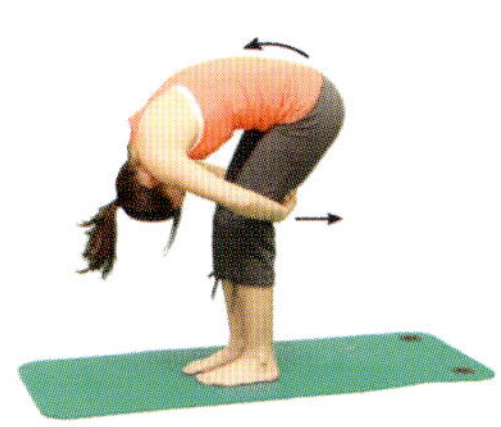

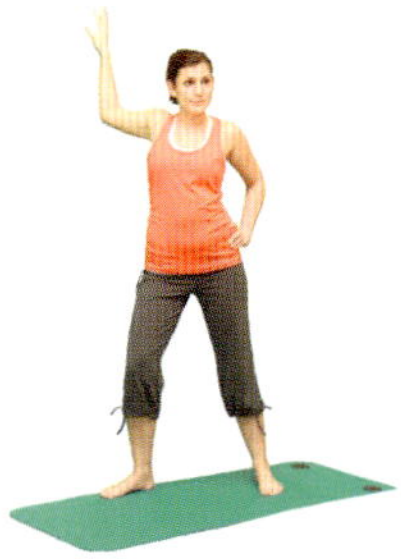

Übung 9: Brustmuskulatur (Abb. 50:)

Hand seitlich an der Wand; Schulter nach vorne schieben.

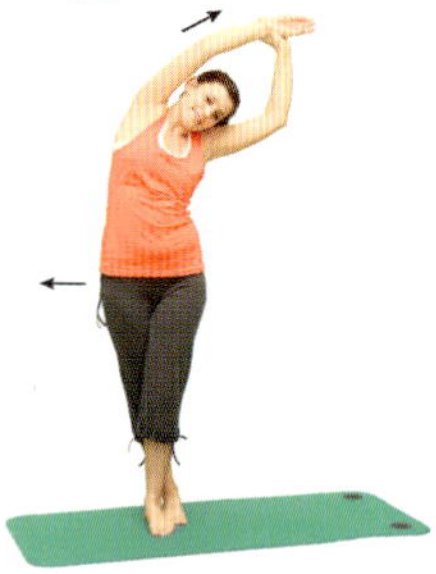

Übung 10: Seitliche Rumpfmuskulatur (Abb. 51:)

Hüfte seitwärts schieben; Oberkörper zur Gegenseite neigen.

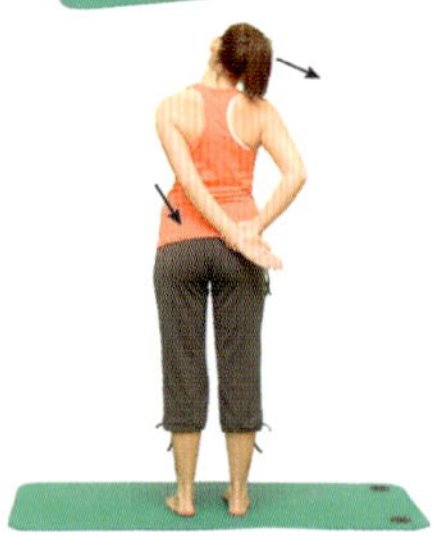

Übung 13: Schultergürtelmuskulatur (Abb. 52:)

Arm mit dem Gegenarm nach unten ziehen; Kopf zur Gegenseite neigen.

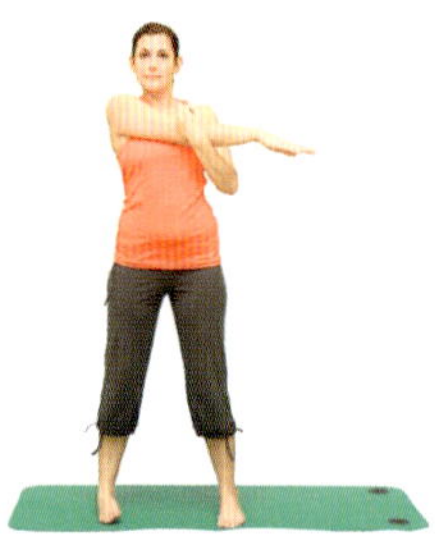

Übung 14: Schultermuskulatur (Abb. 53:)

Gestreckten Arm zur gegenseitigen Brust ziehen.

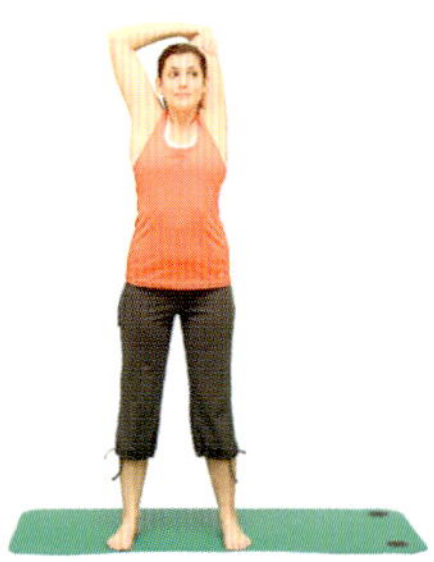

Übung 15: Armstreckmuskulatur (Abb. 54:)

Senkrecht gehobenen Ellbogen mit der Gegenhand nach hinten drücken.

Geeignete Sportarten

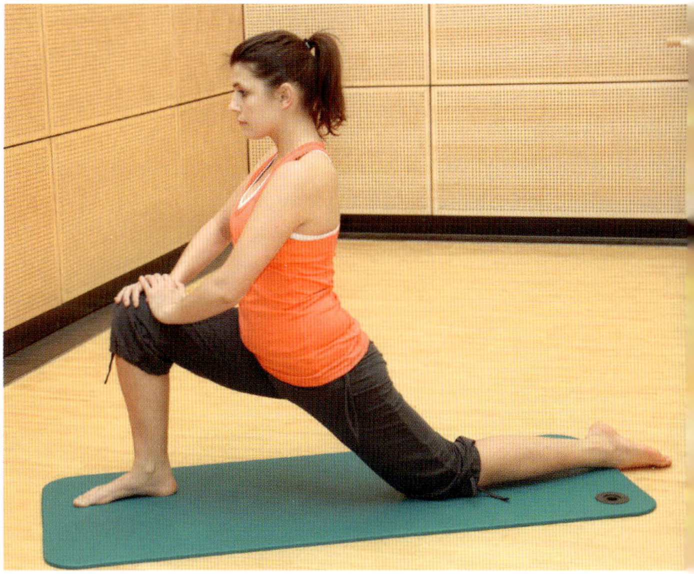

Im Grunde eignen sich alle Sportarten, die ein ausgeprägtes Beweglichkeitstraining beinhalten. Besonders zu empfehlen sind:

- Gymnastik
- Turnen
- Ballett
- Yoga

Zusammenfassend lässt sich feststellen, dass es für ein adäquates, der individuellen Belastbarkeit angepasstes Beweglichkeitstraining bei gesunden Personen im Allgemeinen keine Kontraindikationen gibt. Jeder sollte demnach – wenn möglich täglich und in den Alltag integriert - sein Beweglichkeitsbasistraining absolvieren.

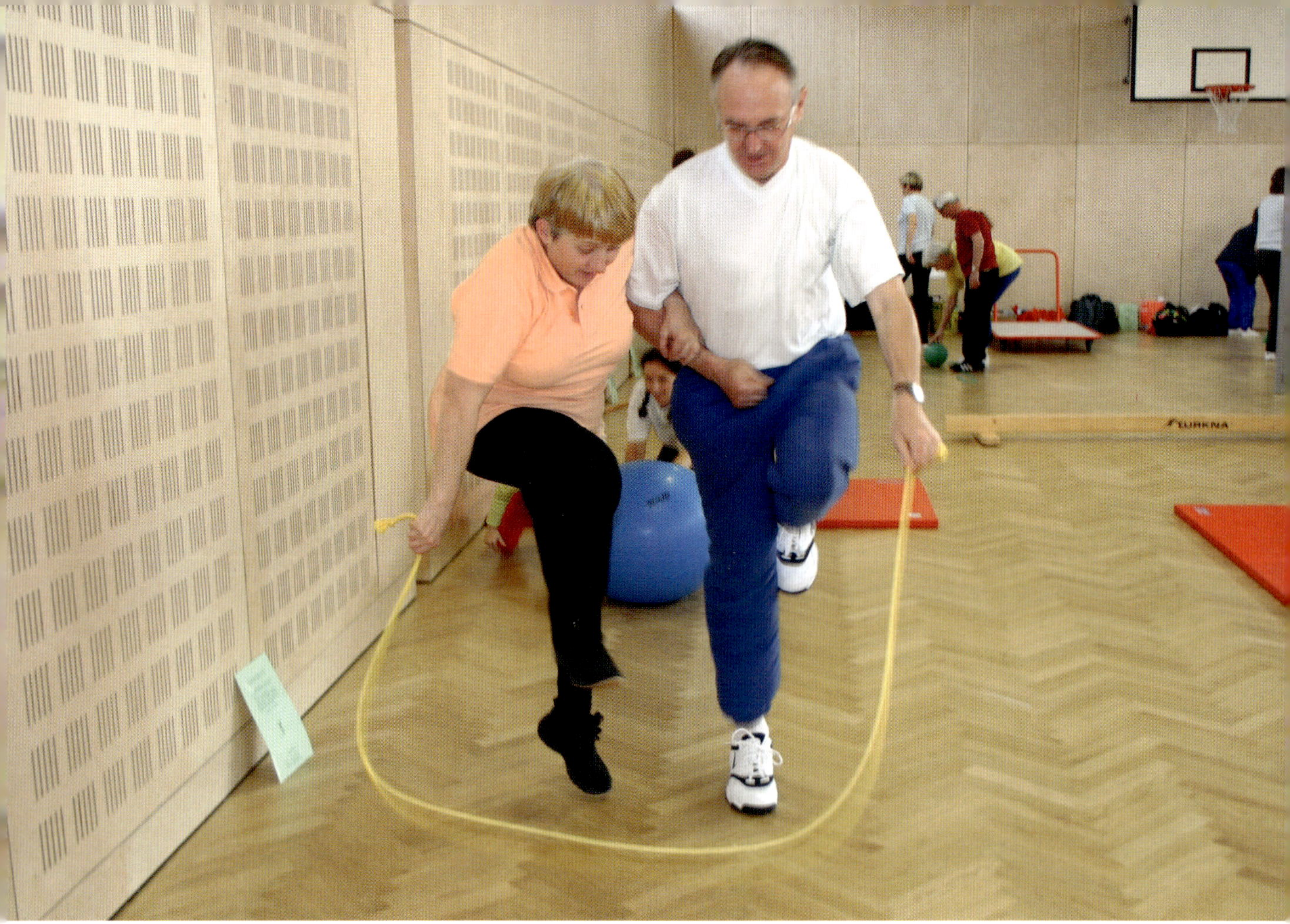

KAPITEL VIII

BEDEUTUNG EINES KOORDINATIONSTRAININGS FÜR GESUNDHEIT UND FITNESS

Die koordinativen Fähigkeiten – umgangssprachlich auch als Gewandtheit bezeichnet – stellen für jeden Menschen einen wichtigen direkten Faktor für die allgemeine Fitness und indirekt für die Gesundheit dar.

Wer hat nicht schon die Geschichte vom »Elefant im Prozellanladen« oder die abfällige Bemerkung »der stolpert über seine eigenen Füße« gehört, alles Beschreibungen von Personen, die sich offensichtlich etwas ungeschickt in ihren Bewegungen anstellen und dabei »mehr Porzellan kaputt machen« als ihnen lieb ist.

In jedem Fall wird deutlich, dass eine unterentwickelte koordinative Leistungsfähigkeit nicht ohne Auswirkungen auf das tägliche Leben bzw. Zusammenleben bleibt.

Andererseits genießen Menschen, die sich mit »traumwandlerischer Sicherheit« z.B. beim Tanzen bewegen oder irgend etwas besonderes können, z.B. Jonglieren mit drei oder vier Bällen, oder gewandt schwierige Lebenssituationen meistern, allgemeine Bewunderung.

Die koordinativen Fähigkeiten, wie z.B. die Gleichgewichts-, die Rhythmus- oder die Reaktionsfähigkeit sind demnach in einem vielfältigen Spektrum von Bedeutung.

Die sieben wichtigsten koordinativen Fähigkeiten sind:

- Reaktionsfähigkeit
- Gleichgewichtsfähigkeit
- Orientierungsfähigkeit
- Differenzierungsfähigkeit
- Rhythmisierungsfähigkeit
- Umstellungsfähigkeit
- Kopplungsfähigkeit

Sie beruhen auf:

- der *Leistungsfähigkeit der Sinne*: Je differenzierter die Sinneswahrnehmungen sind, desto feiner abgestimmte koordinative Leistungen sind möglich.

- einer ausreichenden *konditionellen Basis*: Ohne ein genügendes Maß an Kraft, Ausdauer, Beweglichkeit oder Schnelligkeit sind koordinativ anspruchsvolle Leistungen nicht möglich. Die konditionelle und die koordinative Leistungsfähigkeit ergänzen sich demnach in harmonischer Art und Weise.

- dem individuellen *Bewegungsschatz* bzw. der individuellen *Bewegungserfahrung*: Je größer der individuelle Bewegungsschatz bzw. die Bewegungserfahrung des Einzelnen ist, desto besser sind sein Bewegungskönnen bzw. seine motorische Lernfähigkeit.

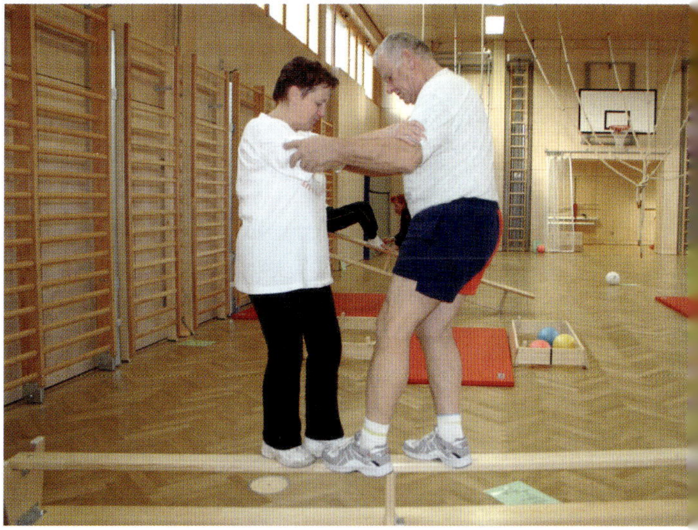

Zielsetzungen des Koordinationstrainings

Wie die Übersicht 4 verdeutlicht, beinhaltet ein Training der koordinativen Fähigkeiten eine Vielzahl gesundheits- bzw. fitnessrelevanter Faktoren.

Gut entwickelte koordinative Fähigkeiten äußern sich in ökonomischen, zeit- und zieladäquaten muskulären Leistungen bzw. einer ausgefeilten Technik in den verschiedenen Sportarten.

Die wichtigsten Zielsetzungen eines Koordinationstrainings zeigt Übersicht 4 auf:

Übersicht 4: Zielsetzungen eines Koordinationstrainings

- Erhalt bzw. Steigerung der psycho-physischen Leistungsfähigkeit
- Ökonomisierung der Muskelarbeit
- Verletzungsprophylaxe
- Unfall- und Sturzprophylaxe
- Erleichterung des Bewegungslernens
- Optimierung der Freizeitgestaltung
- Gehirntraining
- Erhalt der sozialen Kompetenz
- Erhalt der Alltagskompetenz

In der Folge sollen die Zielsetzungen eines gesundheits- bzw. fitnessorientierten lebensbegleitenden Koordinationstrainings im Detail dargestellt werden.

Koordinationstraining zum Erhalt bzw. zur Steigerung der psychophysischen Leistungsfähigkeit

Die außergewöhnliche Bedeutung der koordinativen Fähigkeiten für die psychophysische Leistungsfähigkeit und das damit verbundene Selbstvertrauen wird einem erst dann deutlich, wenn man mit zunehmendem Alter – meist mangels weitergeführten Trainings – mehr und mehr »Dinge« nicht mehr kann, die einem früher u.a. viel Spaß und Freude bereitet und eine Vielzahl sozialer Kontakte vermittelt haben, wie z.B. Radfahren, Skilanglaufen, Schlittschuhlaufen, die verschiedenen Ballspiele etc..

Alle Faktoren der psychophysischen Leistungsfähigkeit hängen mehr oder weniger vom Niveau der koordinativen Fähigkeiten ab. Die meisten Freizeitaktivitäten, die Ausdauer, Kraft oder Beweglichkeit schulen, erfordern ein Mindestmaß an »Bewegungskönnen«:

Wer nicht Schwimmen, Radfahren, Skilanglaufen etc. kann, hat weniger Möglichkeiten, ganzjährig und abwechslungsreich unter verschiedenen Bedingungen sein Herz-Kreislauf-System und seine Muskulatur durch ein Ausdauertraining zu kräftigen.

Wer keine kraft- oder schnellkraftschulenden Sportarten beherrscht bzw. ausübt, hat weniger Möglichkeiten, seine Maximalkraft, seine Schnellkraft oder Kraftausdauer zu schulen.

Kurz: Ohne ein stetes, lebensbegleitendes koordinatives Training ist die Optimierung der eigenen Fitness nicht möglich, da Kraft, Ausdauer, Schnelligkeit oder Beweglichkeit nur im Verbund mit ausreichend entwickelten koordinativen Fähigkeiten optimal zur Entfaltung kommen können.

Koordinationstraining zur Ökonomisierung der Muskelarbeit

Wer eine Bewegung aus koordinativer Sicht »perfekt« beherrscht, braucht nur einen Bruchteil der Energie im Vergleich zu einem Bewegungsanfänger. Der Könner setzt optimal nur die Muskeln ein, die für eine effektive Bewegungsausführung nötig sind, der Anfänger hingegen »setzt alle Hebel in Gang«, um recht und schlecht die Bewegungsleistung überhaupt zustande zu bringen.

Wie Abb. 52 verdeutlicht, arbeitet das Gehirn eines »Könners« in seiner bewegungssteuernden Gesamtleistung ökonomischer, als dies bei einem »Anfänger« der Fall ist. Der Könner aktiviert im Gegensatz zum Anfänger nur diejenigen Gehirnareale, die für eine Bewegung vonnöten sind.

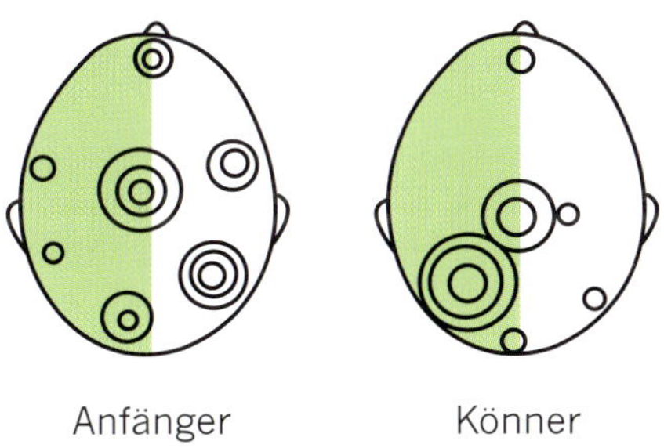

Abb. 55: Die unterschiedliche Hirnbeteiligung bei einem Anfänger und einem Könner am Beispiel einer Gehirnstromableitung (EEG) (nach Sologub in Weineck 2010, 101).

Die höhere Ökonomie bzw. der geringere Energieverbrauch des Gehirns bzw. des Muskels führt dazu, dass in allen sportlichen oder beruflichen Aktivitäten, die sicher beherrscht werden, das heißt, die quasi automatisch ablaufen, weniger schnell eine Ermüdung eintritt und damit eine höhere Gesamtleistung erbracht werden kann.

Koordinationstraining als Unfall-, Sturz- und Verletzungsprophylaxe

Die meisten Verletzungen ereignen sich aufgrund von koordinativen Defiziten. Dies können Schwächen in der intermuskulären Koordination sein, das heißt, dass das Zusammenspiel verschiedener Muskeln bei einer Bewegungsausführung nicht optimal aufeinander abgestimmt ist. Es kann aber auch eine intramuskuläre Fehlsteuerung vorliegen, das heißt, die in einem Muskel vorliegenden Muskelfasern – es können je nach Muskel einige Hundert, aber auch mehrere Tausend sein – werden nicht optimal und situationsangepasst kontrahiert und führen so zu einer Zerrung oder einem Muskelfaserriss etc. .

Je ungeübter das muskuläre Zusammenspiel aus inter- und intrakoordinativer Sicht ist – dies ist bei untrainierten Personen meist der Fall –, desto größer ist die individuelle Verletzungsgefahr.

Viele Unfälle und Stürze ereignen sich aufgrund einer allgemeinen oder speziellen koordinativen Insuffizienz.

Mangels ausreichenden Trainings sind die verschiedenen Sinne – sie stellen die Basis jeglicher koordinativen Leistung dar – unzureichend entwickelt und damit weniger leistungsfähig. Damit verlängern sich z.B. die Verarbeitungszeiten für verschiedene Wahrnehmungszuflüsse, was die reaktive Leistungsfähigkeit verschlechtert und die Unfall- und Sturzgefährdung erhöht.

Ursache für ein gesteigertes Unfall- und Sturzrisiko kann aber auch eine mangelhafte Ausbildung der körpereigenen Reflexe sein, die es unmöglich macht, rechtzeitig und effektiv in gesundheitsgefährdenden Situationen, wie z.B. anlässlich eines Sturzes, zu reagieren.

Auch eine falsche *Einschätzung von Geschwindigkeiten* im Straßenverkehr – hier ist der koordinative Leistungsfaktor der *räumlich-zeitlichen Orientierungsfähigkeit* von Bedeutung – kann der Grund dafür sein, dass nicht zum richtigen Zeitpunkt das Richtige getan wird. Hierbei spielen u.a. auch die Wahrnehmungs-, die Antizipations-, die Entscheidungs- und Reaktionsschnelligkeit eine wichtige Rolle, alles Faktoren, die durch ein regelmäßiges koordinatives Training – insbesondere im Rahmen der Ballspiele - ein Leben lang auf einem hohen Niveau gehalten werden können und daher in der Vorbeugung von Unfällen bzw. Stürzen von mitentscheidender Bedeutung sind.

Koordinatives Training und Sinnestraining bedingen sich gegenseitig und werden stets gemeinsam verbessert.

Koordinationstraining zur Erleichterung des Bewegungslernens

Wer einen großen Bewegungsschatz bzw. eine große Bewegungserfahrung hat, besitzt in seinem Gehirn bereits eine Vielzahl jederzeit verfügbarer, abrufbereiter Handlungsmuster – sie werden auch als Bewegungsengramme, Bewegungsschemata oder Bewegungsschleifen bezeichnet –, die ihm die Aneignung neuer Bewegungen erleichtern (s. Abb. 53).

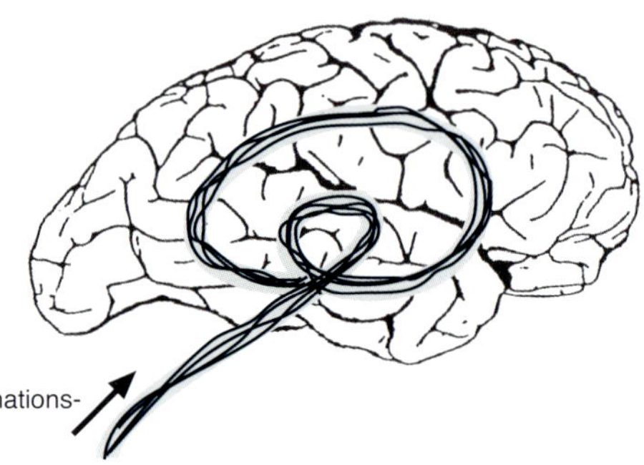

Abb. 56: Darstellung einer Bewegungsschleife (nach Kugler in Weineck 2010, 849)

Eine Bewegungsschleife zeigt in vereinfachter Form auf, dass bei jeder Bewegung verschiedene Gehirnareale zu einem »Funktionsverbund« zusammen geschlossen sind.

Jede auch noch so neue Bewegung baut auf bereits bekannten Einzelelementen auf! Der Bewegungserfahrene besitzt ein Mehr an diesen Einzelbauteilen und ist daher schneller in der Lage, neue Bewegungen zu »komponieren«. Er lernt auf diese Art und Weise nicht nur schneller, sondern auch energiesparender.

Koordinationstraining zur Optimierung der Freizeitgestaltung

In unserer heutigen »Freizeitgesellschaft« kommt einer sinnvollen Freizeitbeschäftigung immer größere Bedeutung zu. Dabei spielen vielseitige und sich sinnvoll ergänzende Interessen eine wichtige Rolle für die individuelle Lebenszufriedenheit und das psychophysische Wohlbefinden.

Keiner kann immer nur Lesen, Diskutieren, Ausgehen oder Fernsehen und damit seinen Geist erquicken. Jeder benötigt auch tagtäglich seine »Mindestdosis« an Bewegung. Wer aber motorisch nichts oder nur wenig gelernt hat, wer kaum eine Sportart so richtig »beherrscht«, der begrenzt von Haus aus seine Möglichkeiten einer aktiven Freizeitgestaltung. Allein die so genannten »Natursportarten« wie Ski alpin, Skilanglauf, Schwimmen etc. in freier Natur vermitteln Erlebnisse und Eindrücke, die ihresgleichen nicht so leicht im normalen Alltagsbereich finden lassen.

Je mehr Sportarten demnach jemand beherrscht – je höher also sein koordinatives Leistungsvermögen insgesamt ist –, desto vielfältiger sind seine Möglichkeiten, in den unterschiedlichen Jahreszeiten saiso-

nal geeignete Sportarten zu betreiben und damit nicht nur für Abwechslung in seinem Lebensalltag zu sorgen, sondern auch in variabler Weise etwas für seine Gesundheit bzw. verschiedene Faktoren seiner Fitness zu tun.

Koordinationstraining zum Erhalt bzw. zur Verbesserung der zerebralen Leistungsfähigkeit

Bei der Ausführung einer Bewegung wird das Gehirn als oberste »Steuerinstanz« in außergewöhnlich vielfältiger Weise aktiviert. Je komplexer die Bewegung, je emotionsgeladener und ausdrucksstärker, desto mehr Gehirnareale werden zugeschaltet. Wie Abb. 54 zeigt, führt bereits der Gedanke an eine Bewegung zu einer Mehrdurchblutung und damit zu einer gesteigerten Aktivierung des Gehirns. Seine Ausführung erhöht die Gehirndurchblutung nach neuesten Untersuchungen bis zu 40 Prozent.

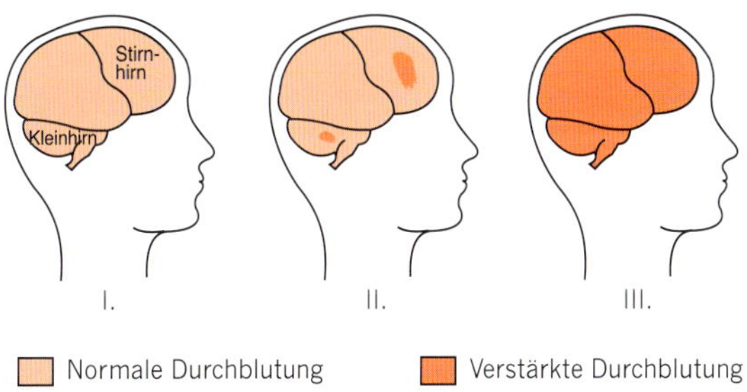

Abb. 57: Hirndurchblutung in Ruhe (I), bei der Vorstellung einer Bewegung (II) und bei Vollzug einer Bewegung (III)

Jedes geistige, musikalische wie körperliche Training führt zu spezifischen neuronalen Anpassungen.

Das Gehirn ist demnach genau so trainierbar wie der Muskel! Durch entsprechende Übungsreize kommt es zu einer Leistungszunahme aller trainierten Gehirnareale, beim Ausbleiben dieser Reize zur Rückbildung.

Ein Leben lang »schmieden« wir an unseren Gehirnstrukturen. Jedoch nur eine vielseitige Auslastung der unzähligen unterschiedlichen Hirnareale gewährleistet die Steigerung bzw. den Erhalt der verschiedenen zerebralen Strukturen. Bewegung und Sport spielen dabei eine mitentscheidende Rolle.

Abb. 55 gibt eine Übersicht der verschiedenen Gehirnareale in den beiden Gehirnhälften.

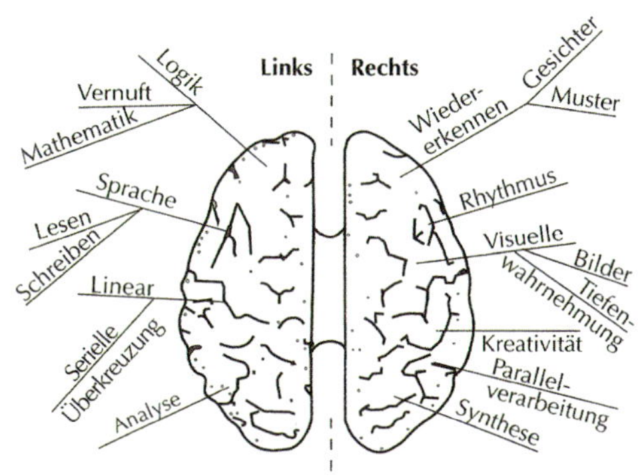

Abb. 58: Die verschiedenen Gehirnareale und ihre Funktionen (Schwartz 1988, 78)

Für sportliche Aktivitäten ist vor allem die »motorische Rinde« (s. Abb. 56) von Bedeutung, die landkartenähnlich für die Muskeln der verschiedenen Körperbereiche eingeteilt ist (s. Abb. 57).

Je nach Ausmaß und Qualität der an einer Bewegung beteiligten Muskelgruppen werden in der motorischen Gehirnrinde diejenigen Areale vermehrt durchblutet, die im Rahmen von Bewegungsabläufen aktiviert bzw. eingesetzt werden. Es handelt sich hierbei um eine Art Rückkopplung zwischen dem Bewegungs- und Denkorgan, also einer direkten Verbindung zwischen Muskel und Gehirn. Mit speziellen bildgebenden Ver-

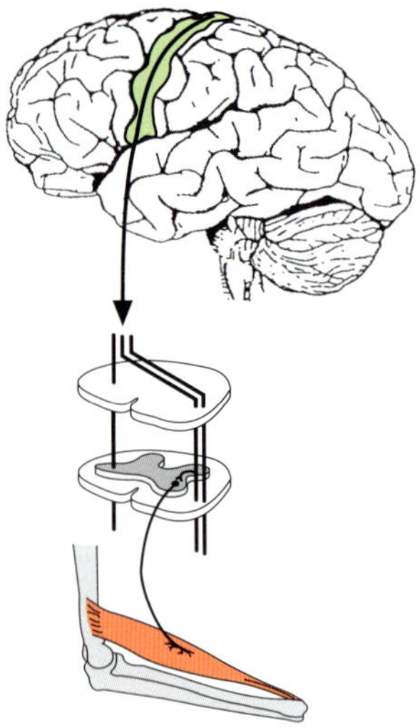

Abb. 59: Die motorische Rinde (Kortex) in der Übersicht (Penfield/Rasmussen in Weineck, 2010, 89).

fahren kann man derart aktivierte Hirnareale aufzeigen.

Wie Untersuchungen an Affen und seit 1998 auch an Menschen zeigen, verhindern lebenslange muskuläre Aktivitäten nicht nur den bei bewegungsarmen Menschen mit zunehmendem Alter feststellbaren Schwund an Muskulatur, sondern auch den Verlust an synaptischen Verbindungen bzw. Dendriten, jenen verzweigten Fortsätzen von Nervenzellen, die biochemische Signale empfangen und verarbeiten. Nach längerem Training vergrößert sich sogar die durch die Bewegung beanspruchte Gehirnregion aufgrund der Zunahme synaptischer Verbindungen und erhöht dadurch seine globale Leistungsfähigkeit.

Mit Lebensbeginn wird die motorische Rinde – sie ist normalerweise etwa 2 mm dick – durch entsprechende Bewegungsaktivitäten mehr und mehr ausdifferenziert. In Abhängigkeit von mehr hand- oder fußorientierten Aktivitäten verändert sich das jeweilige Areal der motorischen Rinde und passt sich spezifisch an. Der Mensch als »Handwerker« zeigt eine besonders akzentuierte Ausdifferenzierung im Bereich der Hand bzw. der Finger.

Abb. 58 lässt erkennen, dass es im Altersgang innerhalb der Rinde zu gewaltigen Anpassungsprozessen kommt.

Durch die verschiedenen Sinnesreize werden die Hirnzellen, die Neuronen, größer und leistungsfähiger. Sie nehmen – in Abhängigkeit von ihrer jeweiligen Aktivität – mehr und mehr Kontakte mit den anderen Gehirnzellen auf. Über so genannte Dendriten treten sie mittels synaptischer Verschaltungen mit den anderen Gehirnzellen in Verbindung und bilden ein zunehmend dichteres Kommunikationsnetz. Zusätzlich zu diesen Verbesserungen der »hardware« nehmen auch noch die Überträgerstoffe (Neurotransmitter) in ihrer Menge zu und verbessern dadurch den allgemeinen zerebralen Informationsaustausch.

Eine einzige Gehirnzelle kann zwischen 100 000 und 1 Million synaptischer Verbindungen mit seiner Umgebung eingehen und somit seine »kommunikative Leistungsfähigkeit« außerordentlich steigern.

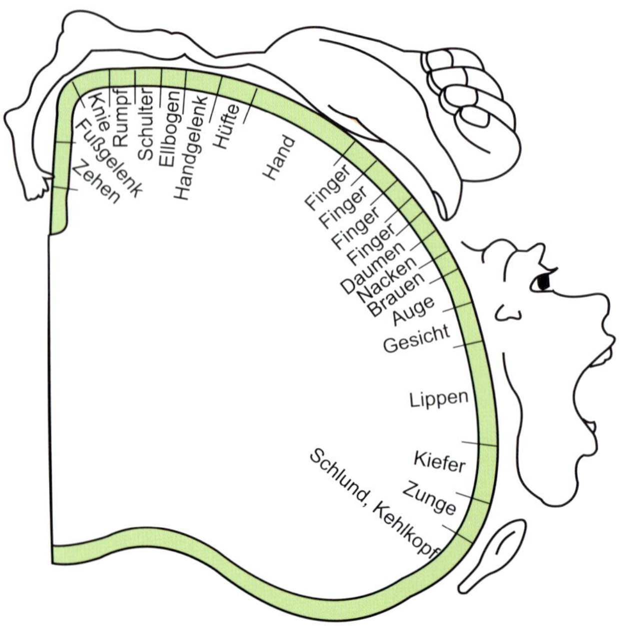

Abb. 60: Die motorische Rinde in ihrer kartografischen Detaildarstellung mit dem typischen »Homunculus« (= Menschlein) (nach Penfield/Rasmussen in Weineck 2010, 88).

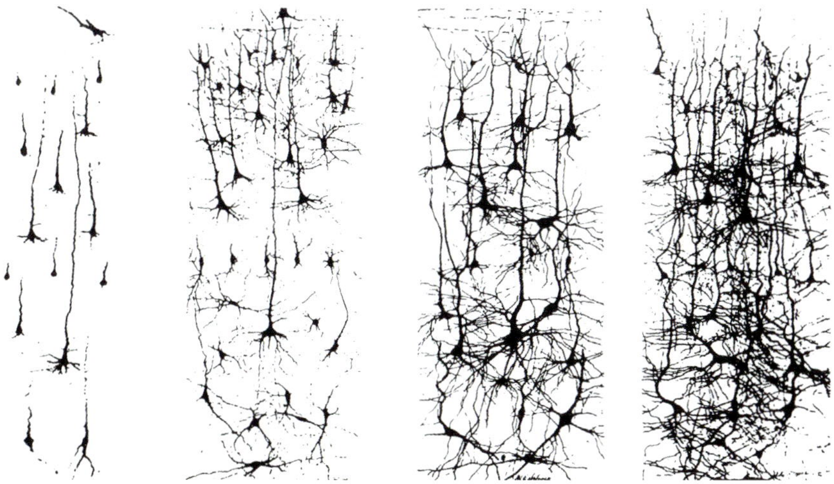

Abb. 61: Nervenzellen und ihre Faserverbindungen im Verlauf der Kindheitsentwicklung. Von links nach rechts: Neugeborenes, 10 Tage, 10 Monate, 2 Jahre altes Kind (nach Ackert in Weineck 2010, 115)

Unterbleiben derartige Förder- bzw. Trainingsreize oder werden sie nicht in ausreichender Menge geboten, dann kommt es zu einer qualitativ und quantitativ verschlechterten Binnenarchitektonik der Neuronenverbände bzw. zu einer geringeren funktionellen Leistungsfähigkeit.

Durch das Training der verschiedenen koordinativen Fähigkeiten wird das Gehirn komplex und vielseitig in allen Bereichen trainiert. So wie durch visuelle Informationen vor allem die Sehrinde und durch akustische Reize die Hörrinde trainiert wird, werden durch taktile Stimuli oder sonstige »sinnliche« Wahrnehmungsreize die jeweils angesprochenen Hirnbereiche selektiv in ihrer Leistungsfähigkeit gesteigert.

Kaum ein Training aktiviert das gesamte Gehirn so umfassend wie ein koordinatives Übungsprogramm mit seinen so unterschiedlichen und vielseitigen Anforderungen an die verschiedenen Sinnesmodalitäten. Ein Leben lang werden die Gehirnstrukturen demnach durch Training auf- und durch Inaktivität abgebaut.

1998 konnte erstmals gezeigt werden, dass der Mensch bei Bedarf auch neue Gehirnzellen bilden kann. Tumorpatienten erhöhten im Bereich der Hippocampus-Region – sie ist für Prozesse der Gedächtnisbildung bzw. beim Neulernen von Bewegungen bzw. von kognitiven Inhalten (z.B. beim Lernen einer Sprache) von entscheidender Bedeutung – durch verschiedene Lernprozesse ihre Neuronendichte.

Koordinationstraining als Möglichkeit zum Erhalt der sozialen Kompetenz

Bewegung, körperliche Aktivität und Sport eignen sich nicht nur dazu, die allgemeine körperliche Leistungsfähigkeit zu erhalten bzw. zu steigern, sie bieten darüber hinaus auch die Möglichkeit zu zahlreichen sozialen Kontakten. Je nach Bedürfnis kann man koordinationsförderliche Sportarten allein, zu zweit oder im Rahmen von Mannschaftssportarten betreiben und damit – über alle sozialen Schichten hinaus – Kontakte zu Gleichgesinnten oder auch interessanten »Andersdenkenden« knüpfen.

Aus »Mittwochs-Sportfreundschaften« werden nicht selten Lebensfreundschaften, die zu weiteren gemeinsamen Aktivitäten wie z.B. Ausflügen oder gar gemeinsamen Urlaubsreisen führen.

Sportarten wie z.B. das Tanzen sind geradezu prädestiniert für die Pflege sozialer Kontakte, da hierbei körperliche und geistige Aktivitäten – über die Unterhaltungen in den Tanzpausen bzw. im Anschluss an den Tanzabend – in geradezu idealer Weise verbunden werden können. Aber auch die anderen Sportarten bieten vergleichbare Möglichkeiten, da ja »das Glas Bier oder das Glas Wein danach« ebenso Gelegenheit zur Aufnahme intensiverer zwischenmenschlicher Beziehungen geben.

Koordinationstraining zum Erhalt der Alltagskompetenz

Ob unser Alltag grau und öde und eine »ewige Mühsal« darstellt, hängt u.a. auch davon ab, mit wie viel Geschick bzw. Geschicklichkeit wir unsere Tagesaufgaben angehen bzw. lösen. Dass das Leben angenehmer »von der Hand« geht, wenn man keine oder nur wenige Probleme mit den täglichen Anforderungen hat, scheint unbestritten. Nicht ganz so klar scheint es hingegen zu sein, dass man für den Erhalt der Alltagskompetenz auch etwas tun muss.

Wer regelmäßig nicht nur seine allgemeine konditionelle, sondern auch seine koordinative und geistige Fitness trainiert, wird feststellen, dass die »Leichtigkeit des Seins« nicht nur der Jugend vorbehalten ist, sondern auch in entsprechender Form im mittleren und höheren Alter möglich und erreichbar ist und damit entscheidend die Lebensqualität mitprägt.

In diesem Zusammenhang ist es nicht allzu erstaunlich, dass z.B. sehr alte Menschen, die danach befragt wurden, welcher Altersabschnitt ihnen in ihrem Leben als der schönste erschien, fast einstimmig angaben, dass sie noch einmal »50 Jahre alt sein« wollten und nicht, wie man hätte meinen mögen 30 oder gar 20 Jahre alt!

In jedem Alter tragen die koordinativen Fähigkeiten, also ganz allgemein das »Können« von irgendwelchen motorischen oder sportlichen Bewegungsleistungen, nicht unwesentlich dazu bei, unsere Lebenszufriedenheit zu erhöhen. Wer z.B. Geige oder Klavier oder irgendein anderes Instrument spielen kann, kann sich ein Leben lang an dieser »Kunst« erfreuen und bei so mancher Gelegenheit Entspannung oder Trost in derlei Aktivitäten finden.

Koordinative Fähigkeiten sind demnach nicht allein auf den Sport bezogen, sondern reichen in alle Lebensbereiche hinein.

Aufgrund ihres vielseitigen Spektrums stellen die koordinativen Fähigkeiten für die Alltagsbewältigung einen ebenso wichtigen Leistungsfaktor der allgemeinen Fitness dar, wie die Kraft, die Beweglichkeit oder die Ausdauer. Ihrem Training muss demnach ebenso viel Beachtung geschenkt werden, um gesamthaft ein Optimum an psychosozialem Wohlbefinden und Gesundheit zu erreichen.

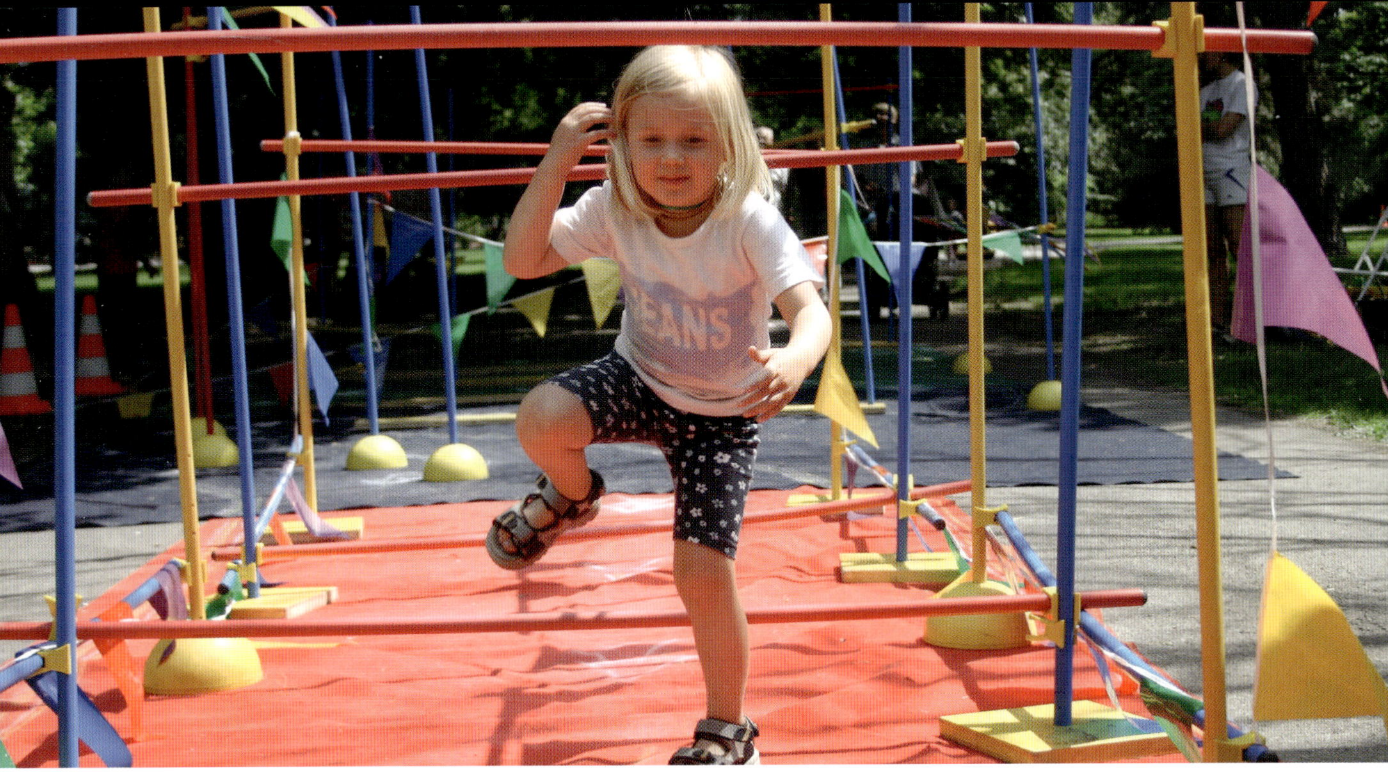

Wie sollte ein gesundheits- bzw. fitnessorientiertes Koordinationstraining in der Praxis aussehen?

»Vielseitig, variantenreich, ungewohnt« ist der Schlüssel zum Erfolg. Das Festhalten an gewohnten Ritualen, das Fahren auf gewohnten Gleisen, die stete Wiederholung stereotyper Bewegungsabläufe verspricht aus dieser Sicht wenig »Verheißungsvolles«. Unsere Sinne ebenso wie unsere Muskeln werden unter koordinativem Aspekt nur dann in ihrer Leistungsfähigkeit zu verbessern oder auf hohem Niveau zu halten sein, wenn wir sie immer wieder neuen Trainingsreizen aussetzen, die zu neuen Anpassungserscheinungen führen.

Hochgradig geeignet sind in diesem Zusammenhang insbesondere alle Ballspiele, da sie stets neue Situationen schaffen, mit immer wieder wechselnden Anforderungen an die Reaktionsfähigkeit, das richtige »Timing« oder feindosierte Bewegungsleistungen.

Es obliegt dem Einzelnen, sich bei der Schulung seiner koordinativen Fähigkeiten diejenigen Aktivitäten auszusuchen, die ihm am meisten Spaß machen und die er auch bereit ist, ein Leben lang zu praktizieren. Es sollte nur darauf geachtet werden, dass die Koordinationsschulung möglichst vielseitig angelegt ist und eine hohe Mannigfaltigkeit an unterschiedlichen Bewegungsmustern – sie sollten immer wieder akzentuiert verschiedene koordinative Fähigkeiten üben – enthält.

Jede Sportart hat ihr spezifisches koordinatives Anforderungsprofil, schult also akzentuiert unterschiedliche koordinative Fähigkeiten bzw. Fähigkeitenkomplexe.

Es ist zwar möglich, betont und selektiv einzelne koordinative Fähigkeiten zu trainieren, wie z.B. die Gleichgewichtsfähigkeit durch immer wieder in das Alltagsleben eingestreute Balancierübungen, im Allgemeinen kommt es aber stets zur gleichzeitigen Schulung mehrerer koordinativer Fähigkeiten. So wird in den Ballspielen nicht nur die Reaktionsfähigkeit in besonderem Maße geschult, sondern auch die räumlich-zeitliche Orientierungsfähigkeit (z.B. durch richtiges »Timing« von Pässen), die Umstellungsfähigkeit, die Gleichgewichtsfähigkeit - sie stellt quasi eine

Grundvoraussetzung für jegliches Sporttreiben dar – und die Rhythmusfähigkeit. Im Grunde werden beim Sporttreiben stets alle koordinativen Fähigkeiten geschult, allerdings mit einer jeweils sportartspezifischen Akzentuierung. Eine gezielte Kombination sich ergänzender Sportarten bzw. Aktivitäten führt letztlich zu einer optimalen Entwicklung der koordinativen Leistungsfähigkeit.

Es gibt keine einzige Sportart oder sportliche Aktivität, die gleichsam alle koordinativen Fähigkeiten bestmöglich entwickelt. Es ist die Vielfalt der unterschiedlichen Aktivitäten, die zu den besten Resultaten führt!

Organisation eines gesundheits- bzw. fitnessorientierten Koordinationstrainings

Die koordinativen Fähigkeiten haben den großen Vorteil, dass sie überall, zu jedem Zeitpunkt, ohne großen organisatorischen Aufwand, allein, zu Zweien oder in der Gruppe geübt werden können.

Koordinationstraining am Arbeitsplatz, zu Hause oder im Verein

Die koordinativen Fähigkeiten lassen sich überall schulen. Ob zu Hause, während der Arbeit als »aktive Pause« oder in der Freizeit als regenerative Maßnahme oder im Verein in sozialer Einbindung, es gibt im Grunde kaum »Außenfaktoren«, die eine in den Alltag integrierte Koordinationsschulung beeinträchtigen bzw. unmöglich machen könnten. Wer z.B. jonglieren möchte, braucht nur – je nach Leistungsniveau – 1,2 oder gar 3 Bälle oder Jongliertücher und kann seine Übungen wann immer und wo immer ausführen.

Geeignete Sportarten

Alle koordinativen Eigenschaft kommen selten isoliert, sondern meist kombiniert mit anderen in jeder Bewegung, in jeder sportlichen Aktion vor. Dennoch soll in der Folge der Versuch gemacht werden, die einzelnen koordinativen Eigenschaften separat in ihren Schulungsmöglichkeiten darzustellen, um Anregungen für ihr »systematisches« Training zu geben.

• *Gleichgewichtsfähigkeit*

Sie stellt eine unabdingbare Fähigkeit dar, ohne die weder das Alltags- noch das Arbeitsleben oder gar eine sportliche Aktivität möglich ist. Als geeignete Sportarten kommen in Frage:

- Gymnastik

Als einfache gleichgewichtsschulende gymnastische Übungen kämen z.B. in Frage: Gehen auf einer geraden Linie; Stehen auf einem Bein mit offenen oder geschlossenen Augen, dabei Heben in den Zehenhochstand; Stehen auf einer instabilen Unterlage oder einem Therapiekreisel etc.

- Slacklinen

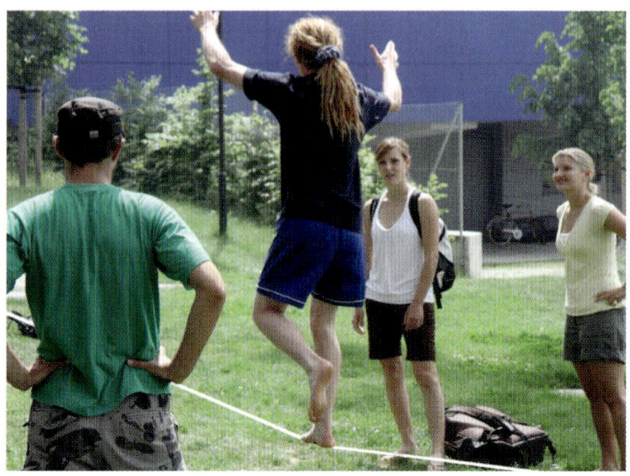

- Mini-Trampolinspringen

- Radfahren

- Skilaufen, Skilanglaufen, Roller Skating, Inline Skaten, Schlittschuhlaufen

• *Reaktionsfähigkeit*

Die Reaktionsfähigkeit stellt für die Alltagsbewältigung, die Unfall-, Sturz- und Verletzungsprophylaxe eine außergewöhnlich wichtige koordinative Fähigkeit dar.

Geeignete Sportarten sind alle Ballspiele, da sie stets neue, unvorhersehbare Situationen beinhalten und höchste Reaktionsleistungen erfordern. Für ältere Personen stellen dabei das Volleyball- und Tischtennisspiel eine besonders günstige Alternative dar, da hier stark belastende Laufleistungen im Allgemeinen wegfallen und es zu keinen direkten Kontakten zu Gegenspielern kommt. Wie Abb. 62 deutlich macht, wird in allen Ballspielen mit Gegnern der so genannte 5-fache Blick bzw. die 5-fache Reaktion geschult. Der Spieler muss »blitzschnell« auf Ball-, Gegen- und Mitspielerveränderungen bzw. sich öffnende/schließende Räume reagieren.

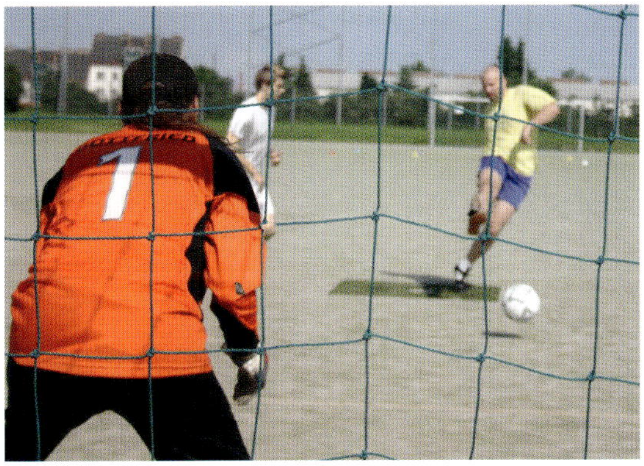

Abb. 62: Der 5-fache Blick mit nachfolgenden raschen Folgereaktionen

• *Umstellungsfähigkeit*

Diese Eigenschaft steht in großer Nähe zur Reaktionsfähigkeit, erfordert jedoch die spezielle Fähigkeit, sich rasch auf veränderte Umstände einstellen zu können.

Auch hier eignen sich in besonderem Maße die Ballsportarten. Sie ermöglichen in Bezug auf die Umstellungsfähigkeit eine besonders hohe Variationspalette. Es kann wechselweise mit unterschiedlich schweren, großen, schnellen Bällen, aber auch mit wechselnden Händen/Beinen gespielt werden, was eine rasche Anpassung an die jeweiligen Gegebenheiten notwendig macht.

Geeignet ist auch das Jonglieren mit unterschiedlichen Tüchern, Bällen, Reifen und Keulen bzw. der Kombination von Geräten mit unterschiedlichen Fluggeschwindigkeiten (z.B. Tücher/Bälle) oder das Jonglieren in verschiedenen Körperpositionen (z.B. im Stehen, Knien oder Liegen).

• *Differenzierungsfähigkeit*

Die muskuläre Differenzierungsfähigkeit wird in allen Ballsporten besonders gut geschult. Der dosierte Wurf, Schuss, Pass ist nur auf der Basis eines gut entwickelten Ball- bzw. Muskelgefühls möglich. Im Freizeitbereich ist diese koordinative Fähigkeit aber auch über das Boccia-, Boule-, Minigolf- und Golfspielen sowie das Jonglieren mit verschiedenen Geräten bestens zu entwickeln.

• *Orientierungsfähigkeit*

In allen Spielen wird ein ausgeprägtes räumlich zeitliches Orientierungsvermögen – auch als »Timing« bezeichnet – verlangt. Aber auch im Alltagsleben stellen sich jedem Verkehrsteilnehmer vergleichbare Herausforderungen: Zum richtigen Zeitpunkt – unter Einbeziehung der Autobewegungen – die Straße überqueren oder als Autofahrer im richtigen Moment überholen etc..

Die Orientierungsfähigkeit lässt sich alleine oder mit Partner überall und ohne großen Aufwand im Freien, zu Hause oder in einer Pause am Arbeitsplatz optimal durch das Jonglieren verbessern.

Fangen Sie mit einem Ball an und erfinden Sie nach Belieben eigene Übungen, wie Sie den Ball unter variablen Bedingungen Fangen und Werfen können. Reicht der eine Ball nicht mehr aus, dann nehmen Sie einen zweiten hinzu. Haben Sie auch hier die Grenzen des Möglichen erreicht, dann nehmen Sie einen dritten, einen vierten oder gar einen fünften hinzu. Sie werden feststellen, dass Sie nicht nur laufend besser in ihrer Orientierungsfähigkeit, sondern auch geschickter mit Ihren beiden Händen werden und zunehmend schneller reagieren. Darüber hinaus machen Sie auch in Ihrer Anpassungs- und Umstellungsfähigkeit rasche Fortschritte. Passen Sie sich in Ihren Jonglierkünsten dem wechselnden Rhythmus verschiedener Musikstücke an und ändern Sie die Zusammensetzung Ihrer verwendeten Geräte: Fangen Sie mit Jongliertüchern an nehmen Sie dann Bälle, Reifen und Keulen oder gar »Zigarrenkisten« hinzu.

Sollten Sie keine ausreichende Vorstellung von dem haben, was Sie tun sollten, dann kaufen Sie sich ein Jonglierbuch mit zugehörigen Videos. Sie werden sehen, wie viel Spaß so ein schrittweiser Zugewinn an »Zirkuskünsten« Ihnen vermitteln kann.

• *Rhythmisierungsfähigkeit*

Geeignet sind insbesondere das Tanzen, das Seilspringen, aber auch das Jonglieren oder das Trommeln.

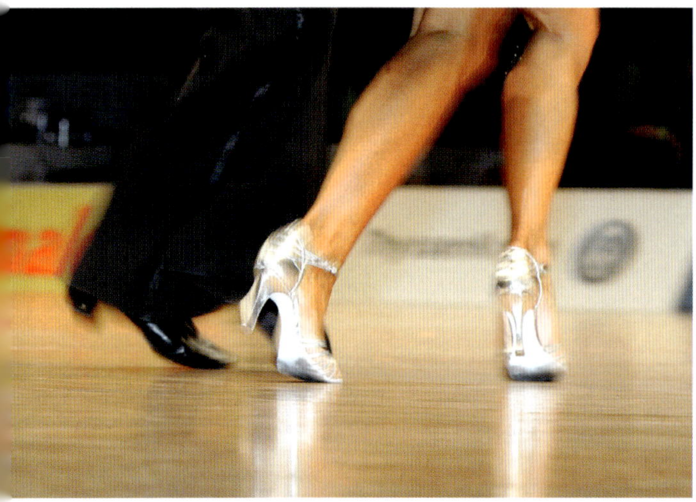

• *Kopplungsfähigkeit*

Bei der Kopplungsfähigkeit wird die Fähigkeit geschult zwei bzw. mehrere Aktivitäten gleichzeitig auszuführen bzw. aufeinander abzustimmen. In dieser Hinsicht eignen sich insbesondere:

Koordinativ orientierte gymnastische Übungen, wie z.B. Hampelmann (Arme und Beine gleichzeitig, gegenläufig rhythmisch öffnen und schließen), Kombination unterschiedlicher Handbewegungen (mit einer Hand über dem Kopf Kreisbewegungen ausführen, mit der anderen vor dem Bauch fortgesetzt ein »Viereck« beschreiben), mit einer Hand Hochtippen eines Luftballons bei gleichzeitigem Dribbling mit der anderen Hand etc. .

- Rope Skipping / Seilspringen: hier muss z.B. das rechtzeitige Springen mit dem Seilschwung abgestimmt werden.

- Mini-Trampolinspringen: Sprünge mit Zusatzübungen der Beine (Grätschen/Anhocken etc.) oder der Arme (Klatschen oder verschiedene Armbewegungen während der Sprünge ausführen).

- Tanzen: Beim Tanzen müssen alle Bewegungen auf die Musik, aber auch mit dem Partner abgestimmt werden. Machen Sie einen Tanzkurs, auch wenn Sie sich nicht für ein sonderliches Talent halten. Allein schon die Vielfalt der Tänze mit ihren unterschiedlichen Schritttechniken, Bewegungs- und Drehrichtungen stellen unerschöpfliche Möglichkeiten zur weiteren Steigerung ihrer koordinativen Leistungsfähigkeit dar. Und vergessen Sie nicht: Tänzer stürzen weniger, da sie gewohnt sind, sich räumlich gut und rasch zu orientieren, auf veränderte Situationen rechtzeitig zu reagieren, sich mit wohldosierten Krafteinsätzen in jeder nur erdenkbaren Richtung zu bewegen.

Da eine Sportart allein niemals alle koordinativen Fähigkeiten optimal entwickeln kann, so sollten Sie möglichst viele unterschiedliche sportliche Aktivitäten ausüben, um gesamthaft zu ihrer optimalen Entwicklung beizutragen.

Kurz: Die Vielfalt der Anpassungsprozesse, der Mut zu immer neuen Lernprozessen sind die entscheidenden Größen zur Steigerung bzw. zum Erhalt ihrer koordinativen Leistungsfähigkeit. Auch unter diesem Aspekt sollte das an den Anfang gestellte chinesische Sprichwort »Fange nie an aufzuhören, höre nie auf anzufangen« betrachtet werden.

Die Steigerung der Geschicklichkeit und Gewandtheit ist in jedem Alter möglich, auch wenn es im Volksmund heißt, »was Hänschen nicht lernt, lernt Hans nimmermehr«. Besser müsste es heißen: in jungen Jahren ist zwar vieles leichter zu lernen, aber auch Hans kann auf seine Weise noch zu ganz bemerkenswerten Erfolgen kommen.

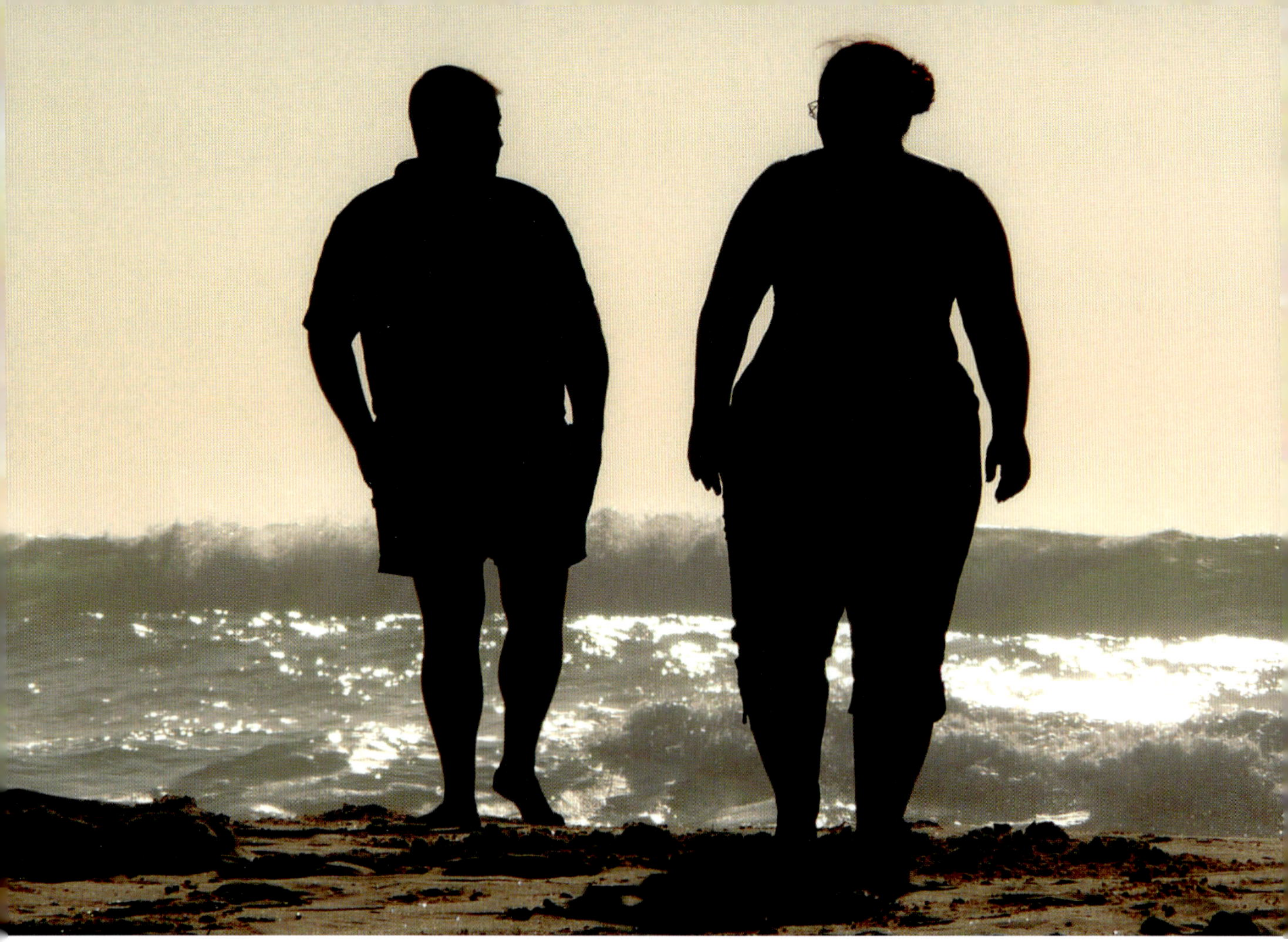

Kapitel IX

ÜBERGEWICHT – EIN PROBLEM UNSERER ÜBERFLUSS- UND BEWEGUNGSMANGELGESELLSCHAFT

Übergewicht entwickelt sich oftmals bereits im Kindesalter: Wie eigene und eine Vielzahl anderer Untersuchungen zeigen, haben etwa 15 Prozent der Jungen und etwa 20 Prozent der Mädchen schon zu Beginn ihrer Schulzeit Übergewicht. In der Folge nimmt der Prozentsatz der Übergewichtigen progressiv zu und erreicht bei den Männern zwischen 40 und 50 und bei den Frauen zwischen 60 und 70 Jahren seinen Höhepunkt.

Übergewicht stellt für sich allein noch keine Erkrankung dar, sondern nur einen Risikofaktor, der eine Reihe anderer Erkrankungen in ihrem Verlauf negativ beeinflusst. So verschlechtert Übergewicht vor allem die Prognose für bestimmte Stoffwechselerkrankungen (Zucker-, Fett- und Eiweißstoffwechsel) und Bluthochdruck, was sich insgesamt ungünstig auf die Herz-Kreislauf-Erkrankungen (s. S. 38) auswirkt. Auch degenerative Skeletterkrankungen, die zu frühzeitigen Verschleißerscheinungen (z.B. Arthrosen) im Bereich der verschiedenen Gelenke und der Wirbelsäule (Rücken- und Bandscheibenbeschwerden) führen, werden durch Übergewicht noch verschlimmert.

Die »gesunden« übergewichtigen Personen, die diese Erkrankungen nicht haben, können sich ihr Übergewicht aus gesundheitlicher Sicht durchaus leisten. Außerdem zeigen neueste Untersuchungen, dass bei mittelmäßig Übergewichtigen (BMI um 27) mit guter körperlicher Fitness das Auftreten von Herzgefäß-Erkrankungen um fast 50% niedriger ist als bei normalgewichtigen Personen mit schlechter körperlicher Fitness. Kritisch wird es, wenn jemand 20 Prozent und mehr über seinem Normalgewicht liegt.

Bevor im Detail auf die Auswirkungen von Übergewicht auf die Gesundheit und die Möglichkeiten einer Gewichtsreduzierung durch Bewegung und Diät näher eingegangen wird, soll noch kurz geklärt werden, wann von Übergewicht bzw. Fettleibigkeit gesprochen wird.

Definition von Übergewicht bzw. Fettleibigkeit

Eine genaue Definition von Übergewicht bzw. Fettleibigkeit ist nicht möglich, da der individuelle Körperbau zu unterschiedlich ist. Für den Alltag hat sich bei der Welt-Gesundheits-Organisation (WHO) die Definition mit Hilfe des so genannten Body Mass Index (BMI = Körpermassenindex) durchgesetzt.

Der BMI errechnet sich mit der Formel:

BMI = Körpergewicht geteilt durch das Quadrat der Körpergröße (in Meter)

Beispiel: Ein Mann mit 1,80 m Körpergröße und einem Körpergewicht von 80 kg hat einen BMI von 24,69 nach der Formel 80 : (1,8 x 1,8) = 24,69!

Als *Normalgewicht* gelten laut WHO BMI-Werte kleiner 25. Bei BMI-Werten unter 18 spricht man von Untergewicht.

Ab einem BMI von größer 25 spricht man von *Übergewicht*.

Dabei gelten Werte von 25 bis 26,9 als leichtes Übergewicht, von 27 bis 28,9 als mittleres Übergewicht und von 29 bis 30 als starkes Übergewicht.

Bei BMI-Werten über 30 spricht man von *Fettleibigkeit* (Adipositas).

Beachten Sie: Bei muskulösen Personen ist diese Einteilung nicht anwendbar, da viel zu hohe Werte errechnet werden. So hatte z.B. ein ehemaliger Kugelstoßweltmeister zu Wettkampfzeiten – er hatte einen prozentualen Muskelanteil von über

50 % – einen BMI von über 33 und wäre damit als fettleibig eingestuft worden! Desgleichen ist die BMI-Einteilung der Erwachsenen nicht auf Kinder und Jugendliche übertragbar; sie haben deutlich niedrigere Werte (< 20).

Als wesentliche neue Erkenntnis gilt, dass bereits moderates Übergewicht mit einem erhöhten kardiovaskulären (Herz-Gefäß) Risiko einhergeht und dass insbesondere die Körperfettverteilung – ungünstig ist hierbei vor allem ein erhöhter Bauch-Fettanteil (er wird auch als viszerales Fett bezeichnet) – entscheidend für dieses Risiko ist.

Allerdings gilt: Ein fitter Übergewichtiger hat ein geringeres Risiko als ein normalgewichtiger Untrainierter!

Bewegungsmangel und Überernährung als Hauptursachen von Übergewicht

Übergewicht (BMI > 25) und Fettleibigkeit bzw. Adipositas (BMI > 30) stehen in einem engen Zusammenhang mit einem verringerten »Output« (= chronischer Bewegungsmangel bzw. zu geringe körperliche Aktivität) bei erhöhtem »Input« (= überkalorige Nahrungsaufnahme bzw. Fehlernährung).

Die Hauptursache für Übergewicht und Fettleibigkeit besteht demnach in einem Missverhältnis von Nahrungsaufnahme und Energieverbrauch. Der Verbrauch an Energie ist vor allem von körperlichen Aktivitäten abhängig. In weniger als einem Prozent der Übergewichtsfälle liegt eine hormonelle Funktionsstörung zugrunde! Auch die vielfach zitierten »schweren Knochen« sind nicht die entscheidende Ursache für ein zu hohes Gewicht: Bei jedem normalgewichtigen Menschen machen die Knochen nur etwa 14 Prozent (Frauen) bis 17 Prozent (Männer) des Gesamtgewichts aus, stellen also nicht die entscheidende Größe für das Gesamtkörpergewicht dar!

Wie Abb. 62 erkennen lässt, ist der Energiebedarf im letzten Jahrhundert - aufgrund einer zunehmend bewegungsarmen Arbeits- und Lebensweise - in starkem Maße abgefallen. Gegenläufig stieg jedoch die Energieaufnahme dramatisch an. Noch heute nimmt der normale Bundesbürger täglich etwa 500 kcal mehr auf als er als bewegungsarmer Mensch de facto benötigt. Laut der Gesundheitsberichterstattung des Bundes hat sich die Kalorienaufnahme seit 1970 zwar zugunsten einer Reduktion des Fettanteils in der Ernährung tendenziell verbessert, gleichzeitig hat jedoch der Energiebedarf durch eine weitere Reduktion der sportlichen Betätigung abgenommen.

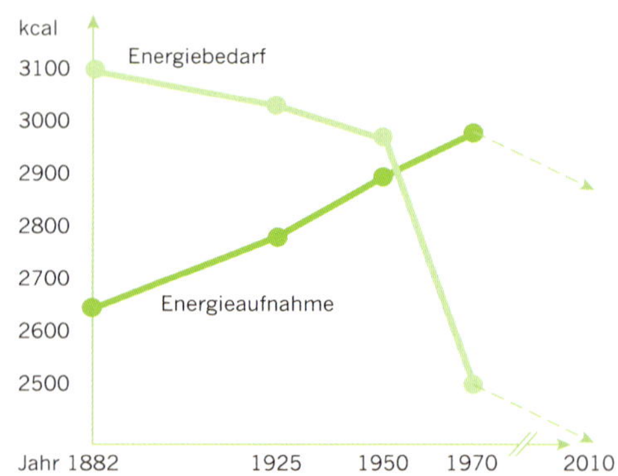

Abb. 62: Änderung der Energieaufnahme und des Energieverbrauchs im letzten Jahrhundert (verändert nach: Deutsche Gesellschaft für Ernährung, DEG 1981).

Der tägliche Kalorienbedarf schwankt zwischen 1 800 kcal bei körperlich inaktiven Berufsgruppen (»Schreibtischarbeiter«) und etwa 6 000 kcal bei körperlich schwerstaktiven Berufsgruppen (z.B. Holzfäller, Hafenarbeiter, Bauarbeiter, Leistungssportler). Allein schon diese große Spannbreite macht deutlich, dass die körperliche Aktivität für das Gleichgewicht von Energieaufnahme (über die tägliche Nahrung) und Energieverbrauch eine entscheidende Rolle spielt.

Der Vergleich des heutigen »Sitzmenschen« mit Vertretern aus der Tierwelt zeigt überraschende Parallelen. Affen, die genetisch eine sehr starke Nähe zum Menschen haben – 98,8 Prozent der Gene eines Schimpansen stimmen mit denen des Menschen überein – beginnen gemäß den Untersuchungen des amerikanischen Forschers R. Sapolsky aus dem Jahre 1999 sofort an Übergewicht zu leiden, wenn sie sich für ihre Ernährung nicht mehr bewegen müssen, sondern das Essen auf einer Müllkippe von den Safari-Luxusrestaurants zum Nulltarif »serviert« bekommen.

Desgleichen entwickeln Hausschweine im Gegensatz zu ihren in Freiheit lebenden »aktiven« Artgenossen, den Wildschweinen – dies zeigen die Untersuchungen des Amerikaners G. B. Carey aus dem Jahre 1997 – aufgrund ihres chronischen Bewegungsmangels und ihrer überkalorischen Nahrung ähnlich wie der Mensch Übergewicht, mit all den damit verbundenen Gesundheitsrisiken.

Der berühmte Tierforscher Lorenz spricht daher in diesem Zusammenhang nicht von ungefähr von der »*Verhausschweinung*« (s. Abb. 63) des Menschen und ihren negativen Folgen.

Wir müssen zwar essen, um zu leben; aber wir essen nicht, wie wir leben!

Kurz: Übergewicht bzw. Fettleibigkeit stellen überwiegend ein Problem eines Kalorienungleichgewichtes dar. Wer zu viel isst und sich zu wenig bewegt, erhöht im Allgemeinen sein Gewicht.

Durch chronischen Bewegungsmangel kommt es zu einer Umstellung des Stoffwechsels: er verläuft langsamer. Die Muskulatur wird nicht genügend gefordert und verliert zunehmend die Fähigkeit, Kohlenhydrate und Fette zu verbrennen. Die verschiedenen Stoffwechsel-Aktivierungssysteme (Enzyme) passen sich dementsprechend in ihrer »Aktivität« genau dem Niveau ihres »Chefs« , der Muskulatur, an.

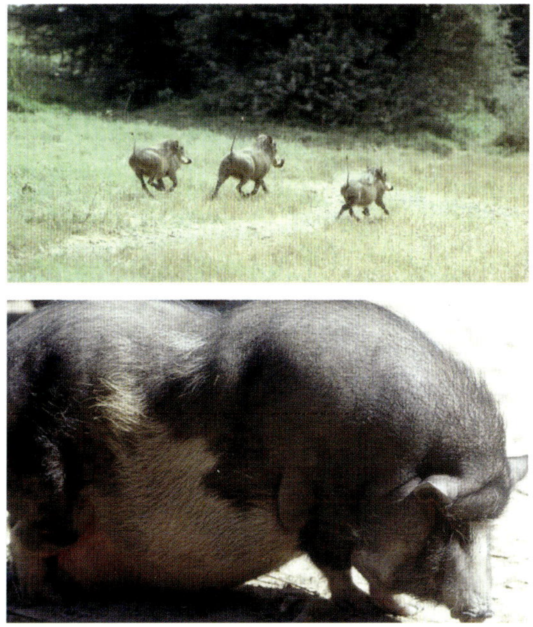

Abb. 63: Die Folgen der »Verhausschweinung«

Da ein Großteil des Gesamtstoffwechsels in der Muskulatur stattfindet, diese aber mit zunehmendem Alter insgesamt um etwa 35 bis 45 Prozent abnimmt, wird auch der Energieverbrauch im Alter niedriger. Die »Ein-Prozent-Faustregel« – sie gilt vergleichbar für fast alle anderen Organsysteme – besagt, dass der Mensch ab seinem »Hochleistungsalter« (im Allgemeinen zwischen 20 und 30 Jahren) jährlich etwa 1 % an Muskelmasse bzw. 1 % an Muskelfasern verliert.

Der Energieverbrauch in Ruhe – man spricht vom so genannten *Grundumsatz* (GU) – geht bei einem Mann von 66 kg von etwa 1 600 kcal beim 40jährigen auf etwa 1 400 kcal beim 80jährigen zurück. Bei Frauen ist der Grundumsatz aufgrund des geringeren Muskelanteils, einer besseren Wärmeisolierung (das Unterhautfettgewebe ist bei Frauen um 10 bis 20 Prozent höher) und einer anderen Hormonsituation (wesentlich niedrigerer Testosteronspiegel) um etwa 10 Prozent geringer.

Der Grundumsatz errechnet sich auf relativ einfache Weise nach der Formel:

GU = 1 kcal x Körpergewicht (in kg) x 24 Stunden. Beispiel: Ein 80 kg schwerer Mann hätte einen GU = 1 x 80 x 24 = 1920 kcal.

Die Höhe des Grundumsatz hängt demnach entscheidend vom Körpergewicht ab!

Bemerkenswert ist jedoch, dass im Alter nicht nur der Grundumsatz abnimmt, sondern auch der Energieverbrauch bei körperlicher Aktivität – man spricht auch vom *Leistungsumsatz* (LU) - sinkt. So verbraucht z.B. ein 65jähriger bei gleicher körperlicher Aktivität etwa 200 kcal pro Stunde weniger als ein 45jähriger und dieser wiederum 200 kcal pro Stunde weniger als ein 25jähriger.

Als Faustregel gilt: Der Energiebedarf verringert sich vom 25. Lebensjahr an durchschnittlich um 10 kcal pro Lebensjahr!

Hinzu kommt, dass übergewichtige Personen – Vergleichbares gilt für den älteren Menschen – dazu neigen, das Ausmaß ihrer Aktivitäten zu über- und ihre Kalorienzufuhr zu unterschätzen. Dies kann schnell zu einem Missverhältnis zwischen Nahrungsaufnahme und tatsächlichem Bedarf und damit zu einer Gewichtszunahme führen.

Die Überschätzung der eigenen Bewegungsaktivitäten hängt damit zusammen, dass sich die Empfindung für Belastungen im Alter verändert. Je jünger ein Mensch ist, desto leichter fallen ihm vergleichbare Tätigkeiten, desto lieber bewegt er sich auch. Dem älteren Menschen hingegen fallen alle Bewegungsaktivitäten zunehmend schwerer. Sein Bewegungsbedürfnis reduziert sich aus diesem Grunde mehr und mehr. Eine mögliche Ursache ist die Abnahme bestimmter Überträgerstoffe im Gehirn (Neurotransmitter wie z.B. Dopamin), die für die zunehmende Bewegungsarmut älterer Personen mit verantwortlich sind.

Übergewicht und Gesundheitskosten

Jährlich müssen Milliardenbeträge für Folgeerkrankungen von Übergewicht und Fettleibigkeit im Gesundheitswesen der Industrienationen erbracht werden. Auf der Basis internationaler Studien werden die Kosten von Übergewicht auf bis zu 7 % der Gesundheitsgesamtkosten geschätzt, was in der BRD auf einen Betrag von über 10 Milliarden hinauslaufen würde. Die Tendenz im Vergleich zu den Vorjahren ist ansteigend.

Übergewicht und Lebenserwartung

Übergewicht ist nicht nur an vielen Krankheiten beteiligt, sondern beeinflusst darüber hinaus auch noch maßgeblich die Lebenserwartung (s. Abb. 64).

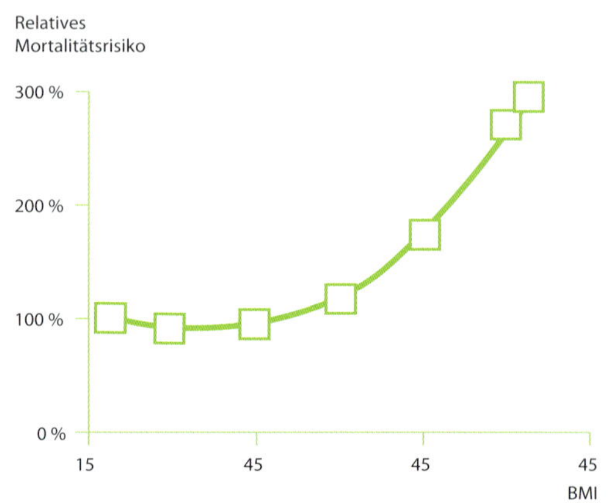

Abb. 64: Mortalität in Abhängigkeit vom Body-Mass-Index (Bray 1987, 14).

Abb. 64 lässt erkennen, dass die Mortalität (Sterberisiko) mit zunehmendem Übergewicht, insbesondere bei vorliegender Fettleibigkeit (BMI größer als 35) stark ansteigt.

Der *Vorbeugung* von Übergewicht bzw. Fettleibigkeit wird in der Zukunft demnach große Bedeutung zukommen.

Möglichkeiten zur Gewichtsreduzierung

Da das Entstehen von Übergewicht überwiegend auf eine nicht *an den Bedarf angepasste Ernährung* sowie *unzureichende körperliche Aktivität* zurückzuführen ist, ergeben sich verschiedene Alternativen für eine Gewichtsverringerung.

Das Körpergewicht kann über drei wesentliche Mechanismen verringert werden:

1. Einschränkung der Nahrungszufuhr
2. Erhöhung der körperlichen Aktivität
3. Kombination von eingeschränkter Nahrungszufuhr und erhöhter körperlicher Aktivität.

Einschränkung der Nahrungszufuhr

Der einzige Vorteil einer ausschließlich durch Einschränkung der Nahrungszufuhr herbeigeführten Gewichtsreduktion liegt im geringeren Aufwand. Wer unter starkem Zeitdruck steht oder aus sonstigen Gründen keinen Sport treiben kann, kommt damit ohne Zeitverluste passiv zu einem im Allgemeinen gut steuerbaren Gewichtsverlust.

Bei einer diätorientierten Gewichtsreduktion sollte jedoch auf folgende Punkte geachtet werden:

1. Keine forcierte, zu schnelle Gewichtsabnahme durch Null-Diäten oder Ähnliches:

Rasch verlorene Kilos beruhen vor allem innerhalb der ersten Tage mehr auf einem Verlust an Wasser als auf einer Abnahme der Fettspeicher. In den ersten 3 Tagen der Gewichtsreduktion macht der Wasseranteil etwa 70 Prozent, der Fett- bzw. Eiweißanteil nur 25 Prozent bzw. 5 Prozent aus. Nach 11 bis 13 Tagen liegt dagegen der Fettanteil bereits bei 69 Prozent, nach 21 bis 24 Tagen schließlich bei 85 Prozent.

Es ist demnach wichtig, dass eine Fastendiät ausreichend lange durchgeführt wird, um auch wirklich den Fettanteil zu reduzieren. Alle Diäten mit raschen Erfolgen sind wenig hilfreich!

Vernünftig ist es, langsam und kontinuierlich sein Übergewicht abzubauen und eine stabile Gewichtsabnahme zu erreichen. Empfohlener Richtwert für eine sinnvolle Gewichtsabnahme: Etwa 1 bis 2 kg pro Monat!

2. Tägliche Gewichtskontrolle:

Nur eine tägliche Gewichtsüberprüfung auf einer zuverlässigen, stets gleichen Waage ermöglicht eine objektive Beurteilung der Gewichtsentwicklung.

3. Abnehmen durch Kalorienreduktion nicht durch Fehlernährung:

Viele Diäten sind einseitig auf Fette, Kohlenhydrate oder Proteine (Eiweiß) ausgerichtet. Eine ausreichende Aufnahme lebenswichtiger Vitamine und Mineralien wird vernachlässigt. Dies kann zu mehr oder weniger ausgeprägten Störungen und zu einer vitalen Gefährdung der Gesundheit führen.

Wichtig ist daher ein ausgeglichenes und vielseitiges Speise- und Getränkeangebot.

Hochwertige Lebensmittel, die pro Kalorie viele Vitamine, Mineralstoffe und Spurenelemente enthalten - also eine hohe *Nährstoffdichte* aufweisen -, verringern das Risiko einer Fehlernährung und fördern eine gesunde Gewichtsabnahme.

Abb. 65 verdeutlicht, welche Nahrungsmittel vermehrt und welche weniger oft auf dem täglichen Speiseplan erscheinen sollten.

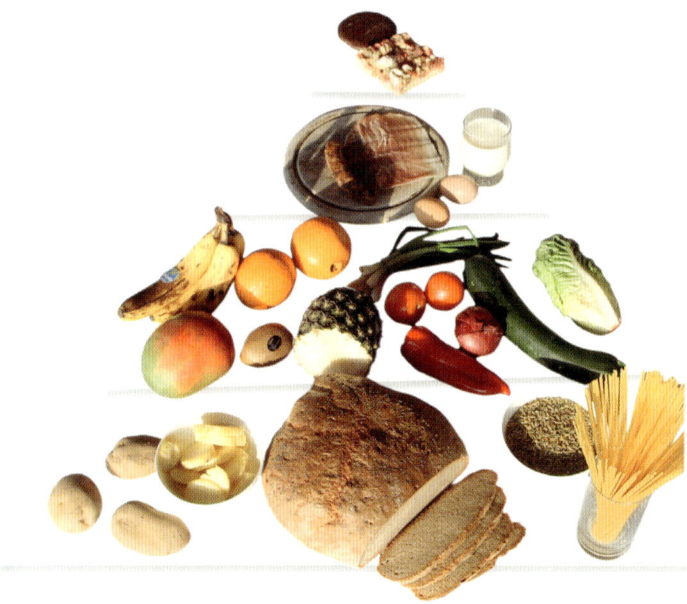

Abb. 65: Die so genannte »Ernährungspyramide« als Orientierungshilfe für eine gesunde Ernährung

Darüber hinaus sollte nicht nur auf die richtige Auswahl der Nahrungsmittel, sondern auch auf ihre richtige prozentuale Zusammensetzung geachtet werden.

Die Nahrungszusammensetzung einer Normalperson sollte etwa zu 55 - 60 % Kohlenhydrate, zu 25 - 30 % Fett und zu 10 -15 % Eiweiß beinhalten!

Eine optimale Nahrungszusammenstellung ist in unserer heutigen stressgeplagten Zeit vor allem deshalb von Bedeutung, weil der Kalorienbedarf aufgrund der fortschreitenden Technisierung zunehmend geringer wird, der Bedarf an Vitaminen, Mineralstoffen und Spurenelementen hingegen gleich hoch geblieben oder sogar angestiegen ist.

Beachten Sie: Bei einer vernünftigen Gewichtsreduktion müssen Sie nicht nur auf das achten, was Sie essen, sondern auch auf das, was Sie trinken.

Beispiel: Wenn Sie Durst haben, sollten Sie vorzugsweise ein hochwertiges, kalorienfreies Mineralwasser trinken und nicht auf zuckerhaltige oder alkoholische Getränke zurückgreifen. Alle Fruchtsaftgetränke haben einen mehr oder weniger hohen Zucker- und damit Kaloriengehalt. Gleiches gilt für alle koffeinhaltigen Getränke wie Spezi, Cola u.ä.

Ein Gramm Zucker hat einen Brennwert von etwa 4 kcal! Informieren Sie sich mit Hilfe des Inhaltsetiketts auf den verschiedenen Fruchtsaftflaschen über den Kaloriengehalt der jeweiligen Getränke!

**Alkoholische Getränke sind je nach Prozentgehalt starke Kalorienbomben:
1 Gramm Alkohol beinhaltet etwas über 9 kcal!**

Beispiel: In einer 1-Liter-Flasche Wein mit 10 Prozent Alkohol (dieser Alkoholgehalt entspricht den meisten Tafelweinen) befinden sich 100 g Alkohol, was 100 x 9,3 kcal = 930 kcal entspricht. Dieser Kaloriengehalt kommt einer kompletten Mahlzeit gleich und trägt bestimmt nicht dazu bei, Ihr Gewicht zu reduzieren.

Gegen ein Gläschen Wein ist sicherlich nichts einzuwenden. Es sollte jedoch in Ihre tägliche Kalorienaufstellung miteingerechnet werden!

4. Abnehmen durch häufigere kleinere Mahlzeiten:

Wie die Untersuchungen von Koletzko und Tosche (2011) zeigen, können häufigere Mahlzeiten nicht nur mit einem verringerten Hungergefühl, sondern zudem mit einem geringeren Auftreten von Adipositas in Verbindung gebracht werden.

Die Kombination aus wenigen Mahlzeiten und großem Hunger bergen dagegen die Gefahr einer übermäßigen Kalorienaufnahme und somit einer Verschlechterung der Kalorienbilanz.

5. Vermeiden hoch kalorienreicher Nahrungsmittel:

Vor allem in Fleisch- und Wurstwaren stecken vielfach beachtliche Mengen an versteckten Fetten, mit einem beträchtlichen Kalorienangebot. Reduzieren Sie daher gegen den deutschen Trend – in Deutschland stieg der Fleischverbrauch von 1961 bis 2007 von 64 kg auf 88 kg, was einer Steigerung von knapp 40 % entspricht – ihren diesbezüglichen täglichen Konsum. Tab. 7 gibt einen Überblick über die 10 größten Fleischkonsumenten der Welt.

Rang	Land	Konsum (kg)
1	USA	123
2	Spanien	121
3	Australien	118
4	Österreich	112
5	Dänemark	111
6	Neuseeland	109
7	Zypern	108
8	Irland	102
9	Kanada	98
10	Frankreich	98

Tab. 7: Der Fleischverbrauch (in kg) pro Kopf und Jahr im internationalen Vergleich (Wikipedia: Konsum, 2011)

Tab. 8 gbt einen Überblick über den Energiegehalt sowie die Zusammensetzung verschiedener Lebensmittel.

Nahrungsmittel	Energiegehalt (/100g)	Zusammensetzung (KH/F/E) in g
Schoko-Müsli	396	62,2/11,9/9,9
Nudeln	364	75,1/3/11,5
Früchte-Müsli	349	60,4/5,3/10
Reis	344	76/1,3/7,3
Weißbrot	235	48/1,2/8,2
Mehrkornbrot	220	42,8/1,6/7,6
Kartoffeln	68	14,8/0,1/2
Banane	88	20/0,2/1,2
Apfel	54	11,4/0,6/0,3
Orange	42	8,3/0,2/1
Paprika, rot	33	6/0/1
Tomate	17	3/0/1
Eisbergsalat	13	2/0/1
Gurke	12	2/0/1
Salami	323	<0,1/23,2/28,5
Hamburger	241	28/8/12
Rinderhack	202	0/14/20
Rinderfilet	121	0/4/21
Schinken, geräuchert, roh	116	1/4/18
Putenbrust	107	0/1/24
Fruchtjoghurt	102	16/2,873,2
Frischkäse	90	03.04.10
Vollmilch	64	4,7/3,5/3,5
Nougataufstrich	547	56,8/31,8/6,6
Haselnussschnitte	538	51,5/32,5/7,7
Vollmilchschokolade	520	55/30/10
Spekulatius	484	70,0/20,0/6,0
Ketchup	438	22,9/<0,1/1,9
Butterkeks	435	75/11/7,7
Bienenhonig	318	79/0/0,4
Traubensaft	68	16,6/0,1/0,5
Orangen-Direktsaft	45	9,6/0,1/0,7
Cola	42	10,6/0/0
Apfelschorle	25	5/0/0

Tab. 8: Energiegehalt und Zusammensetzung verschiedener Nahrungsmittel

Wie die Untersuchungen von Dattilo et al. (2011) zeigen, führen Abends aufgenommene Fette vermehrt zu Übergewicht als dies am Morgen der Fall ist. Aus diesem Grunde sollten »üppige« Abendmahlzeiten so weit wie möglich vermieden werden.

Nachteile einer rein diätetischen Gewichtsabnahme:

1. Beim passiven Abnehmen durch eine Kalorienreduktion nimmt nicht nur das Fett-, sondern auch das Muskelgewebe ab. Damit verliert der Bewegungsapparat an Kraft und Dynamik, und die Gelenksysteme sind weniger geschützt und so Überlastungen bzw. degenerativen Veränderungen vermehrt ausgesetzt. Eine gut entwickelte Muskulatur ist der beste Gelenkschutz!

Hinzu kommt: Die Muskulatur ist *das* Stoffwechselorgan par excellence. Eine Abnahme der Muskulatur bedeutet eine Verringerung des körpereigenen Energieumsatzes. Dies gilt sowohl für den Grundumsatz als auch für den Leistungsumsatz.

2. Bei einzelnen Personen kann ein ausgeprägter Blutdruckabfall auftreten, der zu Regulationsstörungen führt. Benommenheit und Schwindel beim Aufstehen sind die Folge.

3. Passives Abnehmen kann Antriebsarmut und depressive Verstimmungszustände zur Folge haben.

4. Passives Abnehmen führt nicht zu einer Aktivierung des Stoffwechsels, sondern im Gegenteil zu einer Verlangsamung, was sich ungünstig auf den Gesamtstoffwechsel auswirken kann.

5. Ernährungsfehler können Muskelkrämpfe und erhöhte Reizbarkeit nach sich ziehen.

6. Nach Abschluss einer forcierten »Hungerdiät« kann das Körpergewicht schnell wieder ansteigen. Im Laufe der Abmagerungskur sinken die Leptinspiegel – es handelt sich um eine Appetit regulierendes Hormon - bis zu zwei Drittel ab. Dies bewirkt einerseits einen gesteigerten Appetit, andererseits eine Drosselung des Energiestoffwechsels, was in Hungerszeiten durchaus sinnvoll ist, aber hier zum bekannten *Yo-Yo-Effekt*, also zu einem raschen Wiederanstieg des Körpergewichts nach Beendigung der Diät führt.

Je häufiger Gewichtsreduzierungs-Diäten angewendet werden, desto höher ist ihre Misserfolgsrate.

Amerikanische Langzeituntersuchungen haben gezeigt, dass die Aussteigerrate zwischen 20 und 80 Prozent liegt. Außerdem sind ausschließlich auf niederkaloriger Ernährung beruhende Gewichtsabnahmeversuche äußerst schwierig über einen längeren Zeitraum durchzuführen.

7. Durch Einschränkung der Nahrungsaufnahme kann man weder Herz-Kreislauf-Erkrankungen noch Osteoporose vorbeugen.

Abnehmen durch Erhöhung der körperlichen Aktivität

Die wichtigsten *Vorteile* einer Gewichtsreduktion durch Erhöhung der körperlichen Aktivität sind:

1. Körperliche Betätigung und sportliche Aktivitäten regen den gesamten Stoffwechsel an und führen durch den Erhalt bzw. die Steigerung der Muskelmasse (z.B. durch Krafttraining) zu einem erhöhten Kalorienverbrauch. Wie die Tab. 10 (S. 123) zeigt, hängt der Kalorienverbrauch von der jeweiligen Sportart ab.

2. Bei bewegungsbedingtem Abnehmen kommt es nach Beendigung des Bewegungsprogrammes nicht so rasch zu einem Wiederanstieg des Gewichts wie bei ausschließlicher Einschränkung der Nahrungszufuhr.

3. Eine Erhöhung der körperlichen Aktivität beugt auch Herz-Kreislauf-Erkrankungen und negativen Veränderungen des Bewegungsapparates (z.B. Muskelschwund oder Osteoporose) vor.

4. Körperliche Aktivität ist nicht nur eine sinnvolle Freizeitgestaltung in unserer von Bewegungsmangel gekennzeichneten Lebensweise, sondern kann auch Spaß und Freude und damit eine erhöhte Lebensqualität vermitteln.

Der *Nachteil* einer ausschließlich auf Bewegung und Sport ausgerichteten Gewichtsreduktion besteht darin, dass durch körperliche Aktivität nur mit relativ großem zeitlichen Aufwand ein ausreichender Kalorienverbrauch herbeigeführt werden kann. Es bedarf z.T. schon gewaltiger Anstrengungen, um die verschiedenen Mengen an Energie (Kalorien), die in »alltäglichen« Speisen und Getränken zu finden sind, wieder abzubauen. Durch 1 Stunde bzw. etwa 10 km gemütliches Laufen (Joggen) werden etwa 600 kcal verbrannt. Um 10 kg abzunehmen, müsste man etwa 1 000 km – entsprechend einer Nord-Süd-Durchquerung Deutschlands – laufen. Nur die wenigsten haben die Zeit und die Lust hierzu!

Damit der Zusammenhang von Bewegung und Ernährung deutlich wird, hat der Fremdenverkehrsverein Inzell (Bayern) eine so genannte »Kalorienpromenade« ausgesteckt. Es handelt sich dabei um einen Wander-Rundkurs, der jedem Teilnehmer anzeigt, wie viele Kalorien er bei seinem Spaziergang abgewandert bzw. abgelaufen hat. Auf entsprechenden Tafeln wird der erzielte »Erfolg« sichtbar gemacht:

Nahrungsmittel	Dauer
1 Glas Wein	13 Minuten
1 Ei	18 Minuten
1 Flasche Bier	44 Minuten
1 Eisbecher mit Sahne	75 Minuten
1 Schweinshaxe	95 Minuten

Tab. 9: Der Kalorienweg

Wer die gesamte »Kalorienpromenade« zurücklegt, hat in 95 Minuten die Kalorienwerte einer Schweinshaxe verstoffwechselt!

Tab. 9 zeigt aber auch, dass nur eine maßvolle Kalorienaufnahme in Verbindung mit ausreichender Bewegung der richtige Weg zum längerfristigen Erfolg ist!

Abnehmen durch eine kombinierte Gewichtsreduktion

Alle effizienten, medizinisch begleiteten Programme zum Abnehmen beruhen heute auf der Kombination von Nahrungseinschränkung und Steigerung des Energieverbrauchs durch vermehrte körperliche Aktivität. Dadurch werden nicht nur alle gewichtsreduzierenden, sondern auch alle gesundheitsfördernden Maßnahmen optimiert.

Hinweise zur erfolgreichen Durchführung einer kombinierten Gewichtsreduktion:

1. Eine stabile Gewichtsabnahme ist nur dann zu erreichen, wenn sowohl langsam als auch mit einer vernünftigen Zielsetzung - also ohne übersteigerte Erwartung - abgenommen wird.

2. Pro Monat sollten nicht mehr als 1 bis 2 kg abgenommen werden.

3. Die wöchentlich ins Auge gefasste Kalorienreduzierung sollte zur einen Hälfte über die Nahrungsaufnahme, zur anderen über erhöhte körperliche Aktivität erfolgen (s. Tab. 10).

4. Die Gewichtsabnahme sollte, soweit möglich, in Zusammenarbeit mit einem Ernährungsberater erfolgen. Beachten Sie die Ernährungsrichtlinien der Deutschen Gesellschaft für Ernährung (DGE).

5. Durch regelmäßige Bewegung nimmt man zwar langsam, aber dafür stabil ab: Ein täglicher Trimmtrab von 30 Minuten oder ein einstündiger Spaziergang bedeuten eine Abnahme von etwa

50 g pro Tag, gleichbedeutend mit 350 g pro Woche, 1 400 g pro Monat oder 16,8 kg im Jahr.

6. Eine stetige Gewichtsabnahme ist nur durch eine regelmäßige und ganzjährig durchgeführte Bewegungs-Diät-Therapie möglich.

7. Löschen Sie Ihren Durst nach körperlicher Belastung nicht mit Bier oder mit Limonade, sondern ausschließlich mit Mineralwasser.

8. Wenn Sie auf kleine Snacks zwischendurch nicht verzichten können, achten Sie auf einen geringen Energiegehalt (siehe Tab. 8)

9. Beziehen Sie die kombinierte Gewichtsreduzierung auch mit in die Urlaubsplanung ein. Machen Sie »Aktiv-Urlaub«: gehen Sie wandern und schwimmen und bleiben sie nicht durchgehend passiv im Liegestuhl liegen.

10. Führen Sie ein »*Abnahmeprotokoll*«, z.B. in Form einer Sollwert-Tabelle, das fördert die Kontrolle und unterstützt die Motivation. Die Anschaffung einer genauen Waage und das regelmäßige Wiegen zu einem festen Zeitpunkt – am besten morgens nach dem Aufstehen – gehören genauso zum Abnahme-Programm wie die Kalorienreduktion und die Aktivitätssteigerung!

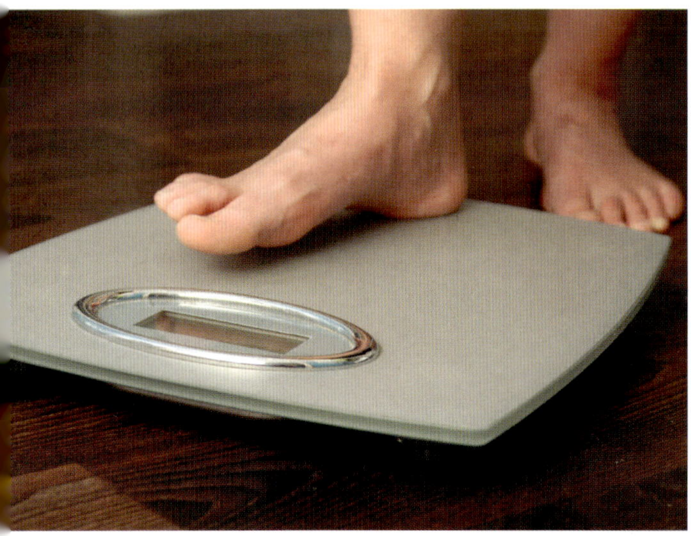

11. Stellen Sie sich mit Ihrem Arzt ein Abnahmeprogramm nach Ihren individuellen Wünschen und Bedürfnissen zusammen.

Einen Vorschlag für eine kombinierte Gewichtsabnahme gibt die Tab. 10.

Das Verhalten der Fettzellen während einer Gewichtszunahme und einer Gewichtsreduktion

Ständiger Nahrungsüberschuss führt zuerst zu einer Vergrößerung der einzelnen Fettzellen. Überschreitet der Fettanteil einer einzelnen Fettzelle einen bestimmten Wert, d.h. die Fettzelle kann kein weiteres Fett mehr aufnehmen, dann teilt sie sich und ihre Zahl nimmt zu (s. Abb. 66).

Das Körpergewicht und der Gesamtfettanteil sind bei Übergewichtigen gegenüber Normalgewichtigen deutlich erhöht. Gleiches gilt für die Fettzellgröße und die Fettzellzahl. Bei schlanken Personen sind die Fettzellen halb so groß. Während Normalgewichtige etwa 25 bis 30 Milliarden Fettzellen haben, steigt die Zahl bei Fettleibigen etwa auf das Drei- bis Zehnfache, nämlich auf 70 bis 260 Milliarden Fettzellen.
Entscheidend ist in diesem Zusammenhang, dass einmal erhöhte Fettzellzahlen sich nicht mehr zurückbilden, sondern erhöht bleiben und damit eine »glänzende« Ausgangsbasis für eine weitere Gewichtszunahme bilden. Es sollte daher unter allen Umständen vermieden werden, durch chronisch überkaloriges Essen eine Vermehrung der Fettzellen in Gang zu bringen. Da die Zahl der Fettzellen vor allem in den ersten Lebensjahren ziemlich rasch ansteigt, sollte aus präventiver Sicht darauf geachtet werden, dass Kindern sowohl während der Schwangerschaft (über ständig erhöhte Zuckerspiegel im Blut der Mutter) – hier beginnt bereits die Vermehrung der Fettzellen – als auch in der Kindheit nicht zu viel Nahrung zugeführt wird.

Abbildung 66 zeigt, dass die Fettzellen bei einer Gewichtsreduktion – sei es diätetisch, bewegungsbedingt oder kombiniert – zwar kleiner,

Ziel der Trainingsempfehlung			
- Gewichtsabnahme auf 76 kg			
- Gewichtsabnahme: 14 kg in 7 Monaten = 2 kg/Monat			
- Gewichtsabnahme durch Sport: 7 kg in 7 Monaten = 1 kg/Monat			
- Erforderlicher Energieverbrauch durch Bewegung: 6000 kcal/Monat			
Durchführung der Trainingsempfehlung			
Monat	Kalorienverbrauch pro Woche (kcal)	Körperliche Aktivität pro Woche	Kalorienverbrauch (kcal)
1	1100	2 x 25 min Schwimmen 2 x 1 h Spazierengehen (4 bis 5 km/h)	2 x 250 = 500 2 x 300 = 600
2	1200	2 x 0,5 h Schwimmen 2 x 45 min Gehen/Traben im Wechsel	2 x 300 = 600 2 x 300 = 600
3	1300	2 x 0,5 h Schwimmen 2 x 40 min langsames Joggen (ca. 5 km)	2 x 300 = 600 2 x 350 = 700
4	1400	1 x 1 h Schwimmen mit Pausen 2 x 40 min Joggen (ca. 7,5 km)	500 2 x 450 = 900
5	1500	1 x 1 h Schwimmen 2 x 50 min Joggen	500 2 x 500 = 1000
6	1600	1 x 1 h Schwimmen 2 x 55 min Joggen	500 2 x 550 = 1100
7	1700	1 x 1 h Schwimmen 2 x 1 h Joggen	500 2 x 600 = 1200

Tab. 10: Gewichtsreduktion für eine 90 kg schwere, 1,76 m große Person (nach Rost in Weineck 2010, 720).

aber nicht weniger werden. Deshalb ist es wichtig, durch ein vernünftiges Essverhalten unter keinen Umständen die Zahl der körpereigenen Fettzellen zu erhöhen, wie dies bei extrem übergewichtigen Personen der Fall ist; denn die Fettzellen stellen später stets eine »gute« Ausgangsbasis für ein Übergewicht dar!

Organisation eines effektiven Gewichtsreduktiontrainings

Sie können ihr Gewichtsreduktionstraining alleine durchführen, da sie dadurch unabhängig von anderen Personen ihr Programm zeitlich organisieren können. Motivierender könnte aber ein Training in der Gruppe sein.

Was manchmal Wunder wirkt: Gehen Sie eine Wette mit einem Kollegen ein, der ebenfalls ab-

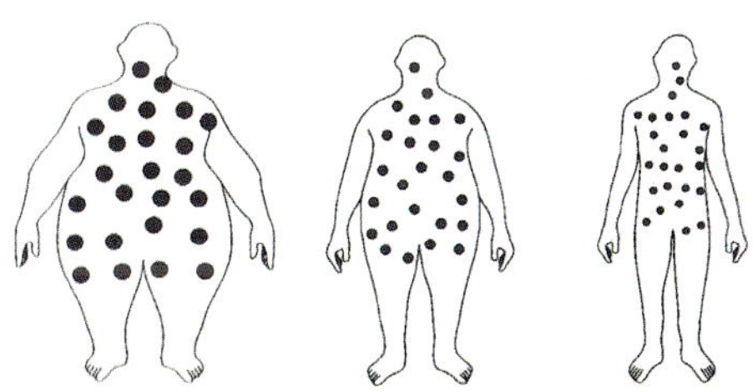

Abnehmen	Davor	1. Phase	2. Phase
Körpergewicht	150 kg	100 kg	75 kg
Fettzellgröße	0,9 mg/Zelle	0,6 mg/Zelle	0,2 mg/Zelle
Fettzellzahl	75 Milliarden	75 Milliarden	75 Milliarden

Abb. 66: Der Einfluss einer Gewichtsabnahme mittels vermehrter körperlicher Aktivität (Ausdauertraining) und Diät auf das Körpergewicht, die Fettzellgröße und Zahl (nach Hirsch und Katch/McArdle in Weineck 2010, 719)

nehmen möchte; setzen Sie einen Zeitraum, z.B. von einem halben Jahr fest, in dem Sie z.B. 10 kg abnehmen möchten und kontrollieren Sie dann zum festgesetzten »Stichtag«, wer sein Ziel erreicht hat!

Profitieren Sie von den Vorzügen der heutigen Fitnessstudios: Dort können sie – unabhängig vom Wetter oder der Uhrzeit – regelmäßig, mit einer Vielzahl an möglichen Aktivitäten und in anregender Umgebung unter Gleichgesinnten an Ihrem Gewichtsabnahme-Projekt arbeiten.

Für eine effektive Reduzierung des Körpergewichts durch geeignete Sportarten gilt es einige allgemeine Grundsätze zu berücksichtigen.

Allgemeine Grundsätze

1. Um den Energieverbrauch zu steigern und damit die Gewichtsabnahme in Gang zu setzen, ist jede Form von Bewegung bzw. körperlicher Aktivität vorteilhaft.

2. Besonders effektiv für die Gewichtsabnahme sind jedoch energetisch anspruchsvolle Sportarten mit möglichst viel aktivierter Muskelmasse – z.B. unter Einbeziehung der Bein-, Rumpf- und Armmuskulatur - , wie dies z.B. beim Jogging, Nordic Walking oder beim Skilanglauf der Fall ist.

3. Nehmen Sie im Alltag auch andere Bewegungsangebote, wie z.B. Treppen steigen, mit dem Fahrrad zum Arbeitsplatz fahren, etc. wahr. Nutzen Sie jede sich bietende Bewegungsmöglichkeit bewusst aus, so bekommen Sie im Laufe des Tages ausreichend »Bewegungskalorien« zusammen.

4. Zum Abnehmen bzw. zur Fettreduktion sind nicht nur Ausdauer-, sondern auch Kraftsportarten geeignet!

5. Falls Sie in der Gruppe laufen: Laufen ist nur in Verbänden gleicher Leistungsstärke sinnvoll. Sie sollten »miteinander«, nicht »gegeneinander« laufen.

6. Wechseln Sie mit ausdauer- und kraftorientierten Sportarten ab. Sie nehmen damit nicht nur schneller - und vielleicht auch mit mehr Spaß - ab, sondern profitieren auch von ihren unterschiedlichen gesundheitlichen Effekten.

7. Für den Kalorienverbrauch ist es völlig ohne Bedeutung, ob Energie in Form eines 3 km langen Trimmtrabes (falls orthopädisch unbedenklich) oder eines 3 km langen Spazierganges verbraucht wird; beim Joggen dauert die sportliche Aktivität nur knapp 20 Minuten, beim Spazierengehen eben die doppelte Zeit oder noch mehr. Das Ergebnis fällt jedoch aus energetischer Sicht in etwa gleich aus!

8. Da ein großes Übergewicht für sich allein schon eine erhebliche Belastung für Herz und Kreislauf darstellt, sollte ein sportliches Trainingsprogramm mit sehr geringen Belastungen beginnen.

Geeignete Sportarten zur Gewichtsreduktion

Ausdauersportarten zum Abbau von Übergewicht

Für den Übergewichtigen eignen sich prinzipiell die gleichen Ausdauersportarten, die in der Prävention bzw. Rehabilitation zur Vermeidung degenerativer Herz-Kreislauf-Erkrankungen dargestellt wurden (s.S. 49).

Allerdings sollte beim Übergewichtigen berücksichtigt werden:

Beginnen Sie mit Sportarten, bei denen Sie Ihr Körpergewicht nicht oder nur zum Teil selbst tragen müssen, wie dies z.B. beim Radfahren, Rudern oder Schwimmen der Fall ist. Wie Tab. 11 zeigt, treten bei allgemein üblichen »gewichtstragenden« Ausdaueraktivitäten – darunter versteht man diejenigen Sportarten, bei denen das eigene Körpergewicht getragen wird - sehr stark gelenkbelastende Bodenreaktivkräfte auf, die zu Überlastungen im Sinne der Ausbildung von Gelenkarthrosen führen können.

Aktivität	Bodenreaktivkräfte
Langsames Gehen	1,19 x KG
Schnelles Gehen	1,49 x KG
Joggen	1,5 – 1,75 x KG
Laufen am Platz	2,79 x KG
Laufen	3 – 5 x KG

Tab. 11: Bodenreaktivkräfte bei verschiedenen Ausdaueraktivitäten (KG = Körpergewicht)

Je höher die Geh- bzw. Laufgeschwindigkeit, desto höher ist die Gelenkbelastung!

Kraftsportarten zum Abbau von Übergewicht

Hochgradig geeignet für Übergewichtige sind Kraftausdauersportarten wie z.B. Rudern oder Kajakwandern sowie ein gezieltes Kraftausdauertraining im Fitnessstudio in der Form eines Zirkel- oder Mehrstationentrainings (s.S. 80). Aufgrund des hohen Energieverbrauchs führen diese Aktivitäten pro Zeiteinheit zu einem rascheren Fettverlust als Ausdauersportarten. Allerdings sind sie anstrengender und auch belastender für das Herz-Kreislauf-System. Es obliegt dem Einzelnen, auf welche Art und Weise und mit welchem zeitlichen Aufwand er seinen Gewichtsabbau vorantreiben will.

Zusammenfassend lässt sich feststellen, dass bei Übergewichtigen nur die Kombination aus Nahrungsreduktion und ausreichender sportlicher Aktivität (Ausdauer- und Krafttraining sowie körperliche Alltagsaktivitäten) zu einer deutlichen Gewichtsreduktion führt, die auch langfristig stabil bleibt.

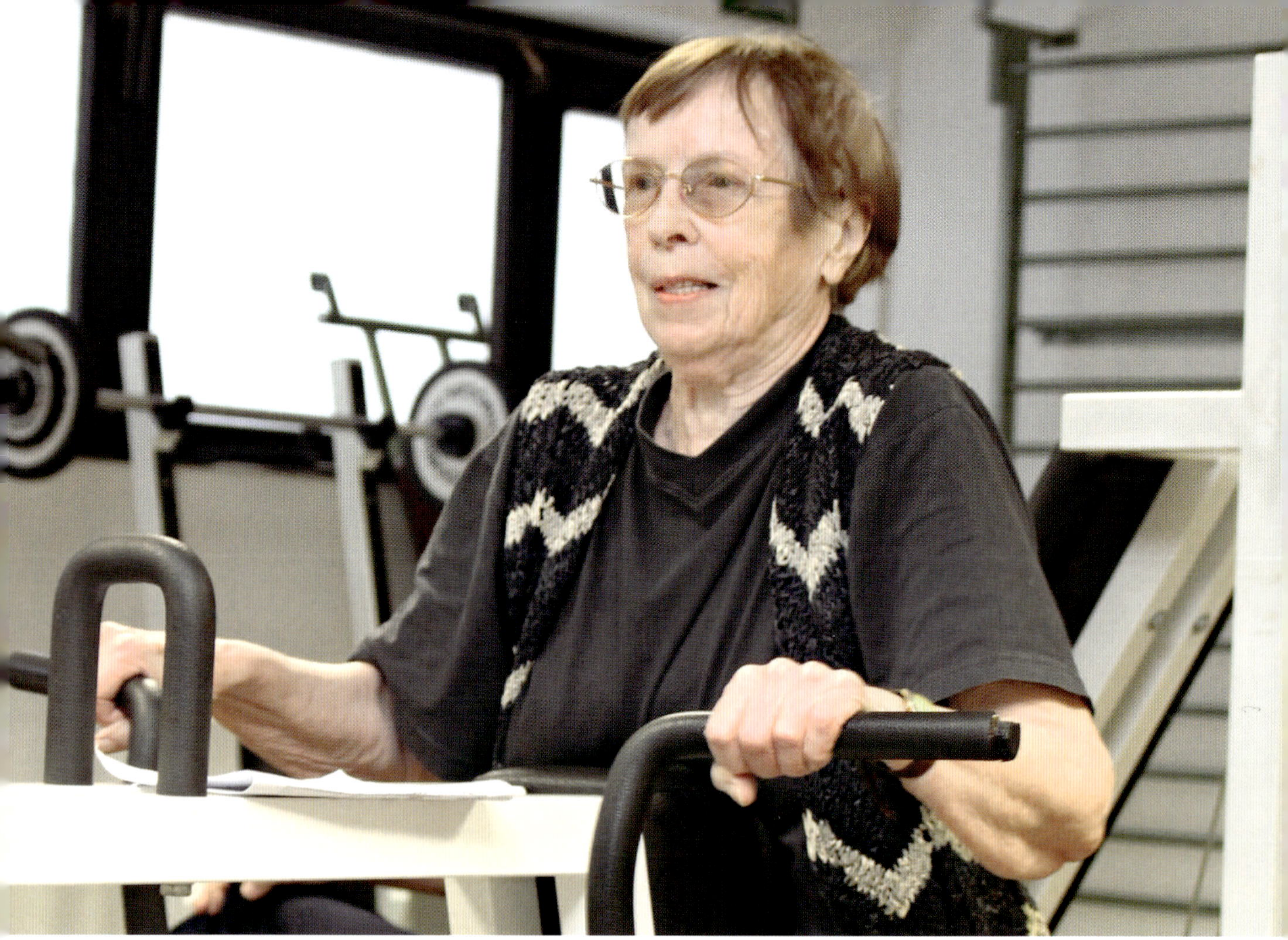

KAPITEL X

OSTEOPOROSE – FOLGE EINES CHRONISCHEN BEWEGUNGSMANGELS

Osteoporose heißt umgangssprachlich auch »Knochenschwund«. Darunter ist ein zunehmender Verlust an Knochensubstanz zu verstehen, d.h. der Mineralisationsgrad (insbesondere des Kalziums) des Knochens nimmt ab. Dabei wird die Knochenrinde (Substantia compacta) dünner und die Struktur der Knochenbälkchen (Substantia spongiosa) schwächer (s. Abb. 67 und 68). Für den Erhalt bzw. die Steigerung der Knochendichte der beiden unterschiedlichen Knochenstrukturen sind ausreichend starke Druck-, Stoß- und Scherkräfte nötig. Dies ist vor allem bei Sprüngen bzw. »Impactsportarten« (s.S. 78) der Fall.

Beachten Sie jedoch: Bei einer bereits bestehenden Osteoporose muss der Knochen unter ärztlicher Kontrolle von entsprechend ausgebildeten Übungsleitern über Monate ganz behutsam aufgebaut werden, bevor gesprungen oder der Knochen schnellkräftigen bzw. höheren Belastungen ausgesetzt werden darf.

Gesundheitspolitische Bedeutung der Osteoporose

Die Bedeutung der Osteoporose wird dadurch deutlich, dass die WHO sie in die Liste der zehn wichtigsten Krankheiten der Menschheit aufgenommen hat.

In den Industrienationen leiden etwa 10-12 % der Erwachsenenbevölkerung unter Osteoporose, wobei etwa 80 % davon Frauen sind. In Deutschland sind etwa 8 bis 10 Millionen Menschen an Osteoporose erkrankt. Jährlich ereignen sich in Deutschland etwa 460 000 osteoporotisch bedingte Brüche, davon allein 130 000 bis 150 000 Oberschenkelhalsfrakturen, die pro Fraktur Kosten von 12 500 – 20 000 € (direkte Anschlusskosten) verursachen (vgl. Kemmler/von Stengel 2010). Über 10 Prozent der 50- bis 70-jährigen und über 50 % Prozent der über 70-jährigen sind in der BRD und in den USA von einer Osteoporose betroffen. Selbst Kinder weisen heute im Einzelfall bereits eine Osteoporose aufgrund eines chronischen Bewegungsmangels auf.

Die Zahl der jährlichen Neuerkrankungen – sie beträgt z.B. in der BRD circa 50 000 – wird aufgrund der Veränderung in der Altersstruktur weiter steigen, wenn nicht ausreichende vorbeugende Maßnahmen ergriffen werden. Eine unbehandelte Osteoporose führt zur Pflegebedürftigkeit und damit nicht nur zu großem persönlichen Leid, sondern auch zu einer starken, aber vermeidbaren enormen Belastung unseres Gesundheitswesens.

Manifestation und Entwicklung einer Osteoporose

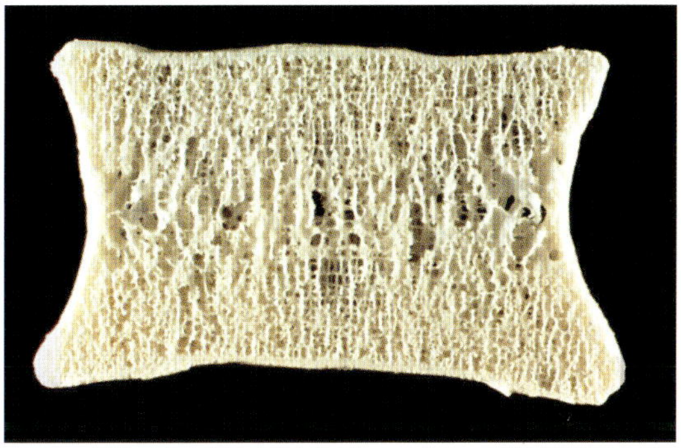

Abb. 67: Wirbelkörper mit gut mineralisiertem Knochen und intakter Knochenbinnenstruktur (mit freundlicher Genehmigung von Pesch, Erlangen)

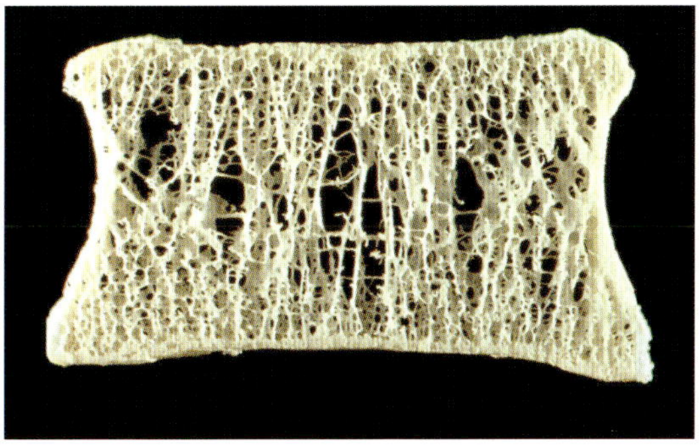

Abb. 68: Osteoporotischer Knochen (mit freundlicher Genehmigung von Pesch, Erlangen).

Bei einer Osteoporose kommt es zu strukturellen Umbauten im Knochen. Die Knochenmasse nimmt ab und die Bälkchenstrukturen werden schwächer und rarifizieren sich. Dadurch wird der Knochen weniger belastbar und bricht leichter.

Wie Abb. 69 zeigt, wird insbesondere im Jugendalter in Abhängigkeit von der jeweiligen körperlichen Aktivität eine unterschiedliche »Knochenspitzenmasse« erreicht. Je aktiver Kinder, Jugendliche und Erwachsene sind, desto höher ist ihr Niveau. Nach dem Gipfel der Knochenmassenentwicklung kommt es bei ausbleibendem Training zu einem kontinuierlichen Abfall , der je nach Typ 1-2 Prozent/Jahr bis > 3,5 Prozent/ Jahr beträgt.

Je höher die Knochenspitzenmasse im jungen Erwachsenenalter ist, desto später wird in der Folge die Frakturschwelle erreicht.

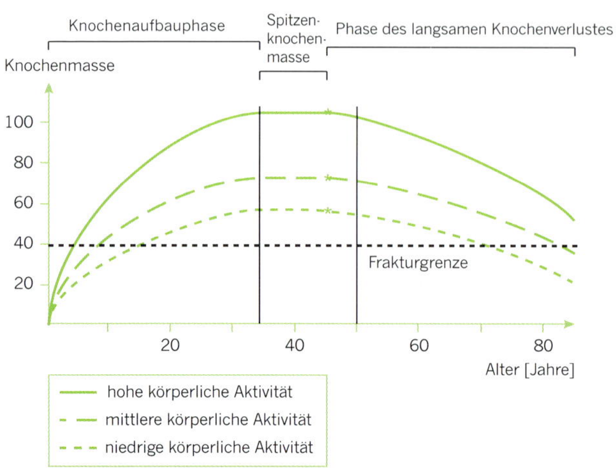

Abb. 69: Entwicklung der Knochenmasse in Abhängigkeit von der körperlichen Aktivität im Kindes- und Jugendalter (nach Lauritzen/Minne 1990, 26)

Bei einem körperlich aktiven Menschen mit hoher Knochendichte wird die kritische Bruchschwelle bei Einstellung der körperlichen Aktivitäten im Erwachsenenalter erst etwa 10 Jahre oder noch später im Vergleich zu einem chronisch inaktiven »Normalbürger« erreicht (vgl. Abb. 69).

Besonders die Wirbelsäule als überwiegend spongiöser Knochen (mit ausgeprägter Knochenbälkchenstruktur) ist mit zunehmendem Alter und verminderter Bewegungsaktivität durch Osteoporose gefährdet. Es kann zum Zusammenbruch – es handelt sich um so genannte Kompressionsfrakturen – von einzelnen oder mehreren Brustwirbelkörpern kommen und damit zur Ausbildung eines Rundrückens mit nachfolgender Abnahme der Körperhöhe: Im Laufe der Jahre sinkt die Wirbelsäule immer mehr zusammen. Der Patient wird kleiner, hat Schmerzen durch Muskelverspannungen und auch durch Überlastungen von Gelenken und Bändern (s. Abb. 70).

Bisweilen spürt der Osteoporotiker beim Bücken, beim morgendlichen Aufstehen, beim Heben eines Bierkastens oder gar nur anlässlich eines kräftigen Hustenstoßes einen stechenden Schmerz im Bereich der Wirbelsäule. Diesem Schmerz, der vielfach als eine Art »Hexenschuss« empfunden wird, kann der Bruch eines Wirbelkörpers zugrunde liegen.

Risikofaktoren der Osteoporose

Bewegungsmangel als Hauptursache

Obwohl viele unterschiedliche Faktoren an der Entstehung einer Osteoporose beteiligt sein können, ist es vor allem *chronischer Bewegungsmangel*, der ursächlich im Vordergrund steht.

Demnach erkranken vor allem bewegungsarme Menschen an Osteoporose, die im Beruf sehr lange sitzen und sich oft auch in der Freizeit passiv verhalten. Ein »Sitzberuf« erhöht z.B. das spätere Hüftbruchrisiko um das 3- bis 6-fache.

Die Abnahme der Knochendichte kann bei unzureichenden Bewegungsreizen bereits im Kindes- und Jugendalter erfolgen. Normalerweise werden etwa 98 Prozent der späteren Knochenspitzenmasse in diesem Zeitraum durch entsprechende Bewegungsaktivitäten aufgebaut. Der natürliche Bewegungsdrang der Kinder ist im Allgemeinen ein »Garant« für diese »Basisarbeit«. Durch das tägliche Herumtollen, Springen, Klettern, Ziehen, Schieben, Hangeln und »Fangen« spielen, wird auf natürliche Art und Weise dafür gesorgt, dass das Knochenskelett ausreichende Trainingsreize zu seiner Entwicklung erhält. Heute ist das vielfach nicht mehr der Fall. Die vielen passiven Freizeitaktivitäten der Kinder und Jugendlichen – man denke nur an die vielen Stunden, die mehr oder weniger bewegungslos vor dem Fernseher oder dem Computer verbracht werden – sowie die Stillhaltezwänge in der Schule führen dazu, dass das heutige Kind im Schnitt etwa 10 Stunden sitzend verbringt, eine Tatsache, die sich außergewöhnlich negativ auf die Knochenentwicklung auswirkt.

Beweisend für die These, dass Osteoporose eine »reine« Bewegungsmangelerkrankung ist, sind die Untersuchungen von Pesch und Kirchner:

Pesch (1984 und 1990) konnte zeigen, dass es im Bereich der Halswirbelkörper keine Osteoporose gibt, weil das Trainingsgerät »Kopf«, ein Leben lang einen ausreichenden Trainingsreiz auf diese Skelettstruktur ausübt. In den anderen Wirbelsäulenabschnitten sind die »Trainingsreize« des überwiegend sitzenden Menschen nicht ausreichend für den Erhalt der Knochenmasse.

Kirchner (1995) seinerseits konnte am Beispiel jugendlicher College-Leistungsturnerinnen deutlich machen, dass diese Mädchen die höchste Knochendichte im Vergleich zu anderen Sportlerinnen bzw. im Vergleich mit nicht trainierenden Mädchen gleichen Alters hatten, obwohl sie in ihrer unterkalorigen Nahrung nur etwa 50 Prozent der nötigen Kalziumaufnahme aufwiesen und aufgrund ihres geringen Gewichts vielfach Regelstörungen, und damit Östrogen-Defizite (s. S. 130) aufwiesen, Faktoren also, die normalerweise die Knochendichte im Falle eines Defizites negativ beeinflussen.

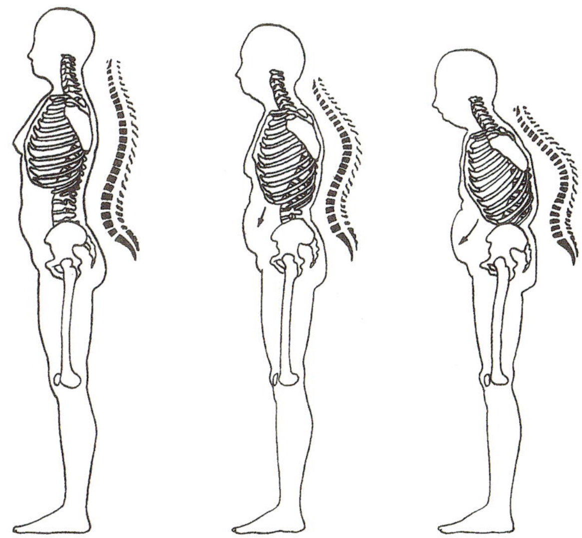

Abb. 70: Der Einfluss von Osteoporose auf die Form der Wirbelsäule (nach Niethardt/Pfeil 1992)

Bewegungsmangel ist zu jedem Zeitpunkt im Leben der entscheidende Faktor für die Entwicklung einer Osteoporose. Alle übrigen Risikofaktoren, welche die Osteoporose begünstigen (s. S. 130) sind nur zusätzliche Komponenten, die den Knochenabbau bei bestehendem Bewegungsmangel beschleunigen; sie spielen in Wirklichkeit nur eine sekundäre Rolle.

Osteoporose ist **die** Bewegungsmangelkrankheit par excellence. **Wer lebensbegleitend ein adäquates Krafttraining betreibt, hat keine Osteoporose!**

Einzige und seltene Ausnahme: Bestimmte Grundkrankheiten wie Nieren-, Leber-, oder Schilddrüsen-Erkrankungen etc. können sekundär über die Störung des Kalzium-Haushaltes zu einer Osteoporose führen. Der Rest ist »hausgemacht«, das heißt, durch »Nichts tun« bewirkt!

Abb. 71 zeigt die Knochendichtewerte der Lendenwirbelsäule – einem Vorzugsort der Entmineralisierung – eines aktiv gebliebenen 58-jährigen Sportlers, der etwa 3 mal pro Woche 10-15 Minuten Krafttraining betreibt. Es zeigt sich, dass er im Mittel 152 Prozent über der Spitzenknochenmasse eines untrainierten 20-jährigen Durchschnittsbürgers liegt.

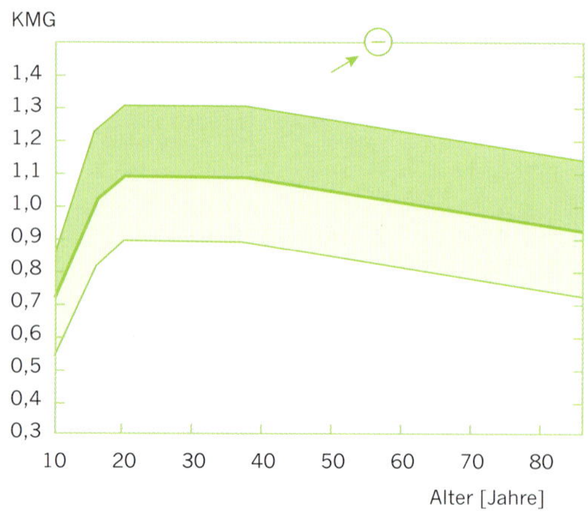

Abb. 71: Die Knochendichte (s. Pfeil) eines 58-jährigen mit regelmäßigem Krafttraining: Der Mittelwert der Lendenwirbelwerte liegt bei 1.559 g pro Quadratzentimeter. (KMG = Knochenmineralgehalt). Die mittlere Linie = Mittelwertslinie. Die obere und untere Linie = 2 Standardabweichungen nach oben bzw. unten. Die untere Linie stellt gleichzeitig die »Frakturlinie« dar, deren Unterschreiten eine erhöhte Bruchgefährdung beinhaltet.

Einmal mehr: Es ist nicht so sehr das Alter, das unsere Knochen schwächt, sondern unsere Inaktivität!

Wie Abb. 72 verdeutlicht, nimmt die Frakturhäufigkeit mit Abnahme der Knochendichte deutlich zu!

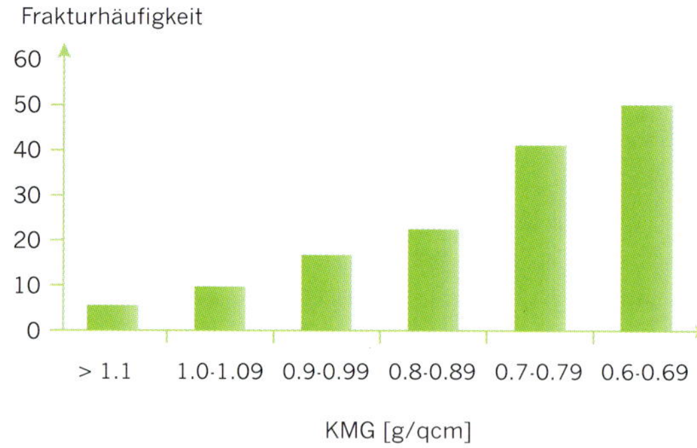

Abb. 72: Frakturhäufigkeit in Abhängigkeit von der Knochendichte (nach Krämer 1991).

Zusätzliche Osteoporose fördernde Risikofaktoren

Die folgende Übersicht fasst weitere Risikofaktoren zusammen.

- Genetische Disposition, gehäufte Frakturen oder Rundrücken im Alter bei direkten Verwandten
- Östrogenmangel durch kurze Fruchtbarkeitsphase, später Eintritt der monatlichen Regelblutung, früher Eintritt der Wechseljahre, sekundäre Regelstörungen, kinderlose Frauen, Eierstockentfernung
- Schlanker Körperbau, helle dünne Haut, blonder Typ, graziler Skelettbau
- Kalziumarme, phosphat- und faserreiche Kost, Laktose-Intoleranz
- Starkes Rauchen, Alkohol, Koffein
- Osteoporose fördernde Medikamente
- Vitamin D-Mangel

Ungenügende Kalziumzufuhr über die Nahrung

Täglich sollten 1 000 bis 1 200 mg Kalzium über die Nahrung aufgenommen werden (entsprechend einer täglichen Milchration von etwa 1 bis 1,5 Litern oder einem Verzehr von etwa 100 Gramm Emmentaler-Käse). Im Schnitt werden in der BRD täglich aber nur 700 bis 800 mg aufgenommen.

Tab. 12 gibt eine Übersicht kalziumreicher Nahrungsmittel.

Nahrungsmittel	Kalziumgehalt
1 Liter Milch (jede Sorte):	1 300 mg
1 Liter Buttermilch:	1 100 mg
100 Gramm Edamer:	etwa 750 mg
100 Gramm Emmentaler:	etwa 1 200 mg
100 Gramm Parmesan:	etwa 1 300 mg
100 Gramm Weichkäse:	etwa 700 mg
100 Gramm Magerquark:	etwa 90 mg
100 Gramm Joghurt:	etwa 150 mg
100 Gramm Grünkohl:	etwa 180 mg
100 Gramm Broccoli/Fenchel:	etwa 100 mg
100 Gramm frischer Spinat:	etwa 975 mg
100 Gramm Tiefkühlspinat:	etwa 105 mg
100 Gramm Endiviensalat:	etwa 100 mg

Tab. 12: Kalziumreiche Nahrungsmittel

Rauchen

Personen mit hohem Zigarettenkonsum sind nicht nur um ein Vielfaches mehr gefährdet an degenerativen Herz-Kreislauf-Erkrankungen zu erkranken, sondern haben auch ein erhöhtes Osteoporoserisiko. Sie verlieren doppelt so viel Knochenmasse wie Nichtraucher, wobei eine enge Beziehung zur Zahl der gerauchten Zigaretten besteht.

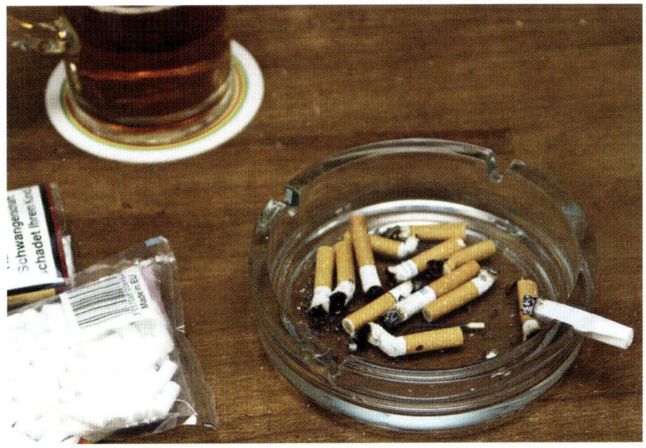

Alkoholmissbrauch

Ähnlich wie übermäßiges Rauchen führt auch überhöhter Alkoholgenuss zu einer gesteigerten Entmineralisierung. Wenn regelmäßig größere Alkoholmengen aufgenommen werden – mehr als das durchaus zulässige abendliche Gläschen Wein – wird der Leberstoffwechsel beeinträchtigt: Das für die Kalziumaufnahme aus dem Darm wichtige Vitamin D in der Haut kann nicht mehr ausreichend gebildet werden. Dies führt langfristig zu einer unzureichenden Kalziumaufnahme und damit zu einem ungenügenden Kalziumeinbau in den Knochen. Die Folge ist eine sich schleichend entwickelnde Osteoporose.

Zu hoher Kaffeekonsum

Ein übermäßiger Kaffeekonsum – mehr als 4 Tassen täglich – behindert den Knochenaufbau und führt auf die Dauer zu einem beschleunigten Knochenschwund.

Zu hoher Phosphatgehalt in der Nahrung

Phosphat ist zwar ebenfalls wichtig für den Knochenaufbau, aber gleichzeitig ein bedeutender Gegenspieler des Kalziums. Ein zu hoher Phosphatgehalt im Körper, z.B. durch überhöhte Eiweißaufnahme (Fleisch- und Wurstkonsum), durch Getränke mit einem hohen Phosphatgehalt (wie z.B. Coca Cola) oder durch einen zu stark erhöhten Schokoladenkonsum, hemmt die Kalziumaufnahme und führt zu einem allmählichen Mineralienschwund.

Untergewicht

Bei Untergewichtigen lässt sich gehäuft eine Osteoporose im Alter feststellen. Dies gilt nicht nur für Patienten mit Magersucht, sondern auch für überschlanke Spitzensportlerinnen. Von besonders großer Bedeutung sind hierbei die meist niedrigeren Östrogenspiegel und der damit verbundene geringere hormonelle Knochenschutz. Übergewichtige und mollige Frauen sind in dieser Hinsicht bevorteilt, da in ihrem Fettgewebe in geringen Mengen knochenschützendes Östrogen gebildet wird. Mollige Frauen sind daher auch weniger osteoporosegefährdet als schlanke. Zu starkes Übergewicht birgt allerdings die Gefahr in sich, dass die Gelenke aufgrund der Überlastung frühzeitig verschleißen oder dass sich degenerative Herz-Kreislauf-Erkrankungen schneller entwickeln.

Niedrige Sexualhormonspiegel

Altersbedingt kommt es zu einem allmählichen Abfall der Sexualhormone Testosteron (Männer) und Östrogen (Frauen). Damit entfällt auch die schützende Wirkung, die diese Hormone auf die Knochensubstanz ausüben. Bei der Frau ist dies insbesondere mit dem Eintritt der Wechseljahre (Menopause) der Fall.

Andere Ursachen

Übersteigertes Training, vor allem exzessives Ausdauertraining, kann zu einer hormonellen Beeinträchtigung und damit zu einem Knochenschwund durch Überlastung führen.

Auch verschiedene Erkrankungen haben zum Teil knochenschädigende Wirkungen, wie z.B. Schilddrüsenüberfunktion oder Diabetes (Zuckerkrankheit).

Zu einem Problem können auch bestimmte Medikamente werden, die bei längerer Gabe einen für die Knochen schädlichen Einfluss ausüben, wie z.B. Cortison (oftmals bei entzündlichen Erkrankungen verwendet).

Wie sollte ein effektives Osteoporose-Präventivtraining aussehen?

Ausreichende körperliche Aktivität, insbesondere vielseitige Reize im Rahmen von Kraft- bzw. Schnellkraftsportarten stellen das Wundermittel zur Osteoporosevorbeugung dar!

Schon Galilei erkannte 1683, dass zwischen Körperkraft und Knochenstärke eine direkte Beziehung besteht. Je kräftiger und muskulöser ein Mensch demnach ist, desto stärker sind auch seine Knochen entwickelt. Der Knochenbau eines Gorillas fällt aufgrund seiner gewaltigen Muskelkraft und des damit verbundenen höheren Körpergewichts im Vergleich zum Menschen bedeutend kraftvoller aus (s. Abb. 73).

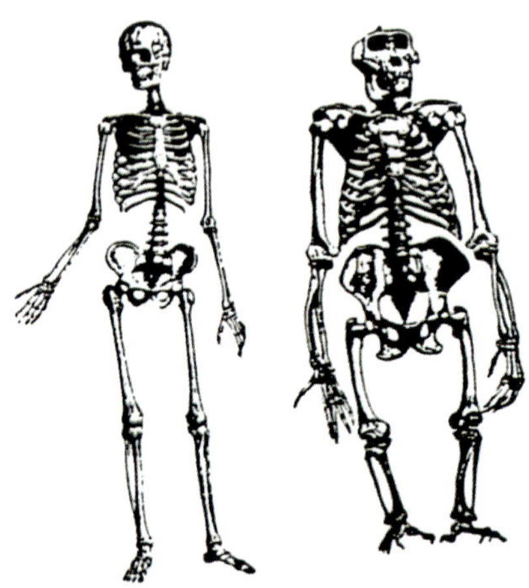

Abb. 73: Vergleich zwischen dem Skelett eines Menschen und eines Gorillas: Links = bewegungsarmer Mensch; rechts = muskelstarker Gorilla

Bei lebenslang körperlich aktiven Personen (z.B. Bergführer) nimmt weder die Knochenmasse ab, noch kommt es zu einer sonderlichen Abnahme der Körperhöhe. So sagt z.B. der Volksmund »Jogger schrumpfen nicht«, da durch die Laufbewegungen ein Reiz auf die Beine und die Wirbelsäule ausgeübt wird, der sich positiv auf Knochenwachstum und Erhalt der Knochensubstanz auswirkt.

Personen, die *Kraft- und Spielsportarten* ausüben oder wie Sportstudenten vielseitig trainiert sind, weisen sowohl im Bereich der Lendenwirbelsäule als auch des Oberschenkelknochens die höchsten Dichtewerte auf. Daraus wird zum einen die große Bedeutung eines kraftbetonten Trainings ersichtlich, gleichzeitig sieht man aber auch die Notwendigkeit variabler, vielseitig das gesamte Skelettsystem stimulierender Belastungsreize:

Die hohen Knochendichtemassen der Spielsportler/innen und Sportstudierenden zeigen, dass den »Impact-Sportarten« durch die vielseitigen Stoßbelastungen und Kraftreize (durch Sprünge, Antritte, Stops, Richtungswechsel, Drehbewegungen u.ä.) eine enorme knochenstimulierende Wirkung zukommt.

Die Auswirkungen eines allgemeinen muskulären – und damit auch knöchernen – Kräftigungstrainings hängen vor allem mit der Trainings- bzw. Übungsintensität und dem jeweiligen Trainingszustand zusammen. Auf niedrigem knöchernem Ausgangsniveau genügen bereits geringe Belastungen, um entsprechende Anpassungen im Muskel- und Knochensystem auszulösen. So konnte bei älteren und sogar sehr alten untrainierten Menschen bereits durch ein mäßig dosiertes, aber regelmäßiges Training (z.B. dreimal wöchentliche Stuhlgymnastik von jeweils 30 Minuten

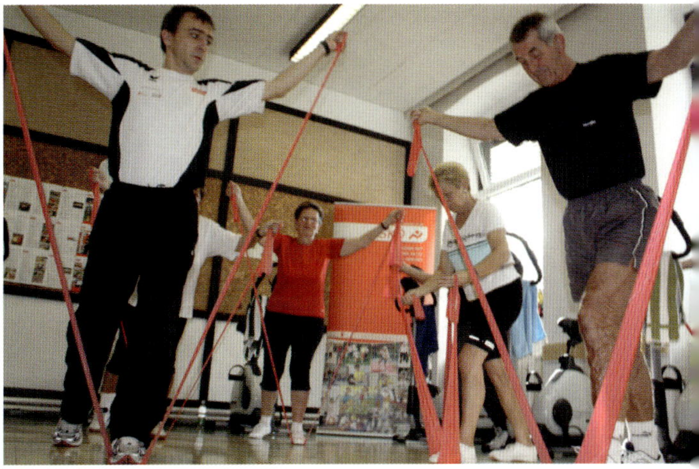

oder dreimal wöchentliches mildes 20-minütiges Gymnastikprogramm) in vielen Fällen eine leichte Zunahme der Knochenmasse erreicht werden; bei den anderen ließ sich zumindest ein weiterer altersbedingter Knochenschwund verhindern.

Bei Frauen in den Wechseljahren – hier ist der Knochenschwund aufgrund der hormonellen Veränderungen besonders ausgeprägt, da die knochenschützende Wirkung des Östrogens entfällt – kann durch ein Krafttraining eine beachtliche Knochenmassenzunahme erzielt und damit eine Osteoporose verhindert bzw. in ihrer Entwicklung abgeschwächt werden.

Da Bewegung und Sport in entsprechender Form von der Kindheit bis ins hohe Alter wesentlich am Aufbau und Erhalt der Knochen beteiligt sind, sollte es das Anliegen jedes einzelnen sein – und dies gilt sowohl für Gesunde als auch Kranke – sich täglich ausreichend zu bewegen und damit seinen Bewegungsapparat zu trainieren.

Jede Form von Immobilisation – sei es aufgrund einer längeren Bettlägerigkeit oder eines Gipsverbandes – führt nicht nur zu einer ausgeprägten Abnahme der Muskulatur, sondern auch zu einem bisweilen dramatischen Schwund der Knochenmasse. Im Vergleich zu einer »normalen Altersatrophie eines bewegungsarmen Bürgers von 1 bis 2 Prozent pro Jahr kann der Verlust an Knochenmasse auf 4 bis 5 Prozent steigen.

Geeignete Sportarten zur Vermeidung einer Osteoporose

Prinzipiell gilt: Am geeignetsten sind intensive, vielseitige und variable körperliche Aktivitäten! Aber auch schon relativ moderate Sportarten können bei Personen mit niedrigem Ausgangsniveau eine präventive Wirkung entfalten.

- Spazierengehen, Walking, Nordic Walking, Jogging, Wandern, Bergwandern

Tägliches Spazierengehen lohnt sich. Wer täglich 1,6 km geht, weist eine höhere Knochendichte auf und verliert weniger an Knochenmasse – zumindest im Bereich der Beine – als bewegungsarme, überwiegend sitzende Personen.

- Gartenarbeit

Wie eine Vielzahl von Untersuchungen zeigt, ist regelmäßiges Arbeiten im Garten in ganz besonderem Maße zur Osteoporose Vorbeugung geeignet. Gartenarbeit stellt nämlich vielfältige Anforderungen und beinhaltet ganz unterschiedliche körperliche Bewegungsabläufe. Der einzige Nachteil besteht darin, dass sie im Winterhalbjahr weitestgehend ruht.

- Gymnastik und Step Aerobic

Gymnastik mit kraftorientiertem Akzent und Step Aerobic mit ihren individuell abstufbaren Belastungsmöglichkeiten sind geradezu ideal für eine umfassende, alle Skelettbereiche betreffende Osteoporosevorbeugung geeignet! Die gymnastischen Übungen sollten überwiegend dynamisch durchgeführt werden, können aber auch durch isometrische Anspannungen ergänzt werden. Zu anstrengende Übungen, die meist mit Pressatmung verbunden sind, sollten dabei jedoch vermieden werden.

- Spielsportarten

Kleine und große Ballspiele bieten eine Vielfalt an Bewegungsmöglichkeiten und Bewegungsreizen und sind daher in besonderem Maße für ein umfassendes Kräftigungstraining des Skeletts geeignet.

Allerdings kann die hohe Dynamik mancher Spiele, vor allem bei unmittelbarer Einwirkung eines Kontrahenten, auch leicht zu Verletzungen und Herz-Kreislauf-Komplikationen führen. Die alters- und belastungsadäquate Spielauswahl ist daher wichtig!

Für ältere bzw. untrainierte Personen sind deshalb besonders Spiele geeignet, bei denen die Gegner getrennt sind, wie bei allen Rückschlagspielen (Volleyball, Family-Tennis, Federball), oder Spielen, die mehr ein Miteinander als ein Gegeneinander beinhalten.

- Tanz

Wer gerne und regelmäßig tanzen geht, kann hier sehr viel für seine Haltung und damit für seine Knochen tun. Tanzen bietet in Bezug auf Intensität und Belastung ganz verschiedene Ausführungsmöglichkeiten. Denken Sie an die verschiedenen Gesellschaftstänze, die von den Standardtänzen über die Lateinamerikanischen Tänze und unterschiedlichen Volkstänzen bis hin zum Rock'n'Roll reichen. Allgemein gilt: Je dynamischer der Tanz, desto größer der knochenaufbauende Effekt !

- Turnen

Turnen zählt mit zu den charakteristischen Kraftsportarten. Seine vielfältigen Übungsmöglichkeiten haben einen ausgezeichneten Einfluss auf das gesamte Knochensystem. Wenn Turnen altersadäquat betrieben wird, kann es die Zunahme oder den Erhalt der Knochenmasse in besonders günstiger Weise beeinflussen.

Weniger geeignet für die Vorbeugung einer Osteoporose sind das Schwimmen und das Radfahren:

Da der Körper durch den Auftrieb im Wasser nur noch etwa 10 Prozent seines Gewichts an Land aufweist und bei den Schwimmbewegungen normalerweise keine allzu großen Kräfte entwickelt werden, ist diese Sportart für eine Osteoporosevorbeugung weniger geeignet, denn es fehlt der wichtigste Wachstumsreiz für den Knochen, nämlich eine ausreichend starke mechanische Belastung.

Radfahren schont extrem die Gelenke, stimuliert aber das Knochenwachstum weniger als Aktivitäten, bei denen das eigene Körpergewicht selbst »getragen« werden muss.

Grundsätze für ein effektives Osteoporose-Präventionstraining

Um ein effektives Osteoporose-Präventionstraining durchzuführen bedarf es der Berücksichtigung einiger Grundsätze:

• Die größte Zunahme an Knochenmasse ist durch Gewichts- und Kraftbelastungen zu erwarten!

• Körperliche Belastungen wirken sich vornehmlich auf die direkt belasteten Skelettbereiche aus. Wie Untersuchungen an »Einhandsportlern« wie z.B. Tennisprofis zeigen, weist nur die Schlaghand eine um 30 Prozent erhöhte Knochenmasse auf.

- Der Knochen kann nur dann kräftig werden und bleiben, wenn ein regelmäßiges, langfristiges, der jeweiligen Belastbarkeit angepasstes Trainings- und Übungsprogramm durchgeführt wird.

• Ein übungsbedingter Zugewinn an Knochenmasse geht bei Trainingsreduzierung oder -abbruch wieder verloren.

• Für eine untrainierte Person genügen bereits geringe Belastungen, um den Knochen wieder strukturell aufzubauen oder zumindest die vorhandene Knochenmasse zu erhalten und weiteren Substanzverlust zu vermeiden. Trainierte Personen benötigen intensivere Reize für einen weiteren Knochenaufbau als untrainierte!

• Körperliche Aktivität durch Bewegung und Sport führt in jedem Alter zu positiven Anpassungserscheinungen. Für ein entsprechendes präventives Training ist es deshalb nie zu spät! Selbst bei über 80-jährigen Frauen und Männern konnte noch eine Zunahme an Knochenmasse durch Training erzielt werden!

Beachten Sie: Das Skelett spiegelt in gewisser Weise die körperliche Aktivität eines Menschen wider, es ist seine Bewegungsbiographie!

• Die Verhütung einer Osteoporose stellt eine lebenslange Aufgabe dar und wird bei der zunehmenden Verschiebung der Altersstruktur in Richtung Überalterung von außergewöhnlicher Bedeutung sein.

Die Osteoporose ist diejenige »Volkskrankheit«, die mit den einfachsten Mitteln – praktisch zum »Nulltarif« – verhindert werden kann!

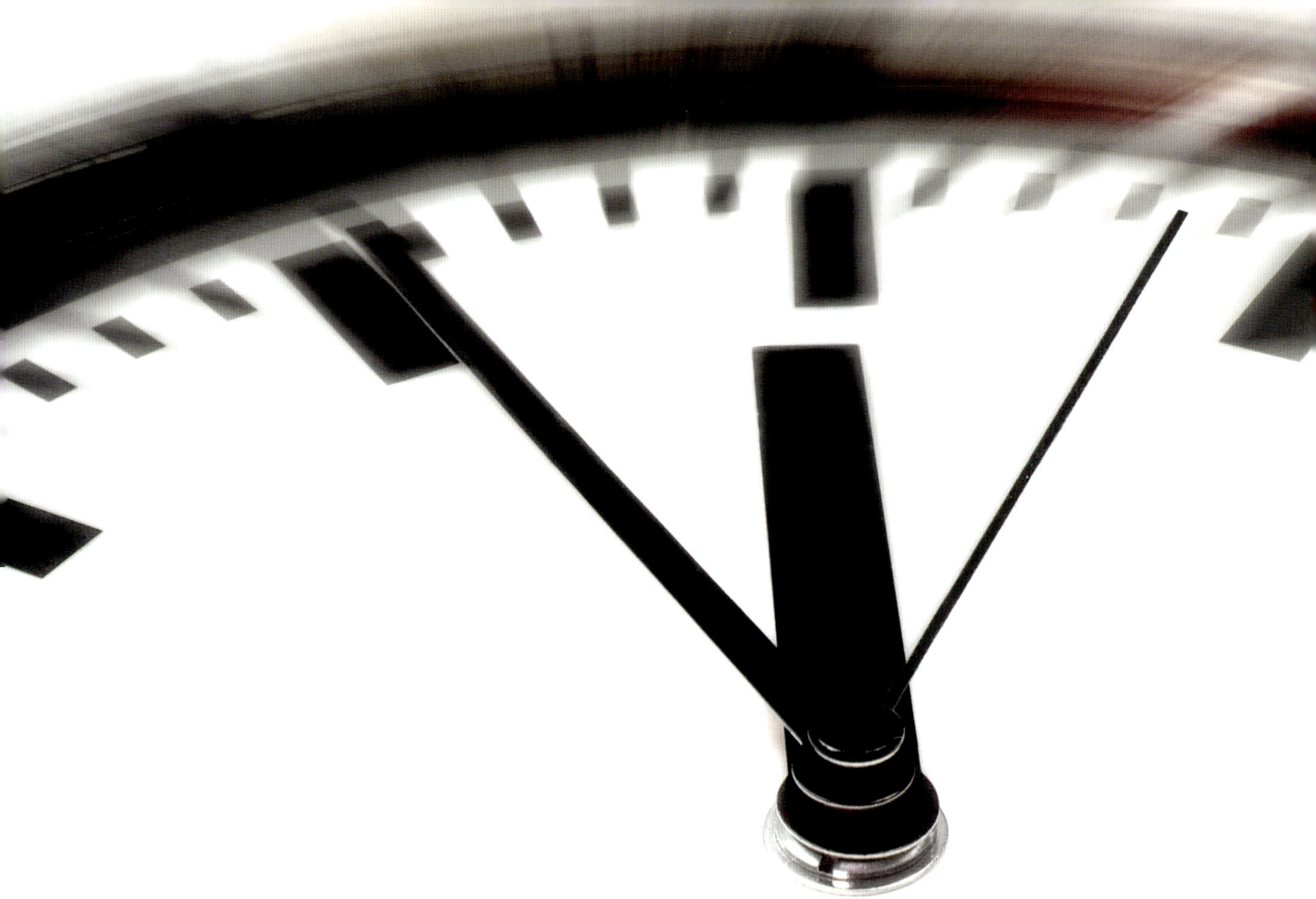

Kapitel XI

STRESS – UNSER TÄGLICHER BEGLEITER

Was versteht man unter Stress?

Das Wort »Stress« stammt aus dem Englischen und bedeutet soviel wie Druck, Verbiegung, Anspannung. Dieser Begriff, der zunächst in der Materialforschung eine Rolle spielte, wurde durch den kanadischen Mediziner Hans Selye auf den Menschen übertragen.

Üblicherweise wird Stress als physiologische oder psychologische Reaktion des Individuums auf eine Anforderung definiert. Dabei wird zwischen den »Stressoren« als Auslöser von Beeinträchtigungen und den »Stressreaktionen« als Antwort auf die Belastung unterschieden.

Eigentlich ist Stress eine ganz »normale Sache«, die den Menschen seit Beginn seiner Existenz begleitet hat. Ähnlich wie der steinzeitliche Jäger und Sammler schüttet auch der heutige Mensch in Situationen, die eine erhöhte Leistungsfähigkeit erfordern oder Gefahr für Leib und Leben bedeuten, so genannte Leistungs- oder Stresshormone aus. Diese Hormone – die wichtigsten werden Adrenalin und Noradrenalin genannt – kurbeln den Stoffwechsel an, erhöhen den Blutdruck und den Muskeltonus, steigern die Atem- und Herzfrequenz, kurz, sie verbessern die individuelle Leistungsfähigkeit und mobilisieren Kräfte, die zum Kampf mit dem Gegner oder zur Flucht befähigen.

Im Unterschied zur Frühzeit jedoch erfordern die heutigen Stresssituationen meist nicht mehr den vollen körperlichen Einsatz. Da der heutige Stress auch eher psychisch als physisch ist, können die Stresshormone und die für die Leistung bereitgestellten Energieträger, vor allem Zucker und Fette, nicht mehr in ausreichendem Maße abgebaut werden.

Dies führt dazu, dass der Organismus sich in einem chronischen Zustand der Alarmbereitschaft befindet, der langfristig krank machen kann. Inwieweit es dazu kommt, hängt von der Art des Stresses und der zugehörigen Bewältigungsstrategie – auch »coping« genannt – ab.

Man unterscheidet zwei Arten von Stress, nämlich den »guten« Stress, auch Eustress genannt, und den »schlechten« Stress, auch Disstress genannt.

Als »guter Stress« werden dabei Stressfaktoren (Stressoren) bezeichnet, die »belebenden«, »aktivierenden« Charakter haben und von der jeweiligen Person als angenehm empfunden werden, wie Erfolg, Verliebtsein, gute Nachrichten, angenehme Sinneseindrücke, Glücksgefühle, freudige Naturerlebnisse etc..

Es kann sich dabei z.B. beruflich durchaus um anstrengende und hochgradig »den ganzen Mann« fordernde Aufgaben handeln. Entscheidend ist, dass sie als sinnvoll, notwendig oder hilfreich eingestuft werden.

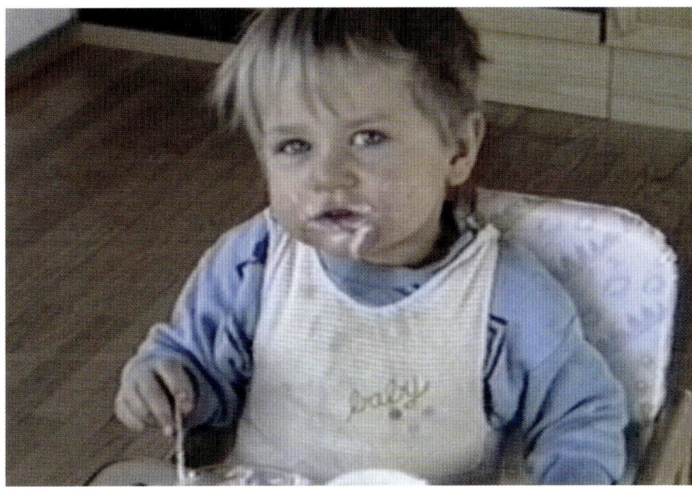

»Schlechter«, u.U. krankmachender Stress, beinhaltet Belastungen, Anstrengungen und Ärgernisse, denen ein Mensch täglich durch Lärm, Hetze, Frustrationen, Operationen, Unfälle, schwere Schicksalsschläge, Schmerz, Existenzangst, Einsamkeit, Konflikte mit dem Vorgesetzten oder dem Lebenspartner, Kindergeschrei, Trauer über den Verlust des Lebenspartners oder anderer nahestehender Personen etc. ausgesetzt ist.

Es gibt demnach sowohl physischen als auch psychischen Stress. Beide wirken über prinzipiell gleiche Mechanismen, nämlich über eine verstärkte Ausschüttung von Stresshormonen, die den gesamten Organismus in den Zustand erhöhter Leistungsfähigkeit bzw. Alarmbereitschaft versetzen.

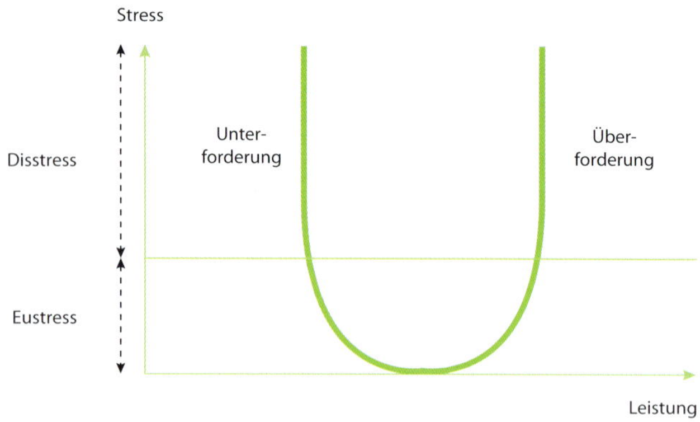

Abb. 74: Die Beziehung zwischen Leistung, Wohlbefinden und Stress als U-Funktion.

Nicht nur zu große (= Überforderung), sondern auch zu kleine Belastungen (= Unterforderung) können stressen (vgl. Abb. 74). Stress in der Form zeitweiliger Anspannung ist lebensnotwendig, erst bei Überforderung und ständigen Anspannungen kann es zu Störungen im Organismus kommen.

Ob Stress als »gut« oder »schlecht« empfunden wird, hängt von verschiedenen Faktoren ab, u.a. von der subjektiven Belastungseinschätzung. So wie die Geschmäcker verschieden sind, so ist auch die individuelle Belastungsempfindung bei objektiv gleichen Stressoren nicht gleich. Je nach Persönlichkeitsstruktur werden Belastungen unterschiedlich empfunden und verschieden verarbeitet.

Stresstypen

Typ – A – Persönlichkeit

Bei Personen vom Typ A handelt es sich um Menschen, die beständig darum kämpfen, eine ungenau definierte Anzahl von Dingen in möglichst kurzer Zeit von ihrer Umgebung zu erlangen, wobei sie sich häufig gegen Personen und Umstände durchsetzen müssen. Sie werden von ihrer Arbeit oft so stark in Anspruch genommen und sind ihr so stark verpflichtet, dass sie andere Aspekte ihres Lebens vernachlässigen. Durch ihr extremes Konkurrenzverhalten, starkes Leistungsstreben, ihre Aggressivität, Ungeduld, Ruhelosigkeit, Wachsamkeit sowie Wettbewerbs- und Arbeitsorientierung sind sie in besonderem Maße herzinfarktgefährdet.

Typ – B – Persönlichkeit

Bei diesem Persönlichkeitstyp handelt es sich um Menschen mit hoher Erfolgsorientierung, jedoch bei geringem Stress. Sie stellen die Gruppe erfolgreicher Personen dar, die ihr Leben relativ problemlos und stressfrei meistern und damit einen wesentlichen Beitrag zu ihrer Gesundheit leisten.

Typ – C – Persönlichkeit

Der Stress-Typ C hat eine Erfolgsorientierung mittleren Ausmaßes, aber einen auffallend hohen Stresspegel und hohe soziale Unsicherheit. Vegetative Dystonie (Kreislaufregulationsstörung) und funktionelle Kreislaufstörungen sind charakteristisch für diesen Typ.

Auswirkungen von chronischem Disstress auf die Gesundheit

Die Ausschüttung von Stresshormonen erfolgt als direkte Reaktion auf die verschiedenen Stressoren des Alltags. Angst, Sorge oder Ärger lösen im Zwischenhirn nervale Erregungen aus, die über den Sympathikus zu einer Aktivierung der Nebenniere führen. Das Nebennierenmark schüttet hierauf sofort die für Kampf oder Flucht erforderlichen Stresshormone Adrenalin und Noradrenalin aus. Die Atem- und Herzfrequenz erhöht sich, die gesamte Förderleistung des Herzens und der Lunge nimmt zu. In der Folge steigt der Blutdruck aufgrund der verstärkten Herzarbeit und der Engstellung der Gefäße an. Durch die Mehrarbeit der Lunge wird das Blut und in der Folge die Muskulatur besser mit Sauerstoff versorgt.

Parallel dazu bewirken die Stresshormone einen Anstieg der wichtigsten Energielieferanten, wodurch sich die Blutzucker- und Blutfettwerte erhöhen.

Der gesamte Organismus ist somit auf höchste Leistungsfähigkeit und Kampf- bzw. Fluchtbereitschaft eingestellt. Alle nicht für den »Überlebenskampf« benötigten Organsysteme werden auf Sparflamme heruntergefahren. Aus diesem Grund wird zusätzlich zur Ausschüttung von Adrenalin und Noradrenalin über die Nebennierenrinde noch ein weiteres Hormon freigesetzt, nämlich das Hydrocortison, das über den Blutweg alle Verdauungsprozesse und Sexualfunktionen ausschaltet und das Immunsystem in seiner Funktionstüchtigkeit schwächt. Alle Energie ist ungeteilt und gebündelt auf die Bewältigung der bestehenden Gefahr konzentriert.

Daneben bewirkt der »Adrenalinstoß« noch eine stark erhöhte Aufmerksamkeit: alle Sinne sind »hellwach«, alle Körperfunktionen sind mobilisiert, und es herrscht eine erhöhte Kampfbereitschaft. Parallel dazu kommt es im Organismus zu einem schlagartigen Anstieg der Blutgerinnungsfaktoren, damit mögliche Verletzungen oder Wunden schnell verschlossen und behoben werden können.

War dieser Ablauf, diese Erhöhung der geistig-körperlichen Leistungsfähigkeit in der frühen Menschheitsgeschichte von höchstem vitalem Interesse, so ist der gleiche Mechanismus heute zu einem langfristig gesundheitsschädigenden Faktor geworden. Stresssituationen verursachen heute zwar immer noch die gleichen Körperreaktionen wie damals, jedoch haben sich die Möglichkeiten des physischen »Abreagierens« durch Kämpfen oder Fliehen im heutigen Alltagsleben drastisch reduziert – die Stressstoffe können nun nicht mehr durch körperliche Anstrengung abgebaut werden. Die bereitgestellte Energie wird nicht verwendet, der Blutzucker und die Blutfette bleiben hoch, desgleichen der Blutdruck; eine beschleunigte und damit sich frühzeitig manifestierende Gefäßverkalkung (Arteriosklerose) ist vorprogrammiert. Darüber hinaus erhöht der Anstieg der Blutgerinnungsfaktoren die Gefahr einer Thrombose und beinhaltet damit ein erhöhtes Herzinfarkt- bzw. Schlaganfallrisiko.

Neben den geschilderten Auswirkungen auf das Herz-Kreislauf-System kann Stress auch – und dies ist sicherlich für manchen überraschend – zu einer verstärkten Kariesbildung führen. Unter Stress ändert sich die Zusammensetzung des Speichels. Es entsteht ein besonders zäher Speichel, der Fäden zieht und die Transportfähigkeit herabsetzt. Dadurch wird der Mund schlechter gereinigt, Speisereste bleiben länger im Mund und tragen zur Kariesentstehung bei. Da parallel dazu auch noch der Säuregrad im Speichel ansteigt und sich gleichzeitig die den Zahn schützenden Anteile von Kalzium, Phosphor, Fluoriden und Abwehrstoffen vermindern, erhöht sich das Kariesrisiko.

Chronischer Disstress, welcher Art auch immer, kann über die oben beschriebene Stresskaskade zu einer ganzen Palette von unterschiedlichsten psychophysischen, vegetativen und emotionalen Störungen führen, wie zum Beispiel:

- Herzbeschwerden
- Erhöhte Infekt Anfälligkeit (Schnupfen, Halskratzen, Herpesbläschen oder gar Gürtelrose)
- Kopfschmerz
- Bauchbeschwerden
- Brustschmerz
- Nervosität
- Zittrigkeit
- Appetitlosigkeit
- Verdauungsstörungen

- »Kloß-im-Hals«-Gefühl
- Schlaflosigkeit
- Depressive Zustände
- Magersucht
- Regelstörungen
- Kurzatmigkeit
- Leichte Ermüdbarkeit
- Schwindel
- Fieberhafte Zustände
- Hitzewallungen oder Frösteln
- Gefühl der Überforderung
- Reizbarkeit
- Nervöse Zuckungen
- Muskuläre Verspannungszustände.

Vor allem durch chronischen Disstress betroffene Organsysteme:

Herz-Kreislauf-System

Über einen stressbedingten Anstieg des Adrenalins, des Blutdruckes und der Blutfettwerte (z.B. des Cholesterins) sowie des Blutzuckers kann es zu der bereits erwähnten beschleunigten Arteriosklerose Entwicklung kommen, die ihrerseits zu Angina Pectoris (Herzstechen), Herzinfarkt oder Schlaganfall führen kann.

Immunsystem

Dauerstress schwächt das Immunsystem und steigert dadurch die Häufigkeit von Infektionserkrankungen.

Verdauungssystem

Chronischer Stress kann Appetitlosigkeit, Gewichtsverlust sowie Magen- und Darmgeschwüre bzw. -tumoren verursachen.

Sexualfunktion

Impotenz, funktionelle Sterilität etc. können die Folgen von Dauerdisstress sein.

Nachdem chronischer psychophysischer oder psychosozialer Disstress zahlreiche Körperreaktionen hervorruft, die längerfristig krank machen, sollten sowohl im Berufs- als auch im Privatleben möglichst viele Stressoren ausgeschaltet werden. Dies ist auch deshalb wichtig, da in unserer hektischen, schnelllebigen und konkurrenzbetonten Arbeitswelt fast jeder in irgendeiner Weise von diesem Phänomen betroffen ist.

Die Bedeutung von Disstress geht allein schon aus der Tatsache hervor, dass bei den Allgemeinärzten jeder zweite Patient wegen einer stressbedingten Überforderungs-Symptomatik erscheint. Die direkten und indirekten Stress-Folgekosten im Gesundheitswesen machen aus diesem Grunde einen nicht unerheblichen Teil der Gesamtbelastung aus.

Wie sollte ein effektives Stress abbauendes Training aussehen?

Stress ist individuell - die Bewertung entscheidet (Bergmann, 1993). Aus diesem Grunde gibt es kein Patentrezept für die Vermeidung von Disstress und seine Folgen. Dennoch sollen hier einige Hinweise für eine erfolgreiche Stressbewältigung gegeben werden:

1. Versuchen Sie sich klarzumachen, welcher Stressfaktor Sie besonders beansprucht. Gehen Sie bewusster mit ihrem persönlichen Stressor um und hinterfragen Sie Ihr eigenes Verhalten.

2. Werden Sie gelassener. Gelassenheit und Entspannungsfähigkeit nützen der Gesundheit mehr als hektischer Aktionismus. Unsere größte Kraft ist die Ruhe in uns selbst. Positives Denken ist der erste Schritt in der Stressbekämpfung, nach dem Motto von Friedrich Christoph Oetinger:
»Gott gebe mir die Gelassenheit, Dinge anzunehmen, die ich nicht ändern kann, den Mut, Dinge zu ändern, die ich ändern kann, und die Weisheit, das eine von dem anderen zu unterscheiden.«

3. Überprüfen Sie, ob Ihre Lebensweise nicht auch dazu beiträgt, Ihre Stressempfindlichkeit zu erhöhen. Arbeit bis spät in die Nacht, übermäßiger abendlicher Fernsehkonsum, »aggressive«

Beschäftigungen am Abend wie z.B. Kartenspielen (Sie können es gar nicht vertragen, dass Sie auch einmal verlieren), sind nicht dazu angetan, Sie »rechtschaffen« müde zu machen. Im Gegenteil: Wer mit Anspannung, Ärger oder ungelösten Problemen zu Bett geht, schläft schon von Haus aus schlecht durch. Ein guter Schlaf aber ist einer der wichtigsten Faktoren für einen effektiven Stressabbau!

4. Erlernen Sie Entspannungstechniken, die Ihrem Anspruch gerecht werden. Es spielt dabei keine Rolle, ob Sie autogenes Training, progressive Muskelrelaxation, verschiedene Formen der Meditation, Tai Chi oder Yoga betreiben. Hauptsache ist, dass Sie zu sich selbst finden und sich der stressenden Umwelt entziehen können.

5. Legen Sie sich ein Hobby zu, das Sie aus- und erfüllt.

6. Hören Sie entspannende Musik! Man weiß aus der Forschung, dass Musik, die subjektiv als entspannend empfunden wird, zu einer beträchtlichen Senkung der Stresshormone Adrenalin und Noradrenalin sowie des Cortisols führen kann. Besonders zu empfehlen sind hierbei ruhige, entspannende oder zur Meditation anregende Stücke. Aufputschende Musik hingegen kann die Stresssymptomatik noch verstärken. Und vor allem:

7. Bewegen Sie sich mehr oder betreiben Sie eine Sportart, die Ihnen Spaß macht und Sie entspannt und nicht zusätzlich belastet!

8. Beim Sport Treiben sollten auf keinen Fall die gleichen leistungsorientierten Maßstäbe wie im Berufsleben angelegt werden

9. Steigern Sie Ihre Fitness. Personen mit einer erhöhten allgemeinen Fitness können besser mit Stress umgehen bzw. ihn besser kompensieren als untrainierte. Zu diesem Ergebnis kommt auch eine Umfrage an Österreichischen Ärzten: Die fittesten sind dabei nicht nur die »stressresistentesten« am Arbeitsplatz, sondern auch diejenigen mit den geringsten Schlafstörungen, dem geringsten Krankheitsaufkommen und dem höchsten monatlichen Einkommen (vgl. Niederseer et al. 2011).

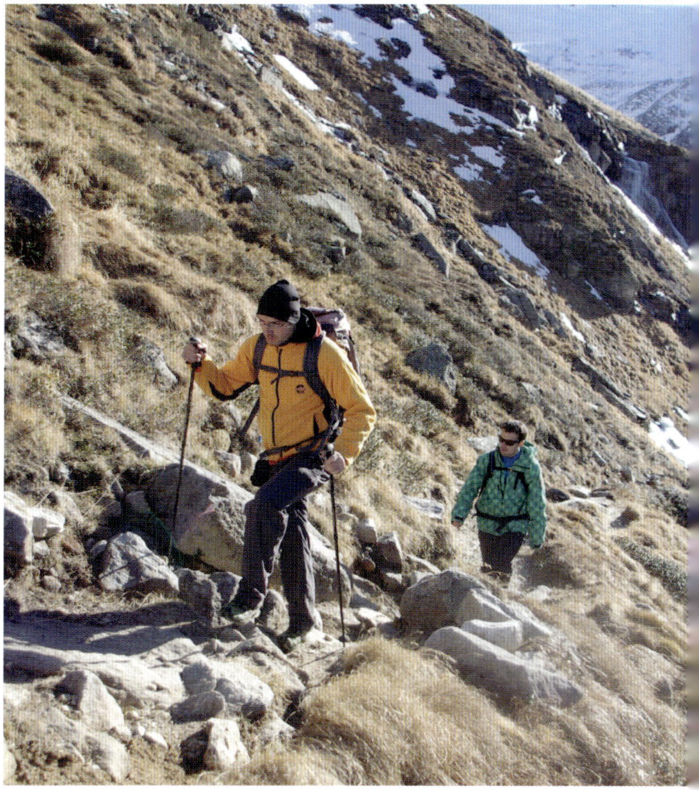

Geeignete Sportarten

Nicht jede Art von Bewegung bzw. nicht jede Sportart ist in gleicher Weise für den Stressabbau geeignet. Desgleichen bestimmt die Art und Weise, wie eine Sportart betrieben wird, entscheidend die Wirksamkeit der Stressbewältigung.

Die Auswahl der richtigen Sportart muss von jedem einzelnen selbst getroffen werden, entsprechend seinem Temperament, seiner individuellen Persönlichkeitsstruktur und seinem »sportlichen Handwerkszeug«. Der eine bevorzugt Mannschaftssportarten, da er hierbei geselligen Kontakt zu anderen Personen herstellen kann; der andere ist gern einmal allein, läuft lieber durch den Wald und hängt seinen Gedanken nach. Entscheidend ist dabei sicher auch, welchen Beruf jemand ausübt. Ist die Tätigkeit monoton, wenig abwechslungsreich und arm an zwischenmenschlichen Kontakten, dann empfiehlt sich eher eine erlebnisorientierte Sportart, die in der Gruppe durchgeführt wird, z.B. eine der vielen Mannschaftssportarten, Gruppenwandern etc. Ist die Arbeit hingegen mit vielen ständig wechselnden »stressigen« Kontakten zu anderen Personen verbunden, dann empfiehlt sich eher eine Ausdauersportart, die allein und nach eigenem Gutdünken betrieben wird.

Moderat betriebene Ausdauersportarten können im Grunde alle durch Stress erzeugten Alarmreaktionen – erhöhte Ausschüttung von Stresshormonen, erhöhter Blutdruck, erhöhte Blutzucker- und Blutfettwerte etc. – wieder auf ein Normalniveau absenken. Sie haben damit die höchste präventive Bedeutung aller sportlichen Aktivitäten überhaupt. Entscheidend ist jedoch auch hier, dass die Durchführung nicht als zusätzliche Belastung empfunden wird und möglichst viel Vergnügen bereitet.

Weniger geeignet sind Sportarten, die mit einer hohen Konzentrationsleistung und einer mehr oder weniger starken inneren Anspannung verbunden sind.

Zusammenfassend lässt sich feststellen, dass Stress die verschiedensten Ursachen haben kann und je nach Persönlichkeitsstruktur und individueller Empfindlichkeit unterschiedlich wirksam wird. Dementsprechend muss sich die jeweilige Stressbewältigungs-Strategie an den subjektiven Bedürfnissen des Einzelnen ausrichten.

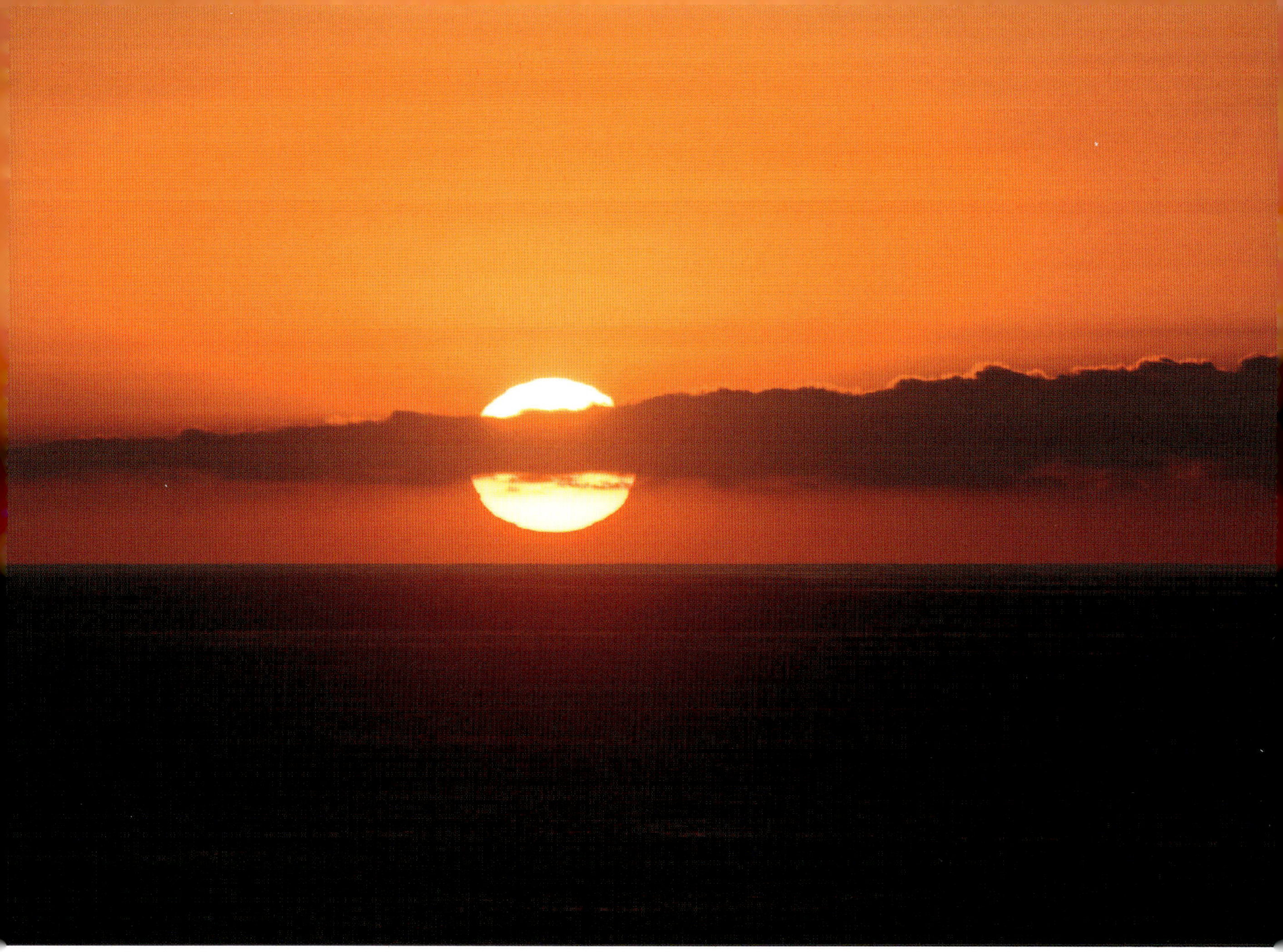

Schlussbetrachtung

Vielseitige, varianten- und abwechslungsreiche geistige und körperliche Aktivitäten und Bewegung stellen eine wesentliche Komponente der Gesundheit im Allgemeinen und der geistig-körperlichen Fitness im Speziellen dar. Ein optimales »Gesundheitstraining« sollte demnach alle Komponenten der psychophysischen Leistungsfähigkeit – insbesondere die Ausdauer, die Kraft, die Subkategorien der Schnelligkeit, wie z.B. die Wahrnehmungs-, Entscheidungs- oder Reaktionsschnelligkeit, die Beweglichkeit und die koordinativen Fähigkeiten – beinhalten. Es sollte altersadäquat und entsprechend der individuellen Belastbarkeit und Erholungsfähigkeit nach den jeweiligen lokalen Möglichkeiten durchgeführt werden.

Im Vordergrund sollte ein freudvolles, wenn möglich sozial integrierendes, regelmäßiges, lebensbegleitendes Training stehen, das in den Arbeits- bzw. Lebensalltag integriert wird.

Es sollte die Aufgabe eines jeden sein, die erhöhte Lebenserwartung nicht »passiv« über sich ergehen zu lassen, sondern aktiv an seiner psychophysischen, mentalen und kognitiven Fitness zu arbeiten. Ein erfülltes Leben bedarf als Grundvoraussetzung einer möglichst stabilen Gesundheit. Gesundheit aber ist kein Besitz, der jedem einzelnen zusteht, sondern stellt eine Lebensleistung des Einzelnen dar.

Ein aktiver Lebensstil und die damit erhöhte Fitness und Gesundheit ist demnach nicht nur für die Lebensqualität und Lebenszufriedenheit des Einzelnen von Nutzen, sondern dient auch der in der Zukunft überalterten Gesellschaft, die altersbedingte Explosion der Gesundheits- und Pflegekosten zu senken.

Darüber hinaus schenkt ein aktiver Lebensstil dem Leben zusätzliche Jahre der Autonomie und Selbständigkeit und trägt damit entscheidend zu einem gelungenen Leben bei.

Es sollte das Motto jedes Einzelnen sein, dem Leben nicht nur Jahre, sondern den Jahren möglichst viel Leben hinzuzufügen. Dies ist nur über einen aktiven Lebensstil, ein lebendiges soziales Leben, eine entsprechende Lebensführung und eine gesunde Ernährung möglich.

Entscheidend aber ist, dass wir das, was wir erkannt und für richtig befunden haben auch in die Tat umsetzen und zwar lebensbegleitend. Lorenz fasst dies in einem Satz zusammen:

»Gesagt ist nicht gehört, gehört ist nicht verstanden, verstanden ist nicht getan, getan ist aber das Entscheidende. Verstanden ist nicht einverstanden, einverstanden ist nicht getan, getan ist nicht beibehalten.«

Es müsste demnach zu einer Selbstverständlichkeit für alle werden, sich ein Leben lang fit zu halten - so weit wie es eben irgendwie möglich ist - nach dem Motto »fit ins Jenseits«.

Literaturhinweise

Bajaa B., C. Völzke, N. Wachsmuth, W. Schmidt: Einfluss eines 10-wöchigen Ausdauer- und Krafttrainings auf die totale Hämoglobinmenge. D. Z.schrift f. Sportmed. Jg. 62, (2011), Nr. 7-8, S. 197

Barr S.B., J.C. Jonathan: Postprandial energy expenditure in whole-food and processed-food meals: implications for daily energy expenditure. Food & Nutrition Research Vol. 54 (2010), 1-9

Baumann F.T., A. Leskaroski, N. Harbeck, W. Bloch: Auswirkungen eines dreimonatigen Krafttrainings auf ausgewählte physiologische, psychische und kognitive Parameter bei Mammakarzinom. D. Z.schrift f. Sportmed. Jg. 62, (2011), Nr. 7-8, S. 207

Baumgart C., K. Witte, J. Krajewski, J. Freiwald: Der Einfluss einer 12-monatigen multimodalen Rückentherapie zur Behandlung des chronischen Rückenschmerzes auf medizinische und biomechanische Parameter. D. Z.schrift f. Sportmed. Jg. 62, (2011), Nr. 7-8, S. 236

Bebenek M., W. Kemmler, S. von Stengel et al.: Einfluss eines kontrollierten Bewegungsprogrammes auf die Knochendichte – 12 Jahres Ergebnisse der Erlanger Fitness- und Präventions-Studie (EFOPS). D. Z.schrift f. Sportmed. Jg. 62, (2011), Nr. 7-8, S. 227

Bernardi A., J. Henkel, R. Herr et al.: Validität herzfrequenz- und beschleunigungsbasierter Energieumsatzberechnungen kindlicher Bewegungsaktivität. D. Z.schrift f. Sportmed. Jg. 62, (2011), Nr. 7-8, S. 230

Bernhörster M.: Tumorsport: Von der Info zum Angebot. D. Z.schrift f. Sportmed. Jg. 62, (2011), Nr. 7-8, S. 188

Betz M., C. Beier, H. Hardt et al.: Evaluation einer Bewegungs- und Ernährungsintervention bei Typ-2-Diabetikern im Rahmen der Sekundärprävention. D. Z.schrift f. Sportmed. Jg. 62, (2011), Nr. 7-8, S. 264

Betz M., H. Hardt, L. Scheibel, H. Stürz: Effektivität und Nachhaltigkeit eines kombinierten Gewichtsreduktionsprogramms in Rahmen der Primärprävention. D. Z.schrift f. Sportmed. Jg. 62, (2011), Nr. 7-8, S. 265

Bundesministerium für soziale Sicherheit und Generationen (Österreich):Sport und Gesundheit – Eine sozio-ökonomische Analyse. ISW Wissen, Wien 2000

Dattilo M., Crispim C.A., Zimberg I.Z. et al.: Meal distribution across the day and its relationship with body composition. In: Biological Rhythm Research, Apr. 2011, Vol. 42, Issue 2, p. 119f

Dietz P., C. Brendel, P. Simon, S. Hoffmann: Hohe Prävalenz von Übergewicht und Adipositas bei erzieherinnen und Erziehern – Eine Pilotstudie. D. Z.schrift f. Sportmed. Jg. 62, (2011), Nr. 7-8, S. 229

Dreinhöfer K.: Demographische Entwicklung – Konsequenzen für die Orthopädie (Deutscher Kongress für Orthopädie und Unfallchirurgie 2006 in Berlin). Versicherungsmedizin 59 (2007), Heft 1, S. 59

Fehske K., M. Klingenberg, J.H. Felder et al.: Subjektive Belastungseinschätzung nach Borg korreliert nur ungenügend mit objektiven Belastungsparametern bei älteren Sportlern. D. Z.schrift f. Sportmed. Jg. 62, (2011), Nr. 7-8, S. 268

Ferrari N., E. Quilling, L. Tillmann et al.: Effekt einer niederschwelligen Intervention auf die Körperkomposition, den Blutdruck und die Motorik. D. Z.schrift f. Sportmed. Jg. 62, (2011), Nr. 7-8, S. 229

Föhrenbach R., C. Strater: Der Einfluss eines kontrollierten Trainings- und Ernährungsregimes auf die Entwicklung der Ausdauer und das Körpergewicht bei untrainierten Frauen. D. Z.schrift f. Sportmed. Jg. 62, (2011), Nr. 7-8, S. 238

Fraunberger L.: Sport und Herz-Kreislauf-Ereignisse. Rehabilitations-Sportsymposium des Instituts für Medizinische Physik der Universität Erlangen am 29. Oktober 2011

Fromme A., T. Huppertz, L. Thorwesten et al.: Der Einfluss eines Trainings mit Schwingstäben auf thorakolumbale Kraftparameter sowie die Beschwerdesymptomatik bei 30- bis 60-jährigen Probanden mit chronischen Rückenbeschwerden. D. Z.schrift f. Sportmed. Jg. 62, (2011), Nr. 7-8, S. 192

Gabrys L., L. Michallik, C. Thiel et al.: Bewegungsberatung zur Steigerung körperlicher Aktivität bei Arbeitslosen: Eine Akzelerometerstudie. D. Z.schrift f. Sportmed. Jg. 62, (2011),

Nr. 7-8, S. 249

Geilhof B., M. Siegrist, W. Blank et al.: Sturzprävention bei älteren Menschen im Setting der Hausarztpraxis (Pre Falls). D. Z.schrift f. Sportmed. Jg. 62, (2011), Nr. 7-8, S. 248

Gerland L., S. Frisse, A. Leskaroski et al.: Evaluation des Einflusses eines dreimonatigen Krafttrainings auf Kraftwerte, Immunsystem, Fatigue-Symptomatik und Lebensqualität bei Brustkrebspatientinnen während der Chemotherapie. D. Z.schrift f. Sportmed. Jg. 62, (2011), Nr. 7-8, S. 219

Getrost T., P. Schubert, M.K. Tillmann et al.: Strategiewechsel der neuromechanischen Regulation der Posturalen Kontrolle unter Alltagsbezug. D. Z.schrift f. Sportmed. Jg. 62, (2011), Nr. 7-8, S. 260

Gottwald K., C. Arnold, B. Koch, C. Graf: Der Einfluss des sozioökonomischen Status auf BMI, BMI-SDS und Bauchumfang adipöser Kinder und Jugendlicher in einem ambulanten Schulungsprogramm (CHILT III). D. Z.schrift f. Sportmed. Jg. 62, (2011), Nr. 7-8, S. 23

Gerson L.S., B. Braun: Effect of High Cardiorespiratory Fitness and High Body Fat on Insulin Resistance. Med. Sci. Sports Exerc. 38 (2006), 10, 1709-1715

Grams L., U. Tegtbur, M. Kück et al.: Vergleich von körperlicher Aktivität und Ernährungsverhalten bei gesunden und übergewichtigen Erwachsenen. D. Z.schrift f. Sportmed. Jg. 62, (2011), Nr. 7-8, S. 251

Hammes D., M. Wegmann, T. Meyer: Energieverbrauch bei verschiedenen Trainingsformen im Ausdauer- und Krafttraining. D. Z.schrift f. Sportmed. Jg. 62, (2011), Nr. 7-8, S. 237

Healy G.N., D.W. Dunstan, J. Salmon et al.: Breaks in Sedentary Time. Beneficial association with metabolic risk. Diabetes care 31 (2008), 4, 661-666

Hecksteden A., T. Grütters, T. Meyer: Akuteffekte körperlicher Belastung auf kardiovaskuläre Risikofaktoren der langfristigen Trainingseffektivität – eine Pilotstudie. D. Z.schrift f. Sportmed. Jg. 62, (2011), Nr. 7-8, S. 257

Heipertz-Hengst C., J. Kleinschmidt, C. Stucke: Prävention durch Reiten als Gesundheitssport – Wirksamkeitsnachweis mittels Multicenter-Evaluationsstudie. D. Z.schrift f. Sportmed. Jg. 62, (2011), Nr. 7-8, S. 269

Heitkamp H.C., M. Kubek: Zur möglichen Umsetzung von neurobiologischen Zusammenhängen in die Methodik des Seniorensports. D. Z.schrift f. Sportmed. Jg. 62, (2011), Nr. 7-8, S. 248

Hildebrandt U., F. Nesgen, L. Reisloh et al.: Untersuchungen zur Korrelation der Pulswellengeschwindigkeit mit dem Body Mass Index, Bauchumfang, Cholesterin, Blutdruck und dem ESC-Risiko-SCORE bei Erwachsenen mit erhöhtem kardiovaskulärem Risiko. D. Z.schrift f. Sportmed. Jg. 62, (2011), Nr. 7-8, S. 204

Hillebrecht A., S. Zeißler, K. Krüger et al.: Effekte einer 6-monatigen Sportintervention auf den HbA1c bei Patienten mit Diabetes mellitus Typ 2 – Hypertrophietraining versus Kraftausdauertraining. D. Z.schrift f. Sportmed. Jg. 62, (2011), Nr. 7-8, S. 201

Hinrichs T., C. Bucchi, M. Brach et al.: Heimübungsprogramm für das hohe Lebensalter mit Unterstützung durch die hausärztliche Praxis (HOMEfit) – von der Machbarkeit zur Evaluation. D. Z.schrift f. Sportmed. Jg. 62, (2011), Nr. 7-8, S. 195

Hübscher M.: Sensomotorisches Training zur Prävention von Sprunggelenksverletzungen. D. Z.schrift f. Sportmed. Jg. 62, (2011), Nr. 7-8, S. 244

Kamphuis M.H., M.I. Geerlings, M.A. Tijhus et al.: Physical inactivity, depression, and risk of cardiovascular mortality. Med. Sci. Sports Exerc. 39 (2007), 10, 1693-1699

Kemmler W., M. Bebenek, S. von Stengel: Körperliches Training und 10-Jahres Risiko für Herz-Kreislauferkrankungen – 12-Jahres-Ergebnisse der Erlanger-Fitness und Osteoporose Präventions-Studie (EFOPS). D. Z.schrift f. Sportmed. Jg. 62, (2011), Nr. 7-8, S. 247

Ketelhut R.G., K. Ketelhut: Einfluss einer regelmäßigen Bewegungsförderung auf die Blutdruckentwicklung und das Blutdruckverhalten bei Belastung bei Kindern im Kindergartenalter. D. Z.schrift f. Sportmed. Jg. 62, (2011), Nr. 7-8, S. 226

Kirchner M., P. Schubert, T. Getrost et al.: Posturale Kontrolle in öffentlichen Verkehrsmitteln – eine Kategorisierung der Anforderungsstruktur. D. Z.schrift f. Sportmed. Jg. 62, (2011), Nr. 7-8, S. 261

Klein D., K. Manz, C. Graf: Wirkungsanalyse von Interventionen zur Bewegungs- und Gesundheitsförderung im Kindergarten. D. Z.schrift f. Sportmed. Jg. 62, (2011), Nr. 7-8, S. 232

Koch B., S. Weber, S. Kobel et al.: 6-Minuten-Lauf zur Bestimmung der Ausdauerleistungsfähigkeit von Grundschülern: Eine Frage der Anstrengungsbereitschaft? D. Z.schrift f. Sportmed. Jg. 62, (2011), Nr. 7-8, S. 229

König B.O., Y.O. Schumacher, A. Berg, H.H. Dickhuth: Herzfrequenzvariabilität (HRV) bei gesunden Probanden und Patienten mit ausgewählten kardiovaskulären Risikofaktoren – Einfluss von Gewichtsreduktion. D. Z.schrift f. Sportmed. Jg. 62, (2011), Nr. 7-8, S. 204

Koletzko B., A.M. Toschke: Meal Patterns and Frequencies: Do They Affect Body Weight in Children and Adolescents? In: Critical Reviews in Food Science & Nutrition, Feb 2010, Vol. 50 Issue 2, p. 100f

Kreuser F., K. Röttger, K. Kromeyer-Hauschild et al.: Gender Differences in the Relation of BMI to Body Composition in 7-8 Years Old Children. D. Z.schrift f. Sportmed. Jg. 62, (2011), Nr. 7-8, S. 228

Kreuzfeld S., M. Preuss, M. Weippert et al.: Effekte eines strukturierten Gesundheitstrainings für ältere Langzeitarbeitslose. D. Z.schrift f. Sportmed. Jg. 62, (2011), Nr. 7-8, S. 247

La Bounty P.M., B.L. Campbell, J. Wilson et al.: International Society of Sports Nutrition position stand: meal frequency. Journal oft the International Society of Sports Nutrition, Vol. 8 Issue 1, p.4ff

Löllgen M., M. Loddenkemper, R.M. Pötsch-Langer: Rauchfreier Sport. D. Z.schrift f. Sportmed. 59 (2008), 2, 5-7

Mauch E. A. Serowy, A. Jadczak et al.: Kraftausdauertraining bei peripherer arterieller Verschlusskrankheit (pAVK) – Auswirkungen auf die Gehstrecke und die funktionelle Kapazität. D. Z.schrift f. Sportmed. Jg. 62, (2011), Nr. 7-8, S. 201

Metzner S., C. Djurkic, I. Germ et al.: Einfluss einer langen Wanderung auf ausgewählte psychische Parameter von Mamakarzinompatientinnen in der Nachsorge. D. Z.schrift f. Sportmed. Jg. 62, (2011), Nr. 7-8, S. 220

Müller P., E. Wanke: Karate als Gesundheitssport? Eine Studie zur aeroben Leistungsfähigkeit von über 45-jährigen Karatesportlern. D. Z.schrift f. Sportmed. Jg. 62, (2011), Nr. 7-8, S. 219

Niederer D., L. Vogt, C. Thiel et al.: Körperliche Aktivität während und nach onkologischer Akuttherapie: Veränderungen der Lebensqualität, Fatigue und Herzfrequenvariabilität (HRV). D. Z.schrift f. Sportmed. Jg. 62, (2011), Nr. 7-8, S. 246

Niederseer D., B. Steger, T. Finkenzeller et al.: Körperliche Fitness schützt Ärzte vor Stress am Arbeitsplatz: Ergebnisse von der TISPLA-Studie. D. Z.schrift f. Sportmed. Jg. 62, (2011), Nr. 7-8, S. 246

Oelze J., N. Richter, N. Nitzsche et al.: Determinanten der motorischen Leistungsfähigkeit im Einschulungsalter – erste Ergebnisse des Projektes KOMPASS. D. Z.schrift f. Sportmed. Jg. 62, (2011), Nr. 7-8, S. 228eat – and why. Time, September 12, 2011, 34-39

Oz M.: The Oz Diet – No mor myths. No more fads. What you should

Rank M., M. Siegrist, D. Wilks et al.: Körperliche Aktivität übergewichtiger und adipöser Kinder und Jugendlicher 12 Monate nach einer stationären Adipositastherapie-LOGIC-Studie. D. Z.schrift f. Sportmed. Jg. 62, (2011), Nr. 7-8, S. 228

Roettger K., T. Sexauer, R. Kreuser, U. Korsten-Reck: Analysr der körperlichen Aktivität von Vorschulkindern – eine Pilotstudie. D. Z.schrift f. Sportmed. Jg. 62, (2011), Nr. 7-8, S. 245

Rost R.: Lehrbuch der Sportmedizin. Dt. Ärzte Verlag, Köln 2001

Rubio C.: La diabetes, es realmente incurable? Quintana Roo (18.12.2006), Novedades S. 12

Schaerk J., H. Kleinoeder, W. Bloch et al.: Physiologische und wahrgenommene Reaktionen auf Elektromyostimulation (EMS) während Ausdauerbelastungen.). D. Z.schrift f. Sportmed. Jg. 62, (2011), Nr. 7-8, S. 245

Schmidt T., W. Jonat, F. Baumann, B. Weisser: Sanftes Krafttraining in der Nachsorge von Brustkrebspatientinnen im Vergleich zu einer konventionellen Brustkrebssportgruppe. D. Z.schrift f. Sportmed. Jg. 62, (2011), Nr. 7-8, S. 233

Schröder J., R. Reer, K. Mattes: Multivariate und non-invasive Wirbelsäulenformanalyse bei Frauen mit chronischen unspezifischen Rückenschmerzen (LBP). D. Z.schrift f. Sportmed. Jg. 62, (2011), Nr. 7-8, S. 269

Schulz T.: Sport und Krebs. Rehabilitations-Sportsymposium des Instituts für Medizinische Physik der Universität Erlangen am 29. Oktober 2011

Steindorf K., B. Barnes, R. Hein et al.: Quantifizierung der relat iven und absoluten Senkung der postmenopausalen Brustkrebsinzidenz durch körperliche Aktivität: Ergebnisse aus einer großen deutschen Fall-Kontroll-Studie (MARIE). D. Z.schrift f. Sportmed. Jg. 62, (2011), Nr. 7-8, S. 207

Stengel von S., M. Bebenek, T. Meyer, W. Kemmler: Cardiorespiratorische und metabolische Effekte des Trainingsgerätes „Cross-Shaper“ während einer Walking-Belastung. D. Z.schrift f. Sportmed. Jg. 62, (2011), Nr. 7-8, S. 271

Sterzing B., M. Aegerter, E. Lachtermann: Auswirkungen eines gerätegestützten Krafttrainings auf die isometrische Maximalkraft der wirbelsäulenstabilisiernden Muskulatur. D. Z.schrift f. Sportmed. Jg. 62, (2011), Nr. 7-8, S. 257

Strasser B., M. Arvandi, W. Schobersberger, U. Siebert: The Effects of Resistance Training on Visceral Adipose Tissue and Inflammatory Response: a Meta-Analysis. D. Z.schrift f. Sportmed. Jg. 62, (2011), Nr. 7-8, S. 240

Straub C.: Ausgewählte Themen der Gesundheitsökonomie. Vorlesung der Universität Bayreuth, WS 2010/2011
Taube W.: Neurophysiologische Anpassungen an Sensomotorisches Training. D. Z.schrift f. Sportmed. Jg. 62, (2011), Nr. 7-8, S. 244

Thiel C., L. Vogt, A. Tesky et al.: Effekte kognitiven Trainings bei Älteren unterscheiden sich in Abhängigkeit habitueller körperlicher Aktivität. D. Z.schrift f. Sportmed. Jg. 62, (2011), Nr. 7-8, S. 178

Thiess G., W. Bloch, F.T. Baumann: Evaluation der Lebensqualität und der körperlichen Leistungsfähigkeit von Prostatakrebspatienten im Rahmen der erstenProstatakrebssportgruppe in Baden-Württemberg. D. Z.schrift f. Sportmed. Jg. 62, (2011), Nr. 7-8, S. 219

Thorwesten L., K. Hagen, A. Fromme et al.: Zum Einfluss eines Trainings mit Wii Fit Plus® auf die Gleichgewichts- und Kraftfähigkeit von Senioren. D. Z.schrift f. Sportmed. Jg. 62, (2011), Nr. 7-8, S. 248

Uhlenbrook K., S. Dietrich, L. Thorwesten et al.: Objektive Messung der Alltagsaktivität bei Schülerinnen und Schülern der Jahrgangsstufen 1 bis 11 – erreichen sie die Empfehlungen für körperliche Aktivität? Ergebnisse der MAAS-Studie. D. Z.schrift f. Sportmed. Jg. 62, (2011), Nr. 7-8, S. 226

Ulrich C.: Einfluss des Lebensstils in der Krebsprävention. D. Z.schrift f. Sportmed. Jg. 62, (2011), Nr. 7-8, S. 267

Verhagen E.: Mechanisms and Risk Factors of Ankle Injuries. D. Z.schrift f. Sportmed. Jg. 62, (2011), Nr. 7-8, S. 244

Wahl P., J. Mester, W. Bloch, B. Sperlich: Die Effekte von Kompressionssocken während körperlicher Aktivität auf die Erythrozytenflexibilität. D. Z.schrift f. Sportmed. Jg. 62, (2011), Nr. 7-8, S. 232

Wallmann B., I. Froboese: Wie lange sitzen die Deutschen pro Tag? – Eine Analyse der körperlichen Inaktivität. D. Z.schrift f. Sportmed. Jg. 62, (2011), Nr. 7-8, S. 247

Wallmann B., F. Liebscher, I. Froboese: Körperliche Aktivität von Berufstätigen mit einem Büroplatz. D. Z.schrift f. Sportmed. Jg. 62, (2011), Nr. 7-8, S. 246

Weber S., B.I. Koch, S. Kobel et al.: Grundschulkinder in Baden-Württemberg erreichen die empfohlenen Aktivitätsrichtlinien nur an Werktagen. D. Z.schrift f. Sportmed. Jg. 62, (2011), Nr. 7-8, S. 225

Weineck A., J. Weineck: Leistungskurs Sport – Sportbiologische und trainingswissenschaftliche Grundlagen, Band I und II. Südost Verlags Service, Waldkirchen 2011, 8. Auflage

Weineck J.: Sportbiologie. Spitta Verlag, Balingen 2010, 10. Auflage

Weineck J.: Optimales Training. Spitta Verlag, Balingen 2010, 16. Auflage

Weineck J.: Sportanatomie. Spitta Verlag, Balingen 2008, 18. Auflage

Wessely N., S.T. Hübner, S. Schmitz et al.: Einfluss eines kombinierten Kraft- und Ausdauertrainings auf die Körperkomposition und ausgewählte Parameter des Fettstoffwechsels bei Brustkrebspatientinnen während der Chemotherapie – eine Pilotstudie. D. Z.schrift f. Sportmed. Jg. 62, (2011), Nr. 7-8, S. 217

Wild K.: Die Arzneimittelausgaben älterer Menschen in der privaten Krankenversicherung. Versicherungsmedizin 61 (2009), Heft 4, 159-162

Wilks D.C., M. Rank, D. Harl et al.: Körperliche Aktivität während einer stationären Adipositastherapie – eine Pedometer Substudie des LOGIC-Trials. D. Z.schrift f. Sportmed. Jg. 62, (2011), Nr. 7-8, S. 228

Wilms B., B. Ernst, B. Weisser, B. Schultes: Referenzbereiche für die kardiopulmonale Leistungsfähigkeit für Frauen mit ausgeprägter Adipositas. D. Z.schrift f. Sportmed. Jg. 62, (2011), Nr. 7-8, S. 231

Wiskemann J., D. Jäger, C.M. Ulrich et al.: Potentielle Wirkmechanismen körperlicher Aktivität auf die Fatigue-Symptomatik. D. Z.schrift f. Sportmed. Jg. 62, (2011), Nr. 7-8, S. 207

Wolfarth B., N. Göhl, A. Pertl et al.: Ergebnisse eines stationären Therapieprogramms bei adipösen Kindern unter besonderer Berücksichtigung von genetischen Polymorphismen im TNFalpha-, Adiponectin- und Leptirezepto-Gen. D. Z.schrift f. Sportmed. Jg. 62, (2011), Nr. 7-8, S. 193

Zalpour C.: Gesundheitswandern als niedrig schwelliges Bewegungsangebot. D. Z.schrift f. Sportmed. Jg. 62, (2011), Nr. 7-8, S. 241

Zimmer P.: Sport und Diabetes. Rehabilitations-Sportsymposium des Instituts für Medizinische Physik der Universität Erlangen am 29. Oktober 2011

Zopf E.M., M. Braun, S. Machtens et al.: Evaluation eines Rehabilitationssportprogramms in neu implementierten Krebssportgruppen für Prostatakrebspatienten in NRW – erste Studienergebnisse. D. Z.schrift f. Sportmed. Jg. 62, (2011), Nr. 7-8, S. 219

Sachregister